MEDICINA
PROFUNDA
DEEP MEDICINE

Nota

A medicina é uma ciência em constante evolução. À medida que novas pesquisas e a própria experiência clínica ampliam o nosso conhecimento, são necessárias modificações na terapêutica, onde também se insere o uso de medicamentos. O autor desta obra consultou as fontes consideradas confiáveis, num esforço para oferecer informações completas e, geralmente, de acordo com os padrões aceitos à época da publicação. Entretanto, tendo em vista a possibilidade de falha humana ou de alterações nas ciências médicas, os leitores devem confirmar estas informações com outras fontes. Por exemplo, e em particular, os leitores são aconselhados a conferir a bula completa de qualquer medicamento que pretendam administrar, para se certificar de que a informação contida neste livro está correta e de que não houve alteração na dose recomendada nem nas precauções e contraindicações para o seu uso. Essa recomendação é particularmente importante em relação a medicamentos introduzidos recentemente no mercado farmacêutico ou raramente utilizados.

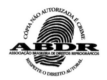 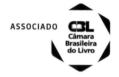

T675m Topol, Eric.
         Medicina profunda - *Deep Medicine* : como a inteligência artificial pode reumanizar os cuidados de saúde / Eric Topol ; tradução e revisão técnica: André Garcia Islabão. – Porto Alegre : Artmed, 2024.
         xv, 382 p. ; 23 cm.

         ISBN 978-65-5882-179-3

         1. Medicina. 2. Inteligência artificial. I. Título.

         CDU 616:004.8

Catalogação na publicação: Karin Lorien Menoncin – CRB 10/2147

Eric **Topol**

MEDICINA
PROFUNDA
DEEP MEDICINE

Como a inteligência
artificial pode reumanizar
os cuidados de saúde

Tradução e revisão
André Garcia Islabão
Médico internista

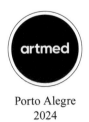

Porto Alegre
2024

Obra originalmente publicada sob o título *Deep medicine: how artificial intelligence can make healthcare human again*, 1st Edition

ISBN 9781541644632

Copyright © 2019 by Eric Topol. ALL RIGHTS RESERVED.

Gerente editorial: *Letícia Bispo de Lima*

Colaboraram nesta edição:

Coordenador editorial: *Alberto Schwanke*

Assistente editorial: *Alexandra Martins Vieira*

Preparação de originais: *Heloísa Stefan*

Leitura final: *Leonardo Foschiera de Mesquita e Sandra da Câmara Godoy*

Editoração: *Clic Editoração Eletrônica Ltda.*

Capa: *Paola Manica | Brand&Book*

Reservados todos os direitos de publicação, em língua portuguesa, a
GA EDUCAÇÃO LTDA.
(Artmed é um selo editorial do GA EDUCAÇÃO LTDA.)
Rua Ernesto Alves, 150 – Bairro Floresta
90220-190 – Porto Alegre – RS
Fone: (51) 3027-7000

SAC 0800 703 3444 – www.grupoa.com.br

É proibida a duplicação ou reprodução deste volume, no todo ou em parte, sob quaisquer formas ou por quaisquer meios (eletrônico, mecânico, gravação, fotocópia, distribuição na Web e outros), sem permissão expressa da Editora.

IMPRESSO NO BRASIL
PRINTED IN BRAZIL

À minha família – Susan, Sarah, Evan, Antonio, Julian e Isabella – pelo apoio incondicional e inspiração profunda durante a realização desta obra.

SOBRE O AUTOR

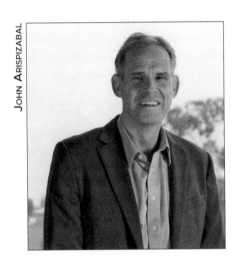

Eric Topol é um cardiologista mundialmente renomado, vice-presidente executivo da Scripps Research, fundador de uma nova faculdade de medicina e um dos 10 pesquisadores médicos mais citados. Autor de *The Patient Will See You Now* e *The Creative Destruction of Medicine*, ele mora em La Jolla, Califórnia.

AGRADECIMENTOS

Este projeto de escrita acabou sendo o mais difícil que já assumi, por vários motivos. Como não sou cientista da computação, tive a sorte de poder recorrer a muitas pessoas experientes que valorizo muito, incluindo Pedro Domingos, Fei-Fei Li, Gary Marcus, Pearse Keane, Hugh Harvey, Jeremy Howard, Joe Ledsam e Olaf Ronneberger. A contribuição deles foi inestimável para fornecer contexto técnico.

O campo da IA médica, embora ainda incipiente, está se movendo de forma extremamente rápida, com algo digno de nota surgindo toda semana e, muitas vezes, todos os dias. Revisar e assimilar todo esse material nos últimos anos representou um desafio imenso, o que resultou em várias centenas de referências, organizadas com a ajuda de Michelle Miller, do Scripps Research Translational Institute, a quem faço um agradecimento especial. As críticas que recebi de meus colegas da Scripps Research, incluindo Steven Steinhubl, Daniel Oran, Emily Spencer e Giorgio Quer, foram muito valiosas.

Agradeço também a T. J. Kelleher, editor de meus três livros, por sua contribuição perspicaz. Da mesma forma, Katinka Matson, da Brockman, agente literária de meus livros, forneceu-me apoio incondicional.

Tenho a sorte e o privilégio de praticar medicina desde 1985, depois de terminar minha formação em cardiologia. Nunca perdi meu amor pelo atendimento ao paciente e sou grato a meus pacientes, em particular, por terem sido uma força inspiradora em meus esforços no sentido de promover um futuro melhor para a área da saúde. Tive o privilégio de desenvolver com muitos deles relacionamentos valiosos que já se estendem por mais de 30 anos e agradeço a todos por sua confiança em mim.

x Agradecimentos

Também sou grato pelas colaborações que fiz com a indústria em diferentes áreas. Faço parte do conselho de administração da Dexcom há vários anos, e sou consultor da Illumina, Verily, Walgreens, Blue Cross Blue Shield Association, Quest Diagnostics e, recentemente, da Tempus Labs. Não creio que isso tenha influenciado minha perspectiva de escrita aqui, mas é importante que você saiba que tenho possíveis conflitos de interesse. O Scripps Research Translational Institute, que fundei em 2006, recebe amplo financiamento do National Institutes of Health e da Qualcomm Foundation, sem os quais nossa pesquisa não seria possível. Ao mesmo tempo, atuo como editor-chefe do Medscape, um dos principais *sites* profissionais para os médicos.

Por fim, quero agradecer a Susan, com quem sou casado há 40 anos, que apoiou meus esforços hibernantes na pesquisa e na escrita, principalmente no atendimento aos pacientes, ao longo dessas muitas décadas. Nós dois temos muita sorte de ter nossos filhos, Sarah e Evan, e nossos netos, Julian e Isabella, a poucos minutos de nossa casa em La Jolla. Eles, em especial, me fazem pensar muito sobre o futuro – um futuro em que a saúde deles esteja muito mais garantida do que a nossa.

PREFÁCIO

A vida só pode ser entendida de trás para frente, mas deve ser vivida em direção ao futuro.

—Søren Kierkegaard

Entre as muitas características que nos tornam humanos e que nos distinguem dos outros animais, está nossa vontade de olhar para trás. É difícil imaginar que outras espécies se preocupem à noite com alguém que foi embora ou com um emprego que poderiam ter tido. Mas também fazemos isso como forma de aprendizado, olhando para nós mesmos como espécie, como se fôssemos o Criador, examinando a história registrada, mapeando os marcos do progresso, desde o controle do fogo até o *microchip*. Então, tentamos encontrar sentido nisso.

A tese de Kierkegaard de que vivemos a vida em direção ao futuro, mas a entendemos de trás para frente, pode significar apenas que lembramos do passado e – na melhor das hipóteses – temos um registro (impreciso) dele. Porém, com as devidas desculpas a ele e a George Santayana, o entendimento da história não oferece imunidade a que ela se repita. Uma análise superficial das notícias mostra que isso é verdade. Em resumo, mesmo sendo um guia sobre o que evitar, o passado não é confiável. Somente o futuro é certo porque ainda cabe a nós construí-lo.

O que nos leva aos futuristas, como o autor deste livro maravilhoso. Essas pessoas, ao ouvirem que os irmãos Wright voaram, podem fazer previsões sobre companhias aéreas de baixo custo, conglomerados de companhias aéreas e humanos caminhando na lua. Esses historiadores do agora começam com o estudo do que *é* hoje, perguntando não como evitar os perigos do passado, mas como maximizar as vantagens do futuro. Lápis e papel – ou *tablet* – na mão, eles patrulham as fronteiras da ciência e da

xii   Prefácio

tecnologia e entrevistam os que estão na vanguarda, incluindo aqueles que tropeçaram pelo caminho. Eles procuram inovadores, cientistas, rebeldes e sonhadores. Eles ouvem, monitoram, filtram e sintetizam o conhecimento em muitas disciplinas a fim de dar sentido a tudo isso para o restante de nós. Como *Medicina Profunda* (*Deep Medicine*) lhe mostrará, eles têm uma tarefa intelectual formidável e extraordinariamente criativa. Ela envolve tanto o lado direito do cérebro quanto o esquerdo, e invoca as musas, porque o que está neste livro é tanto inspiração quanto exposição.

Medicina Profunda é a terceira exploração de Eric Topol sobre o que *será*. Os livros anteriores, examinados à luz de onde estamos agora, revelam sua visão presciente. Em *Medicina Profunda,* Eric nos diz que estamos vivendo na Quarta Era Industrial, uma revolução tão profunda que pode não ser suficiente compará-la à invenção da energia a vapor, às ferrovias, à eletricidade, à produção em massa ou mesmo à era do computador em termos da magnitude da mudança que trará. Esta Quarta Era Industrial, que gira em torno da inteligência artificial, da robótica e dos Big Data, anuncia uma profunda revolução que já é visível na forma como vivemos e trabalhamos, talvez até na forma como nos consideramos humanos. Ela tem um grande potencial para ajudar, mas também para prejudicar, para exagerar a profunda lacuna que já existe entre aqueles que têm muito e aqueles que têm menos a cada ano que passa.

Essa revolução superará todos os empreendimentos humanos, principalmente a medicina. A própria medicina está em um momento de crise. Como profissão, apesar de todos os avanços extraordinários na arte e na ciência da medicina nas últimas quatro décadas, muitas vezes falhamos com nossos pacientes. Falhamos em seguir diretrizes comprovadas e falhamos na arte de não ver a *pessoa* única à nossa frente. Conhecemos seu genoma, mas, ao não *ouvir* sua história, não registramos seu coração partido. Não conseguimos ver o neurofibroma que está gerando nódulos por toda a pele, um achado que é relevante para a hipertensão paroxística, mas que precisa que a roupa seja tirada durante o exame, precisa que nossa atenção esteja no corpo e não na tela. Não percebemos a hérnia encarcerada que explica o vômito de um paciente idoso e temos que esperar por uma tomografia computadorizada cara e por um radiologista para nos dizer o que aconteceu diante de nossos olhos. Em termos de índices básicos, como mortalidade infantil, os países com os maiores gastos em saúde ficam atrás daqueles cujos gastos são muito menores. Acho muito significativo que *Medicina Profunda* comece com um relato comovente, pessoal e revelador da consulta dolorosa e angustiante do próprio autor, resultado de não ser visto como um indivíduo, alguém com um distúrbio incomum.

Não deveria nos surpreender que a tecnologia, apesar da forma notável como alterou nossa capacidade de criar imagens do corpo, medir e monitorar sua estrutura molecular, também possa falhar tanto quanto os humanos. O exemplo flagrante está nos sistemas de prontuários eletrônicos atualmente em uso na maioria dos hospitais. Esses prontuários eletrônicos foram projetados para a cobrança, e não para facilitar seu uso por médicos e enfermeiros. Eles afetaram o bem-estar do médico e são responsáveis pelo esgotamento e pelo desgaste; além disso, eles forçaram a falta de atenção ao paciente em razão de haver agora um intruso na sala: a tela que nos distrai da pessoa à nossa frente. Em *Intoxicated by My Illness,* um comovente livro de memórias sobre um câncer de próstata fatal, Anatole Broyard articula o desejo de que seu urologista "refletisse sobre minha situação por talvez cinco minutos, que ele me desse toda a sua atenção apenas uma vez, ficasse comigo por um breve instante, examinasse minha alma e meu corpo, *para chegar até minha doença, pois cada homem adoece à sua maneira*".[1] Essa declaração comovente, da era anterior aos prontuários eletrônicos, expressa a necessidade fundamental de um ser humano doente; acredito que isso seja atemporal, resistente a mudanças, mesmo quando o mundo ao nosso redor muda. Vale a pena enfatizar: *cada homem ou mulher adoece à sua maneira.*

xiv Prefácio

Estou entusiasmado com o futuro, com o poder de aproveitar os Big Data. Por sua capacidade absoluta de vasculhar enormes conjuntos de dados e aprender à medida que avançam, a inteligência artificial e o aprendizado profundo trarão uma precisão tremenda ao diagnóstico e ao prognóstico. Isso não quer dizer que eles substituirão os humanos: o que essas tecnologias fornecerão é uma recomendação, que talvez seja mais precisa do que nunca, mas serão necessários um médico e uma equipe de saúde experientes, atenciosos e atentos que adaptem essa recomendação para – e com – o indivíduo sentado diante deles. Há mais de 2 mil anos, Hipócrates disse: "É mais importante saber que tipo de pessoa tem [uma] doença do que saber que tipo de doença uma pessoa tem". Em um editorial de 1981 sobre o uso de um computador para interpretar o risco após o teste ergométrico, Robert Califf e Robert Rosati escreveram: "A interpretação e o uso adequados de dados computadorizados dependerão tanto de médicos sábios quanto de qualquer outra fonte de dados no passado".[2] Esse é um princípio atemporal, desde que estejamos falando sobre humanos e não sobre peças de freio em uma linha de montagem.

No final, voltamos ao fato glorioso de que somos humanos, de que somos seres corporificados, uma mente com todas as suas complexidades em um corpo igualmente complexo. A interação entre um e outro permanece um profundo mistério. O que não é um mistério é o seguinte: quando estamos doentes, temos uma necessidade fundamental de *cuidado*; a doença nos infantiliza, especialmente quando é grave, e embora queiramos as habilidades técnicas mais avançadas, a precisão científica, a melhor terapia, e embora queiramos que nossos médicos nos "conheçam" (e, ao contrário da época de Hipócrates, esse conhecimento inclui genoma, proteoma, metaboloma, transcriptoma, previsões impulsionadas pela inteligência artificial, e assim por diante), queremos muito que isso seja expresso na forma de um médico e uma equipe de saúde atenciosos e cuidadosos. Queremos que o médico – uma pessoa atenciosa e não uma máquina – nos dê tempo, realize um exame atento, mesmo que seja simplesmente para reconhecer o local da doença em nosso corpo e não em uma biópsia, imagem ou relatório, para validar nossa personalidade e nossa queixa tocando onde dói. Como disse Peabody há vários anos, o segredo do cuidado do paciente é realmente cuidar do paciente.

Queremos que aqueles que cuidam de nós conheçam nossos corações, nossos medos mais profundos, o que nos faz viver e aquilo pelo qual seríamos capazes de morrer.

Esse é, e sempre será, nosso desejo mais profundo.

Abraham Verghese, MD
Departamento de Medicina
Universidade de Stanford

SUMÁRIO

1 Introdução à medicina profunda 1

2 Medicina superficial 25

3 Diagnóstico médico 45

4 Os detalhes do aprendizado profundo. 65

5 Responsabilidades profundas. 99

6 Médicos e padrões 125

7 Médicos sem padrões 153

8 Saúde mental 185

9 Inteligência artificial e sistemas de saúde 205

10 Descoberta profunda 235

11 Dieta profunda 261

12 O assistente médico virtual 285

13 Empatia profunda 315

Notas **345**

CAPÍTULO 1

INTRODUÇÃO À MEDICINA PROFUNDA

Por esses meios, podemos esperar alcançar não de fato um admirável mundo novo, nenhum tipo de utopia perfeccionista, mas o objetivo mais modesto e muito mais desejável: uma sociedade genuinamente humana.

—Aldous Huxley, 1948

"Você deve pedir ao seu internista que prescreva medicamentos antidepressivos", disse meu ortopedista.

Minha esposa e eu nos entreolhamos, com olhos esbugalhados, em total descrença. Afinal, eu não tinha ido à minha consulta pós-operatória de 1 mês após uma prótese total do joelho em busca de aconselhamento psiquiátrico.

Meus joelhos apresentaram problemas quando eu era adolescente por causa de uma doença rara conhecida como osteocondrite dissecante. A causa dessa doença permanece desconhecida, mas seus efeitos são claros. Quando eu tinha 20 anos e estava entrando na faculdade de medicina, já havia passado por procedimentos para retirada de porções mortas de ossos e uma extensa cirurgia reparadora em ambos os joelhos. Nos 40 anos seguintes, tive que reduzir cada vez mais minhas atividades físicas, eliminando a corrida, o tênis, as trilhas e os exercícios elípticos. Até mesmo caminhar se tornou doloroso, apesar das injeções de esteroides e líquido sinovial diretamente no joelho. Então, aos 62 anos, submeti-me a uma prótese total de joelho, juntando-me ao grupo dos mais de 800 mil americanos que realizaram essa cirurgia, a operação ortopédica mais comum. Meu ortopedista me considerou um candidato perfeito: bem jovem, magro e em boa forma. Ele disse que a única desvantagem significativa era o risco de infecção de 1 a 2%. Eu estava prestes a descobrir outro.

Após a cirurgia, fui submetido ao protocolo-padrão – e, até onde me disseram, o único – de fisioterapia, que começou no segundo dia após a cirurgia. O protocolo é intenso, exigindo flexão e extensão vigorosas para evitar a formação de cicatrizes na articulação. Incapaz de obter uma flexão significativa, elevei o assento da bicicleta ergométrica e tive que gritar de dor para dar as primeiras pedaladas. A dor estava bem além do alcance da oxicodona. Um mês depois, o joelho estava roxo, muito inchado, profundamente rígido e duro. Doía tanto que eu não conseguia dormir mais do que 1 hora de cada vez e tinha crises frequentes de choro. Foi por isso que meu ortopedista recomendou antidepressivos. Isso parecia uma loucura. Mas o cirurgião recomendou, então, um protocolo mais intensivo de fisioterapia, apesar do fato de que cada sessão estava me fazendo piorar. Eu mal conseguia sair da academia ou entrar no meu carro para ir para casa. A dor horrível, o inchaço e a rigidez eram constantes. Fiquei desesperado por alívio, experimentando de tudo, desde acupuntura, eletroacupuntura, *laser* frio, um dispositivo de estimulação elétrica (TENS), pomadas tópicas e suplementos dietéticos, incluindo curcumina, cereja azeda e muitos outros, plenamente ciente de que nenhum desses supostos tratamentos tem dados publicados que apoiem seu uso.

Juntando-se a mim em minha busca, dois meses após a cirurgia, minha esposa descobriu um livro intitulado *Artrofibrose*. Eu nunca tinha ouvido o termo, mas acabou sendo exatamente o que eu estava apresentando. A artrofibrose é uma complicação que ocorre em 2 a 3% dos pacientes após uma cirurgia de prótese de joelho, o que torna a condição incomum, porém ainda mais comum do que o risco de infecção sobre o qual meu ortopedista me alertara. A primeira página do livro parecia descrever minha situação

Medicina profunda **3**

perfeitamente: "A artrofibrose é um desastre", dizia. Mais especificamente, a artrofibrose é uma resposta inflamatória viciosa à artroplastia do joelho, como uma rejeição da articulação artificial, que resulta em cicatrizes profundas. Na minha consulta pós-operatória de dois meses, perguntei ao meu ortopedista se eu tinha artrofibrose. Ele disse que sim, mas havia pouco que ele pudesse fazer no primeiro ano após a cirurgia – era necessário permitir que a inflamação "arrefecesse" antes que ele pudesse voltar e remover o tecido cicatricial. A ideia de passar 1 ano como estava ou fazer outra cirurgia estava me fazendo sentir ainda mais doente.

Seguindo a recomendação de um amigo, fui consultar uma fisioterapeuta diferente. Ao longo de 40 anos, ela atendeu muitos pacientes com osteocondrite dissecante e sabia que, para pacientes como eu, o protocolo terapêutico de rotina era a pior coisa possível. Onde o protocolo-padrão exigia uma manipulação extensiva e forçada para maximizar a flexão e a extensão do joelho (o que, paradoxalmente, estimulava mais a formação de cicatrizes), sua abordagem era suave: ela me fez largar os pesos e parar os exercícios e passar a usar medicamentos anti-inflamatórios. Ela escreveu à mão uma página inteira com instruções e me mandava uma mensagem todos os dias perguntando como estava "nosso joelho". Resgatado, eu estava rapidamente no caminho da recuperação. Agora, anos depois, ainda tenho que enfaixar meu joelho todos os dias para lidar com sua má cicatrização. Muito desse tormento poderia ter sido evitado.

Como veremos neste livro, a inteligência artificial (IA) poderia ter previsto que minha experiência após a cirurgia seria complicada. Uma revisão completa da literatura, considerando que fisioterapeutas experientes, como a mulher que acabei encontrando, compartilhassem seus dados, poderia muito bem ter indicado que eu precisava de um protocolo de fisioterapia especial e personalizado. Não seriam apenas os médicos que teriam uma melhor consciência dos riscos enfrentados por seus pacientes. Um assistente médico virtual, presente no meu *smartphone* ou no meu quarto, poderia alertar diretamente a mim, o paciente, sobre o alto risco de artrofibrose que um curso-padrão de fisioterapia representava. E poderia até me dizer aonde eu poderia ir para fazer uma reabilitação suave e evitar esse problema terrível. Do jeito que estava, fui pego de surpresa e meu ortopedista nem mesmo levou em consideração meu histórico de osteocondrite dissecante ao discutir o risco da cirurgia, embora, mais tarde, tenha reconhecido que ela, de fato, desempenhou um papel fundamental nos sérios problemas que enfrentei.

Muito do que está errado com a saúde não será corrigido por tecnologia avançada, algoritmos ou máquinas. A resposta robótica do meu médico à minha angústia exemplifica o componente deficiente do cuidado. Claro, a cirurgia foi feita com habilidade, mas esse é apenas o componente técnico. A ideia de que eu deveria tomar remédios para depressão exemplifica uma profunda falta de conexão humana e empatia na medicina atual. É claro que eu estava emocionalmente deprimido, mas a depressão não era o problema: o problema era que eu sentia fortes dores e tinha a mobilidade do Homem de Lata. A falta de compaixão do ortopedista era palpável: em todos os meses após a cirurgia, ele nunca entrou em contato comigo uma única vez para ver como eu estava. Já a fisioterapeuta, além de conhecimento e experiência clínica adequados à minha condição, realmente se importava comigo. Não é de admirar que tenhamos uma epidemia de opioides quando é muito mais rápido e fácil para os médicos prescrever narcóticos do que ouvir e entender os pacientes.

Praticamente qualquer pessoa com problemas médicos crônicos já foi "agredida" como eu – e isso acontece com demasiada frequência. Tenho a sorte de estar dentro do sistema médico, mas, como você viu, o problema é tão generalizado que mesmo o conhecimento de alguém de dentro da área não é necessariamente suficiente para garantir um bom atendimento. A IA não resolverá esse problema sozinha. Precisamos que os humanos entrem em ação. À medida que as máquinas ficam mais inteligentes e realizam tarefas adequadas, os humanos podem realmente achar mais fácil ser mais humanos.

A IA na medicina não é apenas uma premissa futurista. O poder da IA já está sendo aproveitado para ajudar a salvar vidas. O Dr. Stephen Kingsmore, um grande amigo meu, é o médico geneticista que lidera um programa pioneiro no Hospital Infantil Rady, em San Diego. Recentemente, ele e sua equipe receberam o Recorde Mundial do Guinness por terem conseguido sequenciar e interpretar um genoma inteiro a partir de uma amostra de sangue em apenas 19,5 horas.[1]

Há pouco tempo, um menino recém-nascido saudável, alimentando-se bem, foi liberado para casa no terceiro dia de vida. Porém, no oitavo dia, a mãe o levou ao pronto-socorro do Hospital Infantil Rady. Ele estava tendo convulsões constantes, conhecidas como *status epilepticus*. Não havia sinais de infecção. A tomografia computadorizada do cérebro era normal; o eletrencefalograma apenas mostrou o padrão elétrico típico de convulsões intermináveis. Vários medicamentos potentes não conseguiram reduzir as convulsões; na verdade, elas estavam piorando ainda mais. O prognóstico do bebê, incluindo danos cerebrais e morte, era sombrio.

Uma amostra de sangue foi enviada ao Instituto Genômico de Rady para um rápido sequenciamento do genoma completo. A sequência abrangeu 125 *gigabytes* de dados, incluindo quase 5 milhões de locais onde o genoma da criança diferia do mais comum. Foram necessários 20 segundos para que uma forma de IA chamada processamento de linguagem natural "ingerisse" o prontuário eletrônico do menino e determinasse 88 características fenotípicas (quase 20 vezes mais do que os médicos haviam resumido em sua lista de problemas). Os algoritmos de aprendizado de máquina analisaram rapidamente as cerca de 5 milhões variantes genéticas para encontrar as cerca de 700 mil raras. Dessas, 962 são conhecidas por causar doenças. Combinando essas informações com os dados fenotípicos do menino, o sistema identificou uma, em um gene chamado *ALDH7A1*, como sendo o culpado mais provável. A variante é muito rara, ocorre em menos de 0,01% da população e causa um defeito metabólico que leva a convulsões. Felizmente, seus efeitos podem ser anulados pela suplementação dietética com vitamina B_6 e arginina, um aminoácido, além da restrição da lisina, outro aminoácido. Com essas mudanças na dieta, as convulsões do menino cessaram de forma abrupta e ele recebeu alta para casa 36 horas depois! No acompanhamento, ele está perfeitamente saudável, sem sinais de danos cerebrais ou atraso no desenvolvimento.

A chave para salvar a vida desse menino foi determinar a causa raiz de sua condição. Atualmente, poucos hospitais no mundo estão sequenciando os genomas de recém-nascidos doentes e empregando IA para descobrir tudo sobre o paciente e a genômica. Embora médicos com bastante experiência pudessem no fim das contas vir a encontrar o tratamento correto, as máquinas podem realizar esse tipo de trabalho muito mais rapidamente e melhor do que as pessoas.

Portanto, mesmo agora, os esforços e talentos combinados de humanos e IA, trabalhando sinergicamente, podem render um triunfo para a medicina. Porém, antes de nos sentirmos muito otimistas sobre o potencial da IA, vamos analisar uma experiência recente com um de meus pacientes.

"Quero fazer o procedimento", disse meu paciente em uma ligação após uma consulta recente.

Esse paciente, um septuagenário de cabelos brancos e olhos azuis, diretor de várias empresas, sofria de uma doença pulmonar rara e grave conhecida como fibrose pulmonar idiopática – uma palavra médica sofisticada que significa "de causa desconhecida". Já era ruim a ponto de que ele e seu pneumologista estavam considerando um possível transplante de pulmão, caso piorasse. Nesse contexto, ele começou a padecer de um novo sintoma: fadiga precoce, que o deixou incapaz de andar mais de um quarteirão ou nadar uma volta na piscina. Ele consultou o pneumologista e foi submetido a testes de função pulmonar, que não mostraram alterações novas. Isso era um forte indício de que seus pulmões não eram os culpados.

Ele, junto com a esposa, veio me ver, muito preocupado e deprimido. Foi com passos curtos e muito esforço que chegou até a sala de exames.

Fiquei impressionado com sua palidez e seu olhar de desesperança. A esposa corroborou a descrição de seus sintomas: havia ocorrido uma diminuição acentuada de sua capacidade de se locomover, até mesmo de realizar suas atividades diárias, quanto mais de se esforçar.

Depois de revisar seu histórico e exame, levantei a possibilidade de que ele pudesse ter uma doença cardíaca. Alguns anos antes, depois de começar a sentir dores na panturrilha enquanto caminhava, ele foi submetido a um implante de *stent* em um bloqueio na artéria ilíaca na perna esquerda. Essa condição anterior aumentou minha preocupação com o acúmulo de colesterol em uma artéria coronária, embora ele não tivesse fatores de risco para doenças cardíacas além da idade e do sexo, então pedi uma tomografia computadorizada com contraste para mapear suas artérias. A artéria coronária direita mostrou um estreitamento de 80%, mas as outras duas artérias estavam livres de doenças significativas. Isso não explicava o caso. A artéria coronária direita não supre grande parte do músculo cardíaco e, nos meus 30 anos como cardiologista (20 dos quais envolviam a abertura de artérias coronárias), não conseguia pensar em nenhum paciente com fadiga tão severa que tivesse estreitamento apenas na artéria coronária direita.

Expliquei a ele e à esposa que eu realmente não conseguia conectar os pontos e que poderia ser o caso de "duas verdades não relacionadas" – que a condição da artéria podia não ter nada a ver com a fadiga. Sua grave condição pulmonar subjacente, no entanto, tornava concebível que o estreitamento estivesse desempenhando um papel. Infelizmente, sua condição pulmonar também aumentava o risco do tratamento.

Eu deixei a decisão para ele. Ele pensou nisso por alguns dias e decidiu fazer o implante de *stent* na artéria coronária direita. Fiquei um pouco surpreso, pois, ao longo dos anos, ele sempre se mostrou muito avesso a qualquer procedimento e até mesmo a medicamentos. Surpreendentemente, ele se sentiu energizado logo após a realização do procedimento. Como o *stent* foi colocado através da artéria do pulso, ele voltou para casa poucas

8 Eric Topol

horas depois. Naquela noite, ele havia andado vários quarteirões e, antes do final da semana, estava nadando várias voltas na piscina. Ele me disse que há anos não se sentia tão bem. E, meses depois, a impressionante melhora na capacidade de exercício continuava.

O que é notável nessa história é que um algoritmo de computador não a teria percebido. Apesar de todo o entusiasmo sobre o uso da IA para melhorar a saúde, se ela tivesse sido aplicada aos dados desse paciente e ao *corpus* completo da literatura médica, teria concluído que o procedimento não deveria ser feito porque não havia evidências indicando que a abertura de uma artéria coronária direita aliviaria os sintomas de fadiga – e a IA é capaz de aprender o que fazer apenas examinando as evidências existentes. E as seguradoras que usam algoritmos certamente teriam negado o reembolso pelo procedimento.

Mas o paciente manifestou um benefício notável e sustentado. Foi um efeito placebo? Isso parece bastante improvável – conheço esse homem há muitos anos e ele tende a minimizar qualquer mudança, positiva ou negativa, em seu estado de saúde. Ele se parece um pouco com Larry David, com seu entusiasmo contido, algo mesquinho. Ao que tudo indica, ele seria a última pessoa a apresentar um benefício altamente exagerado pelo placebo.

Em retrospectiva, a explicação provavelmente tem algo a ver com sua grave doença pulmonar. A fibrose pulmonar resulta em altas pressões nas artérias pulmonares, que fornecem sangue aos pulmões, onde o sangue é oxigenado. O ventrículo direito é responsável por bombear esse sangue para o coração; a pressão alta nas artérias significava que seria necessário muito trabalho para forçar a entrada de mais sangue. Isso teria estressado o ventrículo direito; o *stent* na artéria coronária direita, que supre o ventrículo direito, teria aliviado o estresse nessa câmara cardíaca. Essa interação complexa do suprimento de sangue cardíaco de uma pessoa com uma doença pulmonar rara não tinha precedentes na literatura médica.

Esse caso nos lembra que cada um de nós é uma complexidade única que nunca será totalmente descomplicada pelas máquinas. O caso também destaca o lado humano da medicina: nós, médicos, sabemos há muito tempo que os pacientes conhecem seu corpo e que precisamos ouvi-los. Os algoritmos são ferramentas preditivas frias e desumanas que nunca conhecerão um ser humano. Em última análise, esse senhor teve a sensação de que o estreitamento de sua artéria era o culpado por seus sintomas, e ele estava certo. Eu estava cético e certamente não teria imaginado a magnitude do impacto, mas fiquei muito feliz que ele tenha melhorado.

———

A IA tem se infiltrado em nossas vidas. Ela já está presente em nossas experiências diárias, desde o preenchimento automático quando digitamos algo até recomendações não solicitadas com base em pesquisas do Google, sugestões de músicas com base em nosso histórico de atividades, até na Alexa respondendo perguntas ou apagando as luzes. Conceitualmente, suas raízes remontam a mais de 80 anos e seu nome foi cunhado na década de 1950, mas só recentemente seu impacto potencial na área da saúde ganhou destaque. A promessa da IA na medicina é fornecer uma visão panorâmica composta dos dados médicos dos indivíduos; melhorar a tomada de decisões; evitar erros como diagnósticos incorretos e procedimentos desnecessários; ajudar na ordenação e interpretação de testes apropriados; e recomendar tratamentos. Por trás de tudo isso estão os dados. Agora estamos na era dos Big Data: o mundo produz *zettabytes* (sextilhões de *bytes*, ou dados suficientes para preencher cerca de 1 trilhão de *smartphones*) de dados a cada ano. Para a medicina, grandes conjuntos de dados assumem a forma de sequências do genoma completo, imagens de alta resolução e dados de saída contínua de sensores vestíveis. Embora os dados continuem fluindo, nós realmente processamos apenas uma pequena fração deles. A maioria das estimativas é inferior a 5%, se tanto. Em certo sentido, estava tudo pronto para nada – até agora. Os avanços na IA estão controlando a fusão desenfreada dos Big Data, colocando-os em funcionamento.

Há muitos subtipos de IA. Tradicionalmente, o aprendizado de máquina incluía regressão logística, redes bayesianas, florestas aleatórias (*Random Forests*), máquinas de vetores de suporte, sistemas especializados e muitas outras ferramentas para análise de dados. Por exemplo, uma rede bayesiana é um modelo que fornece probabilidades. Se eu tivesse os sintomas de uma pessoa, por exemplo, esse modelo poderia gerar uma lista de possíveis diagnósticos, com a probabilidade de cada um. É engraçado que, na década de 1990, quando criamos árvores de classificação e regressão para permitir que os dados que coletamos falassem por si mesmos, que entrassem no modo de "autoanálise", sem nosso viés de interpretação, não usávamos o termo "aprendizado de máquina". Mas agora essa forma de estatística passou por uma grande atualização e alcançou respeitabilidade. Nos últimos anos, as ferramentas de IA se expandiram para modelos de rede profunda, como aprendizado profundo e aprendizado por reforço (assunto abordado em mais detalhes no Capítulo 4).

O subtipo de IA de aprendizado profundo ganhou um impulso extraordinário desde 2012, quando um artigo – agora clássico – sobre reconhecimento de imagem foi publicado.[2]

O número de novos algoritmos e publicações de IA de aprendizado profundo explodiu (Figura 1.1), com um crescimento exponencial do reconhecimento automático de padrões a partir de enormes conjuntos de dados. O aumento de 300 mil vezes em *petaflops* (velocidade de computação igual a mil milhões de milhões [10^{15}] de operações de ponto flutuante por segundo) por dia de computação usada no treinamento de IA reflete ainda mais a mudança desde 2012 (Figura 1.2).

Nos últimos anos, vários estudos baseados no aprendizado profundo foram publicados nas principais revistas médicas revisadas por pares. Muitos membros da comunidade médica ficaram francamente surpresos com o que

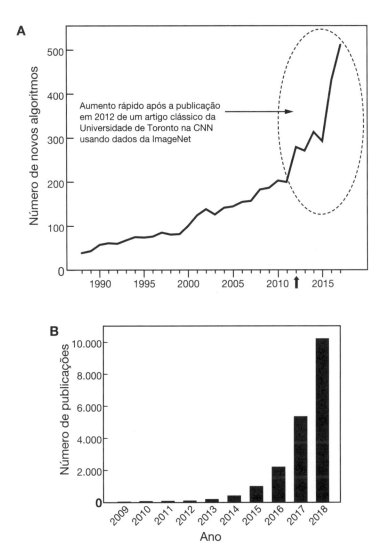

Figura 1.1 O aumento nos algoritmos de IA de aprendizado profundo desde o artigo de reconhecimento de imagem de 2012. Fontes: Painel A adaptado de A. Mislove, "To Understand Digital Advertising, Study Its Algorithms," *Economist* (2018): www.economist.com/science-and-technology/2018/03/22/to-understand--digital-advertising-study-its-algorithms. Painel B adaptado de C. Mims, "Should Artificial Intelligence Copy the Human Brain?" *Wall Street Journal* (2018): www.wsj.com/articles/should-artificial-intelligence-copy-the-human-brain-1533355265?mod=searchresults&page=1&pos=1.

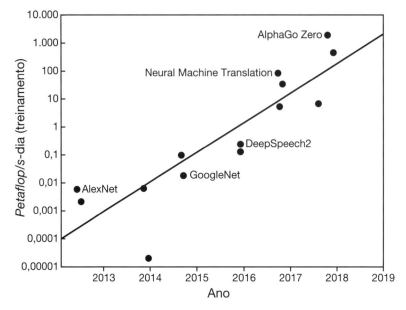

Figura 1.2 O crescimento exponencial da computação – 300.000 vezes – nas maiores séries de treinamento de IA. Fonte: Adaptada de D. Hernandez and D. Amodei, "AI and Compute," *OpenAI* (2018): https://blog.openai.com/ai-and-compute/.

o aprendizado profundo poderia realizar: estudos afirmando a capacidade da IA para diagnosticar alguns tipos de câncer de pele tão bem quanto dermatologistas certificados – ou talvez até melhor do que eles; identificar anormalidades específicas do ritmo cardíaco como cardiologistas; interpretar exames de imagem ou lâminas de patologia tão bem quanto radiologistas e patologistas experientes e altamente qualificados, respectivamente; diagnosticar várias doenças oculares tão bem quanto oftalmologistas; e prever o suicídio melhor do que os profissionais de saúde mental. Essas habilidades envolvem predominantemente o reconhecimento de padrões, com as máquinas aprendendo esses padrões após o treinamento em centenas de milhares e, em breve, milhões de exemplos. Esses sistemas estão ficando cada vez melhores, com as taxas de erro para aprender com dados baseados em texto, fala e imagem caindo bem abaixo de 5%, ultrapassando o limite humano (Figura 1.3).

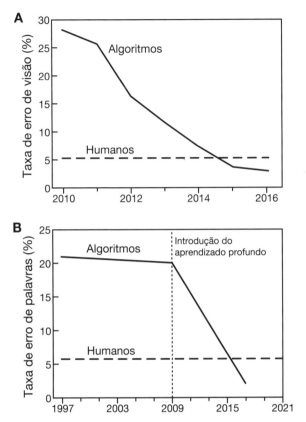

Figura 1.3 O aumento na precisão da IA de máquina para interpretação de imagem (A) e fala (B), ambas agora excedendo o desempenho humano para tarefas restritas em conjuntos de dados rotulados. Fontes: Painel A adaptado de V. Sze et al., "Efficient Processing of Deep Neural Networks: A Tutorial and Survey," *Proceedings of the IEEE* (2017): 105(12), 2295–2329. Painel B adaptado de "Performance Trends in AI," *Word Press Blog* (2018): https://srconstantin.wordpress.com/2017/01/28/performance-trends-in-ai/.

Embora deva haver algum limite no qual o aprendizado é interrompido, ainda não o alcançamos. E, ao contrário dos humanos que se cansam, têm dias ruins, podem se emocionar, dormir ou se distraírem, as máquinas são estáveis, podem trabalhar 24 horas por dia, 7 dias por semana, sem férias, e não reclamam (embora ambos possam ficar doentes). Compreensivelmente, isso

14 Eric Topol

levantou questões sobre o papel futuro dos médicos e o impacto imprevisível que a IA terá na prática da medicina.

Não acredito que a IA de aprendizado profundo resolva todos os males dos cuidados de saúde modernos, mas a lista na Tabela 1.1 dá uma ideia do quão amplamente a ferramenta pode ser aplicada e tem sido alardeada. Com o tempo, a IA ajudará a nos impulsionar em direção a cada um desses objetivos, mas será uma maratona sem linha de chegada.

Os exemplos de aprendizado profundo são restritos: o preditor de depressão não sabe de dermatologia. Esses algoritmos de rede neural dependem do reconhecimento de padrões, o que é adequado para certos tipos de médicos que dependem muito de imagens, como radiologistas examinando exames ou patologistas revisando lâminas, que eu chamo de "médicos com padrões". Em uma extensão menor, mas ainda significativa, todos os médicos têm algumas tarefas padronizadas em sua prática diária que podem estar sujeitas ao suporte algorítmico de IA.

A maioria dos exemplos publicados de aprendizado profundo representa apenas validação *in silico* ou baseada em computador (em comparação com

Tabela 1.1 As expectativas bizarras da IA na área da saúde: uma lista parcial

Superar os médicos em todas as tarefas
Diagnosticar o não diagnosticável
Tratar o intratável
Ver o que não pode ser visto em digitalizações e lâminas
Prever o imprevisível
Classificar o inclassificável
Eliminar as ineficiências do fluxo de trabalho
Eliminar as internações e reinternações hospitalares
Eliminar o excesso de trabalho desnecessário
100% de adesão à medicação
Zero danos ao paciente
Curar o câncer

ensaios clínicos *prospectivos* em pessoas). Essa é uma distinção importante, porque analisar um conjunto de dados existente é bem diferente de coletar dados em um ambiente clínico real. Os resultados retrospectivos *in silico* em geral representam o melhor cenário possível, não totalmente replicado por meio de uma avaliação prospectiva. Os dados de estudos retrospectivos são adequados para gerar uma hipótese, então a hipótese pode ser testada prospectivamente e apoiada, sobretudo quando replicada de forma independente.

Estamos no início da era da medicina de IA; essa não é uma prática médica rotineira, e alguns a chamam de "A *valedação* do Vale do Silício" ("*Silicon Valley-Dation*"). Essas atitudes arrogantes são comuns na medicina, tornando glaciais as mudanças no campo. O resultado aqui é que, embora a maioria dos setores do mundo esteja na Quarta Revolução Industrial, centrada no uso da IA, a medicina ainda está presa na fase inicial da terceira, que viu o primeiro uso generalizado de computadores e eletrônicos (Figura 1.4). O fato de os arquivos MP3 serem compatíveis com todas as marcas de tocadores de música, por exemplo, enquanto a medicina ainda está para ver prontuários eletrônicos (PEs) amplamente compatíveis e fáceis de usar exemplifica a luta do campo pela mudança.

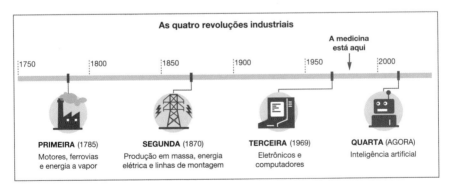

Figura 1.4 As quatro revoluções industriais. Fonte: Adaptada de A. Murray, "CEOs: The Revolution Is Coming," *Fortune* (2016): http://fortune.com/2016/03/08/davos-new-industrial-revolution.

Não é a primeira vez que noto a relutância da medicina em adotar novas tecnologias. Este é o terceiro livro que escrevo sobre o futuro da medicina. Em *The Creative Destruction of Medicine,* mapeei como sensores, sequenciamento, imagens, telemedicina e muitas outras oportunidades tecnológicas nos permitiram digitalizar seres humanos e alcançar a transformação digital da medicina. Em *The Patient Will See You Now,* defendi como a medicina poderia ser democratizada – que o paternalismo médico desapareceria à medida que os consumidores não simplesmente gerassem suas informações, mas as possuíssem, tivessem muito mais acesso aos seus dados médicos e, em última análise, pudessem (se quisessem) assumir um controle consideravelmente maior de seus cuidados.

Este livro representa a próxima fase, o terceiro *D* após a digitalização e a democratização, e é a mais abrangente. Apesar de qualquer impressão que você possa ter acerca do meu interesse em novas tecnologias, sempre foi um sonho meu galvanizar o elemento humano essencial da prática médica. Com esse terceiro *D* de aprendizado profundo (*deep learning*), teremos uma estrutura para nutrir as raízes da medicina: o vínculo humano-humano. Embora ainda não tenhamos alcançado a digitalização ou a democratização na medicina, elas estão progredindo lentamente, e acredito que não apenas as concluiremos, mas também traremos a IA para o coração da medicina. O ponto culminante desse processo é algo que chamo de "medicina profunda".

A medicina profunda requer três componentes profundos (Figura 1.5).

O primeiro é a capacidade de definir profundamente cada indivíduo (digitalizando a essência médica de um ser humano), usando todos os dados relevantes. Isso pode incluir todas as histórias médicas, sociais, comportamentais e familiares de uma pessoa, bem como sua biologia: anatomia, fisiologia e meio ambiente. Nossa biologia tem várias camadas: nosso genoma de DNA, nosso RNA, proteínas, metabólitos, imunoma, microbioma, epigenoma e muito mais. Na comunidade de pesquisa biomédica, o termo frequentemente usado é "fenotipagem profunda"; vimos um exemplo da

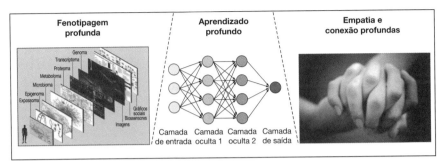

Figura 1.5 Os três componentes principais do modelo de medicina profunda. Fonte (painel esquerdo): Adaptada de E. Topol, "Individualized Medicine from Prewomb to Tomb," *Cell* (2014): 157(1), 241–253.

abordagem no caso do menino recém-nascido com *status epilepticus*. A fenotipagem profunda é ao mesmo tempo densa, abrangendo tantos tipos de dados quanto você possa imaginar, e longa, cobrindo o máximo possível de nossas vidas, porque muitas métricas de interesse são dinâmicas, mudando constantemente com o tempo. Há alguns anos, escrevi uma resenha na qual dizia que precisávamos de dados médicos que abrangessem "do pré-útero ao túmulo" (*"from prewomb to tomb"*).[3] Um ex-mentor me disse que eu deveria ter chamado o período de "da luxúria ao pó" (*"from lust to dust"*). Mas, com isso, você compreende a ideia de dados longos e profundos.

O segundo é o aprendizado profundo, que desempenhará uma grande parte do futuro da medicina. Isso não envolverá apenas o reconhecimento de padrões e o aprendizado de máquina que os médicos usarão para diagnóstico, mas também uma ampla variedade de aplicações, como treinadores médicos virtuais para orientar os consumidores a gerenciar melhor sua saúde ou condição médica. Também aumentará a eficiência no ambiente hospitalar, usando a visão mecânica para melhorar a segurança e a qualidade do paciente, reduzindo, em última análise, a necessidade de leitos hospitalares ao facilitar o monitoramento remoto em casa. Embora os resultados do aprendizado profundo em medicina possuam um potencial considerável e

18   Eric Topol

tenham se acelerado nos últimos anos, ainda estamos na fase inicial. Há quase 50 anos, William Schwartz publicou um artigo no *New England Journal of Medicine* intitulado *"Medicine and the Computer"*.[4] Ele especulou que, no futuro, computadores e médicos se envolveriam "em diálogos frequentes, o computador anotando continuamente a anamnese, os achados físicos, os dados laboratoriais e coisas do gênero, alertando o médico sobre os diagnósticos mais prováveis e sugerindo o curso de ação apropriado e mais seguro". O que temos a mostrar para essa projeção de 50 anos atrás? Surpreendentemente, não muito. Embora com certeza existam relatos sobre uma pesquisa no Google que ajuda a fazer diagnósticos difíceis, a simples pesquisa de sintomas certamente não foi validada como um meio preciso de diagnóstico. Em vez disso, muitas vezes, ela serve como base para induzir ansiedade e cibercondria.

Pode-se imaginar que a IA resgatará a medicina de tudo o que a aflige, incluindo imprecisões diagnósticas e ineficiências no fluxo de trabalho (em tarefas rotineiras, como sistemas de cobrança ou codificação), mas nada disso foi feito ainda. Trata-se de uma oportunidade extraordinária para empreendedores que trabalham com médicos, cientistas da computação e pesquisadores em outras disciplinas (como ciência comportamental e bioética) para ajudar a criar a integração correta entre IA e saúde.

O terceiro e mais importante componente é a empatia e a conexão profundas entre pacientes e médicos. Nas mais de quatro décadas desde que comecei a faculdade de medicina, observei a degradação constante do lado humano da medicina, descrita na Tabela 1.2. Durante esse período, a saúde se tornou não apenas um grande negócio, mas, no final de 2017, o maior. Ela agora é o maior empregador dos Estados Unidos, superando o varejo. De acordo com cada métrica, a quantidade de dinheiro gasta em saúde explodiu. Contudo, mesmo com tanto emprego no setor e todo o dinheiro gasto por pessoa, o tempo gasto entre médicos e pacientes tem diminuído constantemente, seja para consultas ambulatoriais ou visitas hospitalares. Os médicos

Tabela 1.2 Métricas selecionadas de assistência médica nos Estados Unidos que mudaram nos últimos 40 anos ou mais

Métrica	1975	Agora
Número de empregos na área de saúde	4 milhões	> 16 milhões (economia #1 dos EUA)
Gastos com saúde por pessoa	550 dólares/ano	> 11.000 dólares/ano
Tempo alocado para consultas	60 min para novas, 30 min no retorno	12 min para novas, 7 min no retorno
% do PIB em cuidados de saúde	< 8	18
Custo da taxa diária de hospedagem hospitalar (média)	~ 100 dólares	4.600 dólares
Diversos	Nenhum desses	Unidades de valor relativo, PEs, PBMs, "sistemas de saúde"

PBM, programa de benefício em medicamentos; PE, prontuário eletrônico; PIB, produto interno bruto.

estão muito ocupados. A taxa exorbitante de quase 5 mil dólares por 1 dia no hospital pode incluir apenas alguns minutos da visita do médico (pelos quais há outra taxa). Consumidos pelo atendimento ao paciente, os médicos permaneceram passivos, enquanto novas mudanças importantes ocorriam no setor de saúde, incluindo PEs, atendimento gerenciado, organizações de manutenção da saúde e unidades de valor relativo. Agora, a maior proporção de médicos e enfermeiros está sofrendo de esgotamento (*burnout*) e depressão devido à incapacidade de prestar cuidados reais aos pacientes, o que era a base para buscar uma carreira médica.

O que há de errado na área da saúde hoje é que ela está deixando de cuidar. Ou seja, enquanto médicos, em geral não conseguimos realmente cuidar o suficiente dos pacientes. E os pacientes não sentem que estão sendo cuidados. Como Francis Peabody escreveu em 1927, "O segredo do cuidado do paciente é realmente cuidar do paciente".[5] A maior oportunidade oferecida pela IA não é reduzir erros ou cargas de trabalho, nem mesmo curar o câncer: é a oportunidade de restaurar a conexão e a confiança preciosas e consagradas pelo tempo – o toque humano – entre pacientes e médicos. Além de mais tempo para nos unir, o que possibilitaria uma comunicação e uma compaixão muito mais profundas, também seríamos capazes de reorganizar a forma como selecionamos e treinamos médicos. Há décadas valorizamos médicos "brilhantes", mas o surgimento das máquinas aumentará as habilidades de diagnóstico e a base de conhecimento médico disponível para todos os médicos. Em algum momento, os médicos adotarão a IA e os algoritmos como parceiros de trabalho. Esse nivelamento do cenário do conhecimento médico acabará por levar a um novo prêmio: encontrar e treinar médicos que tenham o mais alto nível de inteligência emocional. Meu amigo e colega Abraham Verghese, a quem considero um dos grandes humanistas da medicina, enfatizou esses pontos críticos no prefácio do livro, o qual espero que você tenha lido com atenção. É isso que a medicina profunda oferece.

———

Para desenvolver a estrutura conceitual da medicina profunda, começarei explicando como a medicina é praticada na atualidade e por que precisamos desesperadamente de novas soluções para problemas como enganos em diagnósticos, erros, resultados insatisfatórios e custos excessivos. Isso, em parte, depende do fundamento básico de como um diagnóstico médico é feito hoje. Para entender o potencial de recompensa e risco da IA, exploraremos os precedentes da IA, as conquistas que vão desde jogos até carros autônomos. De igual importância, e talvez ainda maior, será a exploração das responsabilidades da IA, como o preconceito humano, o potencial de agravamento das desigualdades, sua natureza de caixa preta e as preocupações com violações de privacidade e segurança. A transferência de dezenas de milhões de dados pessoais de pessoas do Facebook para a Cambridge Analytica, que então usou a IA para alcançar indivíduos, ilustra um aspecto crítico do que poderia dar errado no contexto da saúde.

Então, estamos prontos para passar à nova medicina que integrará as ferramentas da IA. Avaliaremos como o reconhecimento de padrões por máquina afetará a prática de radiologistas, patologistas e dermatologistas – os "médicos com padrões". Mas a IA abrangerá todas as disciplinas da medicina, até mesmo os "médicos sem padrões" e cirurgiões. Um campo que precisa especialmente de novas abordagens é a saúde mental, com uma profunda incompatibilidade entre a enorme carga de doenças como a depressão e o número limitado de profissionais treinados para ajudar a manejá-la ou preveni-la. A IA provavelmente comprovará seu papel fundamental na saúde mental daqui para frente.

Mas a IA, e especificamente o aprendizado profundo, não afetará apenas a prática da medicina. De forma complementar, ela também transformará a ciência biomédica. Por exemplo, facilitará a descoberta de novos medicamentos. Também extrairá informações de conjuntos de dados complexos, como milhões de sequências completas do genoma, as complexidades do cérebro humano ou o *streaming* integrado de análises em tempo real de vários dados de saída de biossensores. Esses esforços estão relacionados ao cuidado dos pacientes, mas catalisar avanços na ciência básica e no desenvolvimento de medicamentos acabará por ter um grande efeito na medicina.

A IA também pode revolucionar outros aspectos de nossas vidas que, em um sentido ou outro, estão acima da clínica. Um grande problema é a forma como comemos. Uma das conquistas inesperadas e práticas do aprendizado de máquina até o momento foi fornecer uma base científica potencial para dietas individualizadas. É possível que esse seja um avanço empolgante: a ideia de saber quais alimentos específicos são melhores para cada pessoa. Agora é possível prever em pessoas saudáveis, sem diabetes, quais alimentos específicos aumentarão seu nível de açúcar no sangue. Esses avanços superam em muito quaisquer benefícios oriundos da adoção de uma dieta por todas as pessoas, como as pirâmides alimentares clássicas ou dietas da moda como Atkins ou South Beach, as quais carecem de uma base sólida de evidências. Analisaremos esse fascinante conjunto de dados e poderemos prever para onde a nutrição inteligente pode ir no futuro. Muitos desses avanços obtidos em casa se unirão em um "treinador médico virtual". Ele provavelmente será mediado por voz, como Siri, Alexa e Google Home, mas é improvável que permaneça em um cilindro ou como um rabisco na tela. Suspeito que eles estejam mais propensos a vir na forma de um avatar humano virtual ou holograma (mas simplesmente por mensagem de texto ou *e-mail*, se essa for a preferência). O treinador médico virtual é o aprendizado profundo de todos os dados de uma pessoa, coletados de maneira imperceptível, atualizados continuamente, integrados a todo o conhecimento biomédico e fornecendo *feedback* e treinamento. No início, esses sistemas serão específicos para doenças, por exemplo, para diabetes ou hipertensão, mas acabarão oferecendo uma ampla plataforma de saúde ao consumidor para ajudar a prevenir ou manejar melhor as doenças.

Todo esse potencial, no entanto, pode ser prejudicado pelo uso indevido de seus dados. Isso envolve não apenas os crimes que vimos até agora, como roubo cibernético, extorsão (hospitais tendo seus dados retidos em troca de resgate) e invasão, mas também a venda e o uso nefastos e em grande escala de seus dados. O novo, preocupante e inaceitável problema pode ser o fato de as seguradoras ou os empregadores virem a se apoderar de todos os seus dados – e do que foi aprendido profundamente sobre você – para tomar decisões vitais em relação à sua cobertura de saúde, mensalidades ou seu emprego. Evitar esses cenários terríveis exigirá um esforço deliberado e intenso.

Este livro trata de encontrar o equilíbrio certo entre pacientes, médicos e máquinas. Se pudermos fazer isso – se pudermos explorar os pontos fortes exclusivos das máquinas para promover um vínculo melhor entre os humanos –, teremos encontrado um remédio vital para o que aflige profundamente nossa medicina atual.

Espero convencê-lo de que a medicina profunda é possível e altamente desejável. Combinar o poder de humanos e máquinas – inteligência humana e artificial – levaria a medicina a um nível sem precedentes. Há muitos obstáculos, como veremos. O caminho não será fácil, e o fim ainda está longe. Mas com os cuidados corretos, a medicina pode chegar lá. O aumento da eficiência e do fluxo de trabalho pode ser usado para pressionar ainda mais os médicos, ou a dádiva do tempo pode ser devolvida aos pacientes – usar o futuro para trazer de volta o passado. O último objetivo exigirá ativismo humano, especialmente entre médicos, para defender o melhor interesse dos pacientes. Como os estudantes adolescentes de Parkland que se manifestam contra a violência armada, os profissionais médicos precisam estar preparados para lutar contra alguns interesses poderosos, para não desperdiçar essa oportunidade de defender a primazia do atendimento ao paciente, como aconteceu com muita frequência no passado. A era das máquinas deve ser acompanhada por uma maior humanidade – com mais tempo juntos, compaixão e ternura – para tornar real o "cuidado" na área da saúde. Para restaurar e promover o cuidado. Ponto final.

Vamos começar.

CAPÍTULO 2

MEDICINA SUPERFICIAL

Imagine se um médico pudesse obter todas as informações de
que precisa sobre um paciente em 2 minutos e depois passar os
próximos 13 minutos de uma consulta de 15 minutos conversando
com o paciente, em vez de gastar 13 minutos procurando
informações e 2 minutos conversando com o paciente.

—Lynda Chin

"Ele me disse que eu precisava de um procedimento para tapar um buraco no meu coração", disse meu paciente, a quem chamarei de Robert, logo no início da nossa primeira consulta. Robert, um gerente comercial de 56 anos, era saudável até alguns anos atrás, quando teve um infarto. Felizmente, ele recebeu tratamento oportuno com um *stent* e seu coração não sofreu maiores danos. Desde aquela época, ele melhorou significativamente seu estilo de vida, perdendo mais de 12 quilos e mantendo o peso com exercícios regulares feitos rigorosamente.

Então, ele ficou arrasado quando certa tarde, do nada, começou a ter problemas para enxergar e sentiu uma dormência no rosto. Durante uma avaliação na emergência de um hospital próximo, os sintomas persistiram enquanto ele fazia uma tomografia computadorizada de crânio urgente, alguns exames de sangue, uma radiografia de tórax e um eletrocardiograma. Ao longo do dia, sem nenhum tratamento, sua visão gradualmente voltou ao normal e a dormência desapareceu. Os médicos lhe disseram que ele havia sofrido "apenas" um miniderrame, ou ataque isquêmico transitório, e que deveria continuar tomando aspirina todos os dias, como fazia desde o infarto. A falta de qualquer mudança na estratégia ou na nova medicação fez com que ele se sentisse vulnerável a outro evento. Ele marcou uma consulta com um neurologista algumas semanas depois. Robert pensou que talvez, dessa forma, ele resolvesse o problema.

O neurologista fez alguns exames adicionais, incluindo uma ressonância magnética do cérebro e uma avaliação ultrassonográfica das artérias carótidas do pescoço, mas não encontrou nada que explicasse o derrame transitório. Ele encaminhou Robert para um cardiologista. O cardiologista fez um ecocardiograma que mostrou um forame oval patente (FOP). Trata-se de um pequeno orifício na parede que separa os dois átrios do coração, as câmaras coletoras. Presente em todos os fetos (porque impede que o sangue flua para os pulmões antes de precisarmos respirar), ele normalmente fecha quando respiramos pela primeira vez; no entanto, permanece aberto em cerca de 15 a 20% dos adultos. "A-ha!", o cardiologista exclamou para Robert. "Esta ecocardiografia definiu o diagnóstico." O cardiologista achou que um coágulo de sangue devia ter se movido pelas câmaras cardíacas e subido até seu cérebro, onde causou o miniderrame. Para evitar futuros derrames, disse ele, Robert precisava fazer um procedimento para tapar esse orifício. Isso foi agendado para 10 dias depois.

Bem, Robert não tinha tanta certeza sobre essa explicação ou sobre a necessidade do procedimento. Ele falou com um amigo em comum e logo veio me ver em busca de uma segunda opinião. Fiquei alarmado. A anatomia do FOP de Robert era muito comum para ser a causa definitiva do derrame com base em uma avaliação tão mínima. Antes de atribuir a causa do derrame ao orifício, um médico precisa excluir todos os outros diagnósticos. Muitas pessoas têm esses orifícios no coração e derrames, e essas coisas nem sempre estão relacionadas. Se estivessem, muito mais de 1 em cada 5 de nós com FOPs estaria tendo derrames. Além disso, vários ensaios randomizados testaram a eficácia do tratamento para derrames criptogênicos, assim chamados porque não têm causa conhecida. Embora esses ensaios tenham mostrado uma redução consistente no número de eventos subsequentes de acidentes vasculares cerebrais (AVCs), o implante e o procedimento levaram a complicações suficientes para que o benefício líquido fosse marginal. E, para Robert, isso era ainda mais questionável, pois ele não havia tido um derrame completo, e sua avaliação ainda não era extensa o suficiente para nos forçar a recorrer ao diagnóstico criptogênico padrão.

Juntos, ele e eu desenvolvemos um plano para "caçar" outras possíveis causas de miniderrames. Uma causa muito comum é um distúrbio do ritmo cardíaco conhecido como fibrilação atrial. Para investigar essa possibilidade, encomendei um adesivo discreto semelhante a um *band-aid* chamado Zio (feito pela iRhythm) para Robert usar no peito por 10 a 14 dias. Um *chip* no adesivo captura um eletrocardiograma de cada batimento cardíaco durante o período em que é usado. Robert usou o dele por 12 dias. Algumas semanas depois, recebi os resultados. Com certeza, Robert teve vários surtos de fibrilação atrial, de outra forma assintomáticos, durante esse período. Ele não teve nenhum outro sintoma porque a frequência cardíaca nunca chegou a ficar muito rápida e alguns dos episódios ocorreram enquanto ele dormia. A fibrilação atrial era uma causa muito mais provável do miniderrame do que o orifício em seu coração. Com sorte, poderíamos usar um anticoagulante para evitar eventos futuros, e não havia necessidade de tapar o "buraco". Sim, havia um pequeno risco de complicações hemorrágicas decorrentes do novo medicamento, mas a proteção contra um futuro derrame garantia essa compensação. Robert ficou aliviado quando discutimos o diagnóstico, o tratamento e o prognóstico.

Eu não trouxe o caso de Robert apenas porque conseguimos definir o provável diagnóstico. Embora sua história tenha um final feliz, ela também representa tudo que está errado com a medicina atual. Sua experiência, desde o pronto-socorro até a primeira consulta a um cardiologista, é o que chamo de medicina superficial. Em vez de uma conexão emocional entre pacientes e médicos, temos um colapso emocional, com pacientes decepcionados e em grande parte desconectados de médicos esgotados e deprimidos. Ao mesmo tempo, há um problema sistêmico com diagnósticos errôneos e excessivos, que podem resultar em significativo desperdício econômico e danos humanos. De fato, as deficiências na relação médico-paciente e os erros na prática médica são interdependentes: o contato superficial com os pacientes promove diagnósticos incorretos e a solicitação automática de exames ou tratamentos desnecessários ou infundados.

Diagnósticos errados nos Estados Unidos são desconcertantemente comuns. Uma revisão de três estudos muito grandes concluiu que há cerca de 12 milhões de diagnósticos errados significativos por ano.[1] Esses erros resultam de vários fatores, incluindo falha em solicitar o teste correto, interpretação errada de um teste que foi realizado, não estabelecimento do diagnóstico diferencial adequado e não percepção de um achado anormal. No caso de Robert, havia claramente uma combinação de erros: um diagnóstico diferencial incompleto (possível fibrilação atrial), uma falha em solicitar o teste correto (monitoramento do ritmo cardíaco) e uma interpretação errônea do ecocardiograma (atribuindo a condição causal ao FOP). Um golpe triplo.

Mas a situação nos Estados Unidos é pior do que isso, porque diagnósticos errados levam a tratamentos inadequados; Robert, por exemplo, seria submetido a um implante permanente para tapar o orifício em seu coração. Nos últimos anos, muito foi escrito sobre esses procedimentos médicos desnecessários. Surpreendentemente, até um terço das cirurgias realizadas são desnecessárias.

Duas grandes iniciativas surgiram para tentar resolver esse problema. A primeira, chamada Choosing Wisely, começou em 2012. A American Board of Internal Medicine Foundation (ABIMF) trabalhou com nove organizações médicas profissionais para publicar uma lista, intitulada "Cinco coisas que médicos e pacientes devem questionar", entre os cinco exames e procedimentos mais usados ou desnecessários.[2] Embora inicialmente as várias organizações médicas tivessem relutado em participar, a campanha ganhou impulso nos dois anos seguintes. Por fim, mais de 50 sociedades médicas se uniram, identificando centenas de procedimentos e testes que eram de baixo valor para os pacientes, tendo em vista os custos ou riscos decorrentes. De longe, os exames mais citados foram os de imagem médica para condições bastante inócuas, como dor lombar ou dor de cabeça. Para ajudar a esclarecer esse ponto, para cada 100 beneficiários do Medicare com 65 anos ou mais, a cada ano há mais de 50 tomografias computadorizadas, 50 ultrassonografias, 15 ressonâncias magnéticas e 10 exames de PET. Estima-se que 30 a 50% dos 80 milhões de exames de tomografia computadorizada nos Estados Unidos sejam desnecessários.[3]

Embora tenha sido um golpe fazer com que as sociedades médicas confessassem seus cinco – e muitas vezes 10 – principais procedimentos mal utilizados, no final das contas havia pouco a mostrar sobre o esforço. A avaliação subsequente de uma amostra nacional revelou que os sete principais procedimentos de baixo valor ainda estavam sendo usados regular e desnecessariamente. Dois fatores principais parecem explicar essa falha. O primeiro motivo, chamado de ilusão terapêutica pelo Dr. David Casarett, da Universidade da Pensilvânia, foi o fato estabelecido de que, em geral, médicos individuais superestimam os benefícios do que eles mesmos fazem.[4] Os médicos normalmente sucumbem ao viés de confirmação – tendo em vista que já acreditam que os procedimentos e testes solicitados terão o benefício desejado, continuam acreditando nisso após a realização dos procedimentos, mesmo quando não há evidências objetivas a serem encontradas. O segundo motivo foi a falta de qualquer mecanismo para afetar a mudança no comportamento dos médicos. Embora a Choosing Wisely tenha feito parceria com a *Consumer Reports* para divulgar as listas impressas e *online*, havia pouca conscientização pública sobre a longa lista de recomendações e, portanto, não havia uma demanda popular, orientada pelos pacientes, por testes melhores e mais inteligentes. Além disso, a ABIMF não tinha como rastrear quais médicos solicitavam quais procedimentos e por quê, de modo que não havia como recompensar os médicos por solicitarem menos procedimentos desnecessários, nem penalizar os médicos pelo fato de realizarem mais.

Em 2017, a RightCare Alliance, um projeto internacional organizado pelo Instituto Lown em Boston, fez uma segunda tentativa de reforma. Publicou uma série de artigos importantes no *Lancet* que quantificaram procedimentos desnecessários em vários países.[5] Os Estados Unidos foram os piores infratores, com até 60%. Novamente, exames de imagem para condições como dores nas costas estavam no topo da lista. A RightCare também examinou alguns procedimentos que eram apropriados, mas subutilizados, embora esse problema seja comparativamente insignificante. Assim como a Choosing Wisely pretendia moldar o comportamento do médico, a RightCare Alliance esperava que seus extensos dados fossem incorporados à prática médica futura. Não há dados que sugiram que isso tenha acontecido.

Então, isso nos deixa presos onde estamos: os médicos regularmente deixam de escolher com sabedoria ou fornecer o cuidado certo aos pacientes. David Epstein, da ProPublica, escreveu um ensaio magistral em 2017, "Quando as evidências dizem não, mas os médicos dizem sim", sobre o assunto.[6] Um exemplo usado no artigo foi o implante de *stent* nas artérias para certos pacientes com doenças cardíacas: "Os *stents* para pacientes estáveis evitam zero infartos e prolongam a vida dos pacientes em um total de nenhum dia a mais". A conclusão de Epstein sobre o implante de *stent* e muitas outras cirurgias é a seguinte: "Os resultados desses estudos não provam que a cirurgia é inútil, mas sim que ela é realizada em um grande número de pessoas que provavelmente não obterão nenhum benefício". Parte do problema é o tratamento que contraria as evidências, mas outra parte do problema são as evidências usadas para tomar as decisões de tratamento. Na medicina, costumamos confiar em mudanças na frequência dos chamados desfechos substitutos, e não na frequência dos desfechos que realmente importam. O mesmo ocorre com as doenças cardíacas: podemos tratá-las com base nas mudanças na pressão arterial, porque não temos evidências sobre se o tratamento de fato altera a frequência de infartos, AVCs ou mortes. Ou podemos medir o tratamento do diabetes monitorando as mudanças na hemoglobina glicosilada (A1c) em vez da expectativa de vida e das medidas de qualidade de vida amplamente aceitas. Embora os sintomas substitutos possam parecer alternativas razoáveis para os objetivos gerais, muito poucos deles resistiram ao escrutínio. No entanto, a evidência frágil que levou os médicos a monitorarem os substitutos desde o início gerou o uso excessivo de testes, procedimentos e medicamentos.

A evidência superficial, obtida por meio de exame inadequado de um paciente individual como Robert, ou do corpo da literatura médica, leva a uma prática médica superficial, com muitos diagnósticos errados e procedimentos desnecessários. Isso não é um problema menor. Em 2017, a American Heart Association e o American College of Cardiology mudaram a definição de hipertensão, por exemplo, o que levou ao diagnóstico de mais de 30 milhões de americanos com hipertensão, apesar da falta de evidências sólidas para apoiar essa diretriz.[7] Esse foi um diagnóstico incorreto em uma escala epidêmica.

No entanto, mesmo sem esses ditames centrais, a forma como a prática médica funciona em um nível individual é uma configuração perfeita para diagnósticos errados. A duração média de uma consulta nos Estados Unidos para um paciente já conhecido é de 7 minutos; para um novo paciente, 12 minutos. Essa absurda falta de tempo não se limita aos Estados Unidos. Quando visitei o Centro Médico Samsung na Coreia do Sul há alguns anos, meus anfitriões me disseram que as consultas médicas duravam em média apenas 2 minutos. É de se admirar que existam tantos diagnósticos errados? Tanto os pacientes quanto os médicos acreditam que os médicos estão com pressa. Recentemente, por exemplo, o centro médico da Universidade do Alabama, em Birmingham, perguntou aos pacientes quais são as duas palavras que melhor descrevem seus médicos.[8] A resposta, representada como uma nuvem de palavras na Figura 2.1, é reveladora.

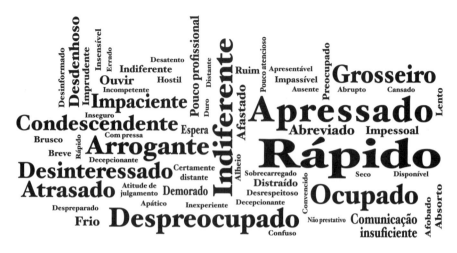

Figura 2.1 Nuvem de palavras descrevendo médicos. Fonte: Adaptada de B. Singletary et al., "Patient Perceptions About Their Physician in 2 Words: The Good, the Bad, and the Ugly," *JAMA Surg* (2017): 152(12), 1169–1170.

Não se trata apenas da duração de uma consulta. Por causa dos prontuários eletrônicos (PEs), o contato visual entre o paciente e o médico é limitado. Russell Phillips, médico de Harvard, disse: "O prontuário eletrônico transformou os médicos em técnicos de entrada de dados".[9] Prestar atenção ao teclado, e não ao paciente, é considerado o principal motivo das altas taxas de depressão e esgotamento da profissão médica. Quase metade dos médicos que atuam nos Estados Unidos hoje tem sintomas de esgotamento, e há centenas de suicídios por ano.[10] Em uma análise recente de 47 estudos envolvendo 42 mil médicos, o esgotamento foi associado a uma duplicação do risco de incidentes de segurança envolvendo o paciente, o que configura um círculo vicioso de mais esgotamento e depressão.[11] Abraham Verghese enfatizou, no prefácio do livro, o papel do "intruso" e seu impacto na saúde mental dos médicos e as possíveis consequências no cuidado ao paciente.

O uso de PEs acarreta outros problemas. As informações que eles contêm em geral são extremamente incompletas e imprecisas. Os registros eletrônicos são muito difíceis de usar, e a maior parte – uma média de 80% – de cada anotação é simplesmente copiada e colada de uma anterior.[12] É muito provável que quaisquer erros cometidos em uma consulta sejam propagados para a próxima. E obter registros de outros médicos e sistemas de saúde é muito difícil, em parte devido a problemas de propriedade: as empresas de *software* usam formatos de arquivo que não funcionam nos *softwares* dos concorrentes, e os sistemas de saúde aproveitam os formatos de arquivo proprietários para ajudar a prender os pacientes. Saurabh Jha, um radiologista amigo meu, conseguiu sintetizar isso muito bem no Twitter: "Seu cartão do caixa eletrônico funciona na Mongólia Exterior, mas seu prontuário eletrônico não pode ser usado no hospital do outro lado da rua".[13]

A incompletude dos registros é acentuada pelo caráter pontual da medicina. Por "pontual", não estou me referindo apenas à brevidade ou raridade da interação médica. Não tivemos acesso aos pacientes no mundo real, no trânsito, no trabalho, enquanto dormem. Os dados a que os médicos têm acesso são provenientes do ambiente artificial de um consultório médico, restringido pelos limites temporais da própria consulta. Conseguir que um paciente use um adesivo como eu fiz com Robert é algo extremamente raro. Na maioria das vezes, não temos a menor ideia do que as métricas médicas da vida real de qualquer indivíduo – como pressão arterial, frequência e ritmo cardíacos ou nível de ansiedade e humor – de fato são. Na verdade, mesmo que soubéssemos disso para quem quer que seja, não teríamos meios de fazer comparações úteis, pois ainda nem sabemos o que é normal para a população como um todo em um contexto do mundo real.

Isso é agravado pelos meios de comunicação ultrapassados que os médicos usam – ou não – para se comunicar com os pacientes fora da clínica. Fora da medicina, as pessoas aprenderam a manter um relacionamento próximo com a família e os amigos por meio de *e-mails*, mensagens de texto e bate-papos por vídeo, mesmo quando estão em partes remotas do mundo. Porém, mais de dois terços dos médicos ainda não utilizam a comunicação digital para ampliar seu relacionamento com os pacientes. A falta de vontade

34   Eric Topol

de enviar *e-mails* ou mensagens de texto foi atribuída à falta de tempo, preocupações médico-legais e falta de reembolso, mas eu vejo isso como outro exemplo da fraca conexão dos médicos com seus pacientes.

É aqui que estamos hoje: os pacientes existem em um mundo de dados insuficientes, tempo insuficiente, contexto insuficiente e presença insuficiente. Ou, como eu disse, um mundo de medicina superficial.

———

As consequências da medicina superficial são desperdício e danos. Vamos dar o exemplo do rastreamento médico hoje. Nos Estados Unidos, a mamografia é recomendada anualmente para mulheres na faixa dos 50 anos. O custo total apenas do rastreamento é de mais de 10 bilhões de dólares por ano. Pior ainda, se considerarmos que das 10 mil mulheres na casa dos 50 que fazem mamografia a cada ano durante 10 anos, apenas 5 (0,05%) evitam a morte por câncer de mama, enquanto mais de 6 mil (60%) terão pelo menos um resultado falso-positivo.[14] Esse último pode resultar em danos e despesas subsequentes a vários procedimentos desnecessários, incluindo biópsias, cirurgia, radiação ou quimioterapia; no mínimo, resulta em medo e ansiedade consideráveis.

Em notável paralelismo com a mamografia, está o uso do rastreamento do antígeno prostático específico (PSA) para câncer de próstata em homens. Apesar da recomendação de 2013 da American Urological Association contra o uso rotineiro do exame de PSA, ele ainda é amplamente realizado. A cada ano, cerca de 30 milhões de homens americanos são examinados, 6 milhões têm um PSA elevado e 1 milhão faz biópsias de próstata. Cerca de 180 mil, ou 18%, recebem um diagnóstico de câncer de próstata, mas um número igual de homens tem câncer de próstata que a biópsia ignorou.[15] Soma-se a essa questão o fato bem estabelecido, mas frequentemente ignorado, de que a maioria dos cânceres de próstata é indolente e nunca ameaçará a vida do paciente. Vários estudos validaram marcadores genômicos do tumor que indicam agressividade e maior propensão à disseminação, mas essas informações ainda não foram incorporadas à prática clínica.[16] No geral, o resultado é que haverá uma morte por câncer de próstata evitada a cada mil homens examinados.[17] Se você for excessivamente otimista, poderá concluir que esse benefício é duas vezes maior do que o da mamografia (0,5 por 1.000)! Outra forma de analisar os dados é esta: um homem tem 120 a 240 vezes mais chances de ser diagnosticado erroneamente devido a um PSA anormal e 40 a 80 vezes mais chances de fazer radioterapia ou cirurgia desnecessárias do que de ter sua vida salva.

O rastreamento do câncer exemplifica quase todos os problemas da medicina superficial. Em 1999, a Coreia do Sul iniciou um programa nacional de rastreamento para muitos tipos de câncer. O programa era gratuito ou envolvia um copagamento nominal para pessoas com renda acima da média, o que resultou em um grande número de participantes. Um dos testes era uma ultrassonografia da tireoide. Em pouco mais de uma década, a taxa de diagnóstico de câncer de tireoide aumentou 15 vezes, o que fez dele a forma mais frequente de câncer na Coreia do Sul, com mais de 40 mil pessoas portadoras do diagnóstico. Isso pode parecer uma vitória, mas foi um diagnóstico sem sentido; não houve mudança nos resultados, incluindo qualquer diferença na mortalidade relacionada ao câncer de tireoide na Coreia do Sul, apesar da detecção generalizada.[18]

Essa história de rastreamento do câncer de tireoide foi replicada nos Estados Unidos. Há uma década, viam-se anúncios dizendo "dê uma olhada em seu pescoço" ("*check your neck*") com o seguinte texto: "O câncer de tireoide não se importa se você é saudável. Isso pode acontecer com qualquer pessoa, incluindo você. É por isso que este é o câncer que mais cresce nos Estados Unidos".[19] Essa acabou sendo uma profecia autorrealizável, levando a um grande aumento na incidência, conforme visto na Figura 2.2. Mais de 80% das pessoas diagnosticadas foram submetidas à remoção da glândula tireoide e tiveram que tomar medicamentos para substituir os hormônios que a tireoide normalmente produziria; quase metade foi submetida a radioterapia cervical.

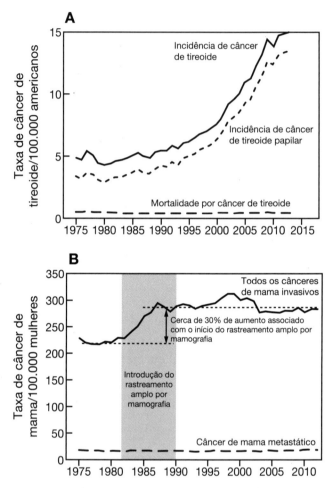

Figura 2.2 Como a triagem em massa leva a diagnósticos sem alteração nos desfechos clínicos. Fontes: Painel A adaptado de H. Welch, "Cancer Screening, Overdiagnosis, and Regulatory Capture," *JAMA Intern Med* (2017): 177(7), 915–916. Painel B adaptado de H. Welch et al., "Breast-Cancer Tumor Size, Overdiagnosis, and Mammography Screening Effectiveness," *N Engl J Med* (2016): 375(15), 1438–1447.

Como foi visto na Coreia do Sul, não havia sinais de que esse diagnóstico e tratamento agressivo tivessem algum impacto nos desfechos clínicos. Além disso, havia o perigo da radioterapia desnecessária em si.

Paralelamente ao câncer de tireoide, pesquisadores de Dartmouth mostraram um padrão muito semelhante com o sobrediagnóstico do câncer de mama (Figura 2.2).[20] No mesmo período de 1975 a 2010, o novo uso rotineiro da mamografia levou a um aumento de 30% no diagnóstico de câncer de mama, mas nesse mesmo período não houve sinais de redução da incidência de doença metastática. Para o câncer, não é o tumor em si, mas quase invariavelmente a metástase que mata – hoje sabemos que a metástase pode ocorrer bem cedo na progressão do câncer. O mantra de que o diagnóstico precoce do câncer mudaria a história natural e evitaria resultados ruins foi desafiado.

Por muito tempo, aprendemos na faculdade de medicina que o câncer leva de muitos anos a décadas para se formar, por meio de um lento processo de duplicação das populações de células do tumor que culmina em uma massa, seguido por outra longa fase antes de se tornar invasivo e se espalhar para outras partes do corpo. Esse dogma foi seriamente desafiado por estudos recentes que mostram que um tumor pode se espalhar em alguns pacientes em uma fase muito inicial de seu desenvolvimento.[21] Essa verdade inconveniente enfraquece um princípio fundamental do rastreamento, de que o diagnóstico precoce do câncer melhorará os resultados. Além disso, expõe os problemas de nossa capacidade preditiva em medicina para uma das principais causas de morte e invalidez.

Muitos desses problemas poderiam ser evitados – e os testes e procedimentos poderiam ser feitos de forma muito mais inteligente – se os médicos de fato dedicassem algum tempo para identificar se um paciente corria algum risco da doença que eles estavam tentando evitar. Uma ferramenta importante que tem amplo conhecimento na medicina, mas que é regularmente ignorada, é o teorema de Bayes, que descreve como o conhecimento sobre as condições que cercam um possível evento afeta a probabilidade de que ele aconteça. Portanto, embora saibamos que cerca de 12% das mulheres desenvolverão câncer de mama durante a vida, isso não significa que toda mulher tenha 12% de chance de desenvolver câncer de mama. Por exemplo, sabemos que pessoas com certas mutações no gene *BRCA* têm um risco muito alto, junto com aquelas que têm uma alta pontuação de risco genético. O rastreamento de todas as mulheres sem levar em conta, por exemplo, uma história familiar detalhada (outra consequência da falta de tempo com os pacientes) ou o rastreamento de variantes genéticas específicas que se sabe estarem relacionadas ao câncer de mama é um esquema infalível para gerar falso-positivos. Pela mesma razão, exames corporais totais ou de ressonância magnética em pessoas saudáveis produzem um número alarmante de achados incidentais ou, como Isaac Kohane os apelidou, de "incidentalomas".[22] Da mesma forma, testes ergométricos de estresse em pessoas saudáveis sem sintomas levam a uma alta taxa de resultados anormais e provocam angiografias desnecessárias. Muitas instituições nos Estados Unidos se dedicam aos medos dos ricos saudáveis (e deles se aproveitam) com o mantra de que o diagnóstico precoce de uma doença pode salvar vidas. Muitas clínicas de prestígio fazem exames para executivos de empresas, em geral envolvendo uma grande bateria de exames desnecessários, com custos que variam de 3 mil a 10 mil dólares. A chance de um falso-positivo é multiplicada pelo número de testes desnecessários e infundados. Ironicamente, a investigação subsequente que pode ser necessária para um achado incidental falso-positivo pode até mesmo colocar a vida do paciente em risco. Welch e colegas, por exemplo, documentaram que o risco não intencional de uma tomografia computadorizada abdominal, que é feita em 40% dos beneficiários do Medicare nos primeiros 5 anos em que estão inscritos, é uma chance maior de serem diagnosticados com câncer renal e serem submetidos a uma cirurgia para remover o rim. Isso pode parecer absurdo, mas 4% desses pacientes morrem dentro de 90 dias após a cirurgia. Além disso, não há melhora na sobrevida geral ao câncer naqueles que sobrevivem à cirurgia.[23]

Nenhum teste deve ser feito de forma indiscriminada ou à toa; pelo contrário, saber se sua realização é adequada depende de o paciente apresentar algum risco e predisposição.

Nos Estados Unidos, estamos atualmente gastando mais de 3,5 trilhões de dólares por ano em saúde. Conforme visto na Tabela 2.1, para 2015, o item número 1 são os hospitais, representando quase um terço dos custos.[24] A proporção atribuível aos médicos permaneceu relativamente constante ao longo de muitas décadas, com cerca de um quinto dos custos. Os medicamentos prescritos seguem em um curso desenfreado, representando mais de 320 bilhões de dólares em 2015 e com projeção de atingir mais de 600 bilhões de dólares em 2021.[25] Novos medicamentos especiais para câncer e doenças raras são lançados rotineiramente com preços que começam em 100 mil dólares por tratamento ou ano e variam até quase 1 milhão de dólares por ano.

Parte desse crescimento é alimentada pela crença compartilhada entre pacientes e médicos de que os medicamentos, e em particular os muito caros, terão uma eficácia notável. Quando os médicos prescrevem qualquer medicamento, eles têm um viés cognitivo de que ele funcionará. Os pacientes também acreditam que o medicamento funcionará. A partir de um enorme

Tabela 2.1 Gastos com saúde nos Estados Unidos em 2015

Categoria	Dólares gastos
Assistência hospitalar	1 trilhão
Médicos e serviços clínicos	635 bilhões
Medicamentos prescritos	325 bilhões
Seguro de saúde de próximo custo	210 bilhões
Casa de repouso e cuidados continuados	157 bilhões
Serviços odontológicos	118 bilhões
Estruturas e equipamentos	108 bilhões
Saúde domiciliar	89 bilhões
Outros serviços profissionais	88 bilhões
Atividades governamentais e de saúde pública	81 bilhões
Outros produtos médicos duráveis	59 bilhões
Pesquisa	47 bilhões
Administração governamental	43 bilhões

conjunto de ensaios clínicos randomizados, os pacientes designados para o braço placebo têm consistentemente mais efeito de tratamento do que o esperado, uma vez que estão tomando uma substância inerte.

Há alguns anos, Nicholas Schork, ex-membro do corpo docente da Scripps Research, e eu reunimos a capacidade de resposta – a resposta clínica pretendida – dos 10 primeiros medicamentos em vendas brutas.[26] Conforme visto na Figura 2.3, a proporção de pessoas que não respondem a esses medicamentos está muito além da percepção comum. Tomando como

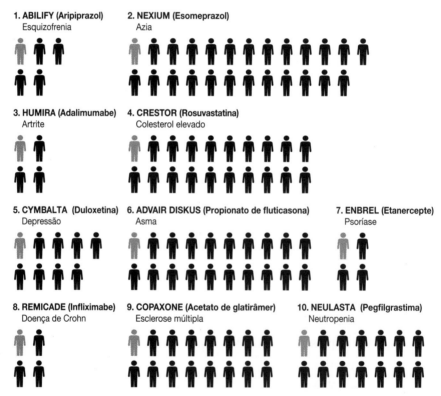

Figura 2.3 Esquema mostrando o número de pessoas com resposta clínica aos 10 primeiros medicamentos em vendas brutas no ano de 2014. As pessoas esquematizadas em cinza representam aquelas que respondem clinicamente; aquelas em preto são as que não respondem. Fonte: Adaptada de N. Schork, "Personalized Medicine: Time for One-Person Trials," *Nature* (2015): 520(7549), 609–611.

exemplo o aripiprazol, apenas 1 em cada 5 pacientes está realmente obtendo benefícios clínicos com o medicamento. No geral, 75% dos pacientes que recebem esses medicamentos principais não têm o benefício desejado ou esperado. Com vários desses medicamentos tendo vendas de mais de 10 bilhões de dólares por ano (como adalimumabe, etanercepte, infliximabe), você pode rapidamente ter uma ideia da magnitude do desperdício incorrido.

Esses dados não demonstram simplesmente que os medicamentos não funcionam ou são algum tipo de fraude especulativa. Em vez disso, na maioria dos casos, esses medicamentos não funcionam porque os médicos não aprimoraram a capacidade de prever que tipo de pessoa responderá a um tratamento nem adquiriram conhecimento adequado sobre um indivíduo para saber se o paciente está entre as pessoas que responderão positivamente a um tratamento. Isso aumenta o *continuum*, do diagnóstico ao tratamento não inteligente, de erros médicos generalizados, intervenções desnecessárias e problemas de uso excessivo que assolam a prática clínica atual.

Com todos os exames e tratamentos desnecessários, diagnósticos errados e descobertas incidentais que são analisadas (e podem causar danos), podemos observar talvez as três medidas mais importantes da eficácia de um sistema de saúde: longevidade, mortalidade infantil e mortalidade materna. Todas elas parecem ruins nos Estados Unidos e nitidamente piores do que nos outros 18 países membros da Organização para Cooperação e Desenvolvimento Econômico (OCDE) e fora desse grupo de países (Figuras 2.4 e 2.5). Com certeza há outras explicações para esses valores discrepantes, como as impressionantes desigualdades socioeconômicas nos Estados Unidos, que continuam aumentando. Por exemplo, isso parece ser um fator altamente significativo para a *alarmante* e *desproporcional* taxa de mortalidade materna entre mulheres negras.[27] Não estou sugerindo que os outros países estejam praticando uma medicina profunda. Na verdade, minha opinião é que nós, nos Estados Unidos, exageramos na medicina superficial. A evidência de sobreutilização, que não é o caso de indivíduos de baixo nível

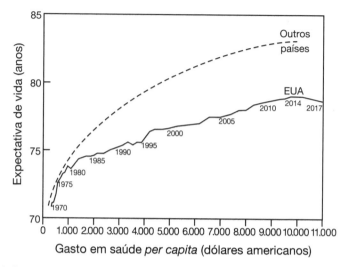

Figura 2.4 A expectativa de vida para 24 países em comparação com os Estados Unidos, comparada aos gastos com saúde por pessoa, de 1970 a 2017. Fonte: Adaptada de M. Roser, "Link Between Health Spending and Life Expectancy: US Is an Outlier," *Our World in Data* (2017): https://ourworldindata.org/the-link-between-life-expectancy-and-health-spending-us-focus.

socioeconômico (que têm problemas com o acesso básico), é bastante convincente e contributiva. O fato de nossa expectativa de vida estar diminuindo, ao mesmo tempo em que nossos gastos com saúde estão aumentando, é profundamente preocupante.

Por muitos anos, economistas da área da saúde têm falado em "mudar a curva", ou seja, reduzir custos para alcançar resultados iguais ou melhores. Porém, com o declínio da longevidade nos últimos anos nos Estados Unidos, junto com o contínuo aumento acentuado dos gastos, estamos de fato mudando a curva, mas na direção errada!

Espero ter conseguido convencê-lo de que a medicina superficial que praticamos hoje está resultando em desperdício extraordinário, desfechos abaixo do ideal e danos desnecessários. A medicina superficial não é uma

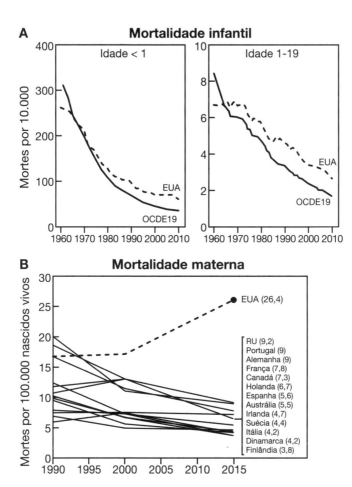

Figura 2.5 Relatórios que mostram o *status* atípico dos Estados Unidos em relação aos principais resultados de (A) mortalidade infantil e (B) mortalidade materna. Fontes: Painel A adaptado de A. Thakrar et al., "Child Mortality in the US and 19 OECD Comparator Nations: A 50-Year Time-Trend Analysis," *Health Affairs* (2018): 37(1), 140–149. Painel B adaptado de GBD Maternal Mortality Collaborators, "Global, Regional, and National Levels of Maternal Mortality, 1990–2015: A Systematic Analysis for the Global Burden of Disease Study 2015," *Lancet* (2016): 388(10053). Siglas: EUA, Estados Unidos; OCDE, Organização para Cooperação e Desenvolvimento Econômico; RU, Reino Unido.

medicina inteligente. Esse reconhecimento é especialmente apropriado na era da informação, uma época em que temos a capacidade de gerar e processar dados – ao que tudo indica ilimitados – sobre e para qualquer indivíduo. Para ir fundo. Para analisar detalhadamente nossos dados de saúde. Esse conjunto de dados – Big Data por indivíduo – tem o potencial de promover a precisão do diagnóstico e do tratamento. Ainda não o estamos usando porque se trata de algo bem maior, algo com que os seres humanos, médicos ou não, não conseguem lidar. É por isso que precisamos mudar a forma como fazemos diagnósticos médicos, o processo de decisão fundamental dos médicos. Vamos explorar esse problema a seguir.

CAPÍTULO 3

DIAGNÓSTICO MÉDICO

*Para ser um bom diagnosticador, o médico precisa adquirir
um grande conjunto de rótulos para doenças, sendo que cada
um dos quais vincula uma ideia da doença e seus sintomas,
possíveis antecedentes e causas, possíveis desenvolvimentos e
consequências e possíveis intervenções para curar ou mitigar a
doença.*

—Daniel Kahneman

*A ciência da computação provavelmente exercerá seus principais
efeitos potencializando e, em alguns casos, substituindo
amplamente as funções intelectuais do médico.*

—William B. Schwartz, 1970

Era o começo do meu terceiro ano da faculdade de medicina. Eu estava no estágio de Introdução à Medicina Clínica no Strong Memorial Hospital em Rochester, Nova York. Era como se fosse o ponto alto de um espetáculo. O mentor do nosso grupo de 10 alunos era o Dr. Arthur Moss, um conceituado cardiologista e professor da Universidade de Rochester. (Um verdadeiro herói, meu mentor faleceu em 2018.) Antes de irmos ao leito de qualquer paciente, fazíamos uma sessão de aquecimento em uma sala de conferências.

A aparência de Moss era memorável: olhos escuros e levemente estrábicos quando ele olhava para nós, tinha alguns fios grisalhos em seu cabelo intensamente preto. Ele usava um jaleco branco comprido e abotoado que parecia se estender muito abaixo dos joelhos, calças de cor cinza apertadas no tornozelo, meias pretas e sapatos pretos com pontas em "asas". Seu objetivo naquela manhã era nos ensinar o básico sobre como fazer um diagnóstico.

Ele foi até o quadro-negro (não havia quadros brancos em 1977) e começou a escrever algumas características de um paciente.

Primeiro, ele escreveu: "Um homem de 66 anos se apresenta na sala de emergência".

Em seguida, ele perguntou: "O que está em nosso diagnóstico diferencial?"

Ora, isso parecia estranho, já que havia tão pouca informação disponível. Mas o argumento do Dr. Moss é que toda vez que um médico avalia um caso, precisamos processar cada informação – seja um sintoma, um sinal ou o resultado de um exame de laboratório – e descobrir rapidamente as causas mais comuns que se encaixam no quadro.

As respostas que ele recebeu do nosso grupo de aspirantes a médicos não iniciados foram infarto, câncer, derrame e acidente.

Em seguida, ele acrescentou outra característica: dor no peito.

O grupo concluiu que ele devia estar tendo um infarto.

Dr. Moss, olhando-nos com ironia, disse-nos que estávamos todos errados. Precisávamos pensar em outros motivos para dor torácica em tal paciente. Depois, surgiram-nos outras possibilidades, como dissecção aórtica, espasmo esofágico, pleurisia, pericardite e contusão cardíaca.

Então ele escreveu no quadro que a dor no peito estava irradiando-se para o pescoço e as costas. Nós nos concentramos no infarto e na dissecção aórtica. Em seguida, ele acrescentou que o paciente havia tido um rápido desmaio, o que levou ao nosso diagnóstico final de dissecção aórtica. Moss sorriu e disse: "Correto". Ele nos disse que nunca esquecêssemos a possibilidade de dissecção aórtica quando você atende um paciente com dor torácica. O fato de muitas vezes isso não ser considerado e passar despercebido pode ser um erro fatal.

Na sequência, ele nos apresentou um desafio mais difícil. Depois de apagar o quadro, ele escreveu: "Uma mulher de 33 anos é internada no hospital".

Respondemos com câncer de mama, complicação da gravidez, acidente. Moss ficou desapontado por não termos mais ideias a oferecer. A próxima característica que ele nos deu foi de uma erupção cutânea.

Nosso diagnóstico diferencial agora se estendia a uma infecção, uma reação adversa a um medicamento, uma picada de inseto ou mordida de animal, um caso grave de hera venenosa. Nosso mentor, novamente parecendo um pouco desanimado conosco, teve que adicionar outro recurso para nos ajudar: erupção cutânea facial. Isso não pareceu nos colocar no caminho certo. Ficamos presos à mesma lista diferencial. Então, ele adicionou mais um descritor sobre sua paciente inventada: ela era negra.

Um membro do nosso grupo sussurrou: "Lúpus?".

Essa era a resposta certa. Ele acertou em cheio, sabendo que o lúpus é muito mais comum em mulheres jovens de ascendência africana e uma de suas características é uma erupção facial em forma de borboleta.

Foi assim que aprendemos a fazer um diagnóstico médico. Era de cima para baixo, reagindo de forma imediata a alguns descritores gerais e rapidamente apresentando uma pequena lista de hipóteses, conjecturas e conclusões provisórias. Fomos instilados com o mantra de que coisas comuns ocorrem com frequência maior, uma consequência da mesma lógica subjacente ao teorema de Bayes. Estávamos sendo programados para usar nosso senso intuitivo de reconhecimento em vez de nossas habilidades analíticas. Porém, o teorema de Bayes se baseia em antecedentes e, como nós, estudantes de medicina inexperientes, havíamos visitado tantos livros, mas tão poucos pacientes, não tínhamos muito em que nos basear. O método deixaria médicos mais velhos, que haviam atendido milhares de pacientes, em uma posição muito melhor.

A abordagem diagnóstica que aprendemos é um exemplo do que Danny Kahneman um dia classificaria como pensamento do Sistema 1 – pensamento automático, rápido, intuitivo e fácil.[1] Esse sistema de pensamento usa heurísticas, ou regras práticas: os atalhos mentais reflexivos que contornam qualquer processo analítico, promovendo soluções rápidas para um problema. O pensamento do Sistema 2, em contraste, é um processo lento e reflexivo que envolve esforço analítico. Ele ocorre em uma área diferente do cérebro e tem até necessidades metabólicas distintas. Pode-se pensar que os mestres em diagnóstico confiariam no pensamento do Sistema 2. Mas não, vários estudos mostraram que seu talento está ligado a heurísticas misturadas com intuição, experiência e conhecimento. De fato, há mais de 40 anos, o pensamento do Sistema 1, representado pelo método rápido e reflexo de geração de hipóteses que todo médico aprende, demonstrou ser o protótipo para obter o diagnóstico correto. Se um médico pensasse no diagnóstico correto dentro de 5 minutos depois de ver um paciente, a precisão era de impressionantes 98%. Sem ter o diagnóstico em mente depois de 5 minutos, a precisão final era de apenas 25%.[2]

Um ambiente médico se destaca pelo desafio: a sala de emergência, onde os médicos precisam avaliar cada paciente rapidamente e decidir entre interná-lo no hospital ou mandá-lo para casa. Um diagnóstico errado pode resultar na morte de uma pessoa logo após sua alta e, com um percentual de quase 20% da população dos Estados Unidos sendo atendida em salas de emergência a cada ano, a população que se encontra em risco é enorme. Um grande estudo de avaliações de pronto-socorro de pacientes do Medicare mostrou que a cada ano mais de 10 mil pessoas morrem dentro de 1 semana após serem mandadas para casa, apesar de não terem uma doença diagnosticada anteriormente nem de terem sido diagnosticadas com uma doença fatal.[3] Isso não é apenas um problema na sala de emergência. Existem mais de 12 milhões de erros graves de diagnóstico a cada ano somente nos Estados Unidos,[4] e, de acordo com um relatório histórico publicado em 2015 pela National Academy of Sciences, a maioria das pessoas experimentará pelo menos um erro de diagnóstico durante a vida.[5]

Esses dados apontam para sérios problemas na forma como os médicos diagnosticam. O Sistema 1 – o que chamo de medicina rápida – está funcionando mal, e muitas outras de nossas formas habituais de fazer um diagnóstico preciso podem ser melhoradas. Poderíamos promover o raciocínio diagnóstico do Sistema 2. Kahneman argumentou que "a maneira de bloquear erros que se originam no Sistema 1 é simples em princípio: reconheça os sinais de que você está em um campo minado cognitivo, diminua a velocidade e peça reforço do Sistema 2".[6] Porém, até o momento, embora com estudos limitados, a ideia de que podemos complementar o Sistema 1 com o Sistema 2 não tem se sustentado: quando os médicos entraram no modo analítico e diminuíram a velocidade conscientemente, não houve demonstração de que a precisão do diagnóstico tenha melhorado.[7] Um fator importante é que o uso do pensamento do Sistema 1 ou do Sistema 2 não é a única variável relevante; outras questões também entram em jogo. Uma delas é a falta de ênfase nas habilidades de diagnóstico na educação médica. Entre os 22 marcos do Conselho Americano de Credenciamento em Medicina Interna para Educação Médica de Pós-Graduação, apenas dois estão relacionados às habilidades de diagnóstico.[8] Uma vez treinados, os médicos estão praticamente estacionados em seu nível de desempenho diagnóstico ao longo de sua carreira. O curioso é que também não existe um sistema para que os médicos obtenham *feedback* sobre suas habilidades de diagnóstico durante sua carreira. Em *Superforecasting*, Philip Tetlock observa: "Se você não receber *feedback*, sua confiança cresce muito mais rápido do que sua precisão".[9] A falta de ênfase nas habilidades de diagnóstico durante e após a faculdade de medicina, entretanto, parece ser ofuscada pela falta de apreciação dos profundos vieses e distorções cognitivas que podem levar à falha diagnóstica. Eles nem mesmo fazem parte do ensino de diagnóstico hoje na faculdade de medicina.

Em *The Undoing Project: A Friendship That Changed Our Minds*, Michael Lewis escreveu sobre Donald Redelmeier, um médico canadense

50 Eric Topol

que, quando adolescente, se inspirou em Amos Tversky e Danny Kahneman.[10] No centro de trauma do Hospital Sunnybrook, ele pediu a seus colegas médicos que diminuíssem a velocidade, domassem o pensamento do Sistema 1 e tentassem evitar erros mentais de julgamento. "Você precisa ter muito cuidado quando surge instantaneamente um diagnóstico simples que explica tudo de uma só vez. É aí que você precisa parar e verificar seu pensamento."[11] Quando uma paciente foi diagnosticada erroneamente como hipertireoidiana devido ao batimento cardíaco irregular, mas depois se descobriu que tinha costelas fraturadas e colapso pulmonar, Redelmeier chamou esse erro de exemplo da heurística de representatividade, que é um atalho na tomada de decisões com base em experiências anteriores (descrita pela primeira vez por Tversky e Kahneman). Padrões de pensamento, como a heurística de representatividade, são um exemplo do problema generalizado de viés cognitivo entre os médicos. Os humanos em geral são assolados por muitos vieses – a *Wikipédia* lista 185, por exemplo – mas quero destacar apenas alguns daqueles que prejudicam a precisão do diagnóstico.[12] É importante enfatizar que esses vieses cognitivos incorporados na medicina simplesmente pertencem à natureza humana, não sendo específicos para se fazer um diagnóstico ou ter certeza ao se recomendar um tratamento. Mas o que é diferente aqui é que a tomada de decisões médicas pode ter consequências profundas, até mesmo de vida ou morte.

Alguns dos vieses cognitivos que levam a erros no diagnóstico são bastante previsíveis. Existem cerca de 10 mil doenças humanas, e não há um único médico que possa se lembrar de nenhuma fração significativa delas. Se os médicos não conseguirem se lembrar de um possível diagnóstico ao fazer um diagnóstico diferencial, eles farão o diagnóstico de acordo com as possibilidades que estão mentalmente "disponíveis" para eles, e poderá ocorrer um erro. Isso é chamado de viés de disponibilidade.

Um segundo viés resulta do fato de os médicos lidarem com os pacientes um de cada vez. Em 1990, Redelmeier e Tversky publicaram um estudo no

New England Journal of Medicine que mostrou como pacientes individuais, sobretudo pacientes que um médico atendeu recentemente, podem moldar o julgamento clínico, unicamente pelo fato de que cada médico atende apenas um número relativamente pequeno de pacientes.[13] A experiência pessoal deles como médicos pode anular dados concretos derivados de amostras muito maiores de pessoas, digamos, sobre a probabilidade de um paciente ter alguma doença rara simplesmente porque um paciente anterior com sintomas semelhantes teve essa doença rara. Foi o que aconteceu quando vi um paciente com acidente vascular cerebral (AVC) que tinha um tumor muito raro em uma valva cardíaca (chamado fibroelastoma papilar) e pensei nele como um potencial culpado em muitos pacientes subsequentes. Para agravar isso, está o fato de que, como descobriu Redelmeier, 80% dos médicos não acham que as probabilidades se aplicam a seus pacientes.

Um exemplo da minha experiência com esse viés me vem à mente. A inserção de um *stent* coronariano tem uma pequena chance de induzir um infarto no paciente. Esses infartos raramente são acompanhados por sintomas, mas podem ser diagnosticados com enzimas em exames de sangue que provam que houve algum dano às células do músculo cardíaco. Quando meus colegas e eu publicamos uma série de artigos na década de 1990 sobre esse assunto, conhecido como infarto do miocárdio periprocedimental, a maioria dos cardiologistas reagiu dizendo que estávamos errados, que o problema estava completamente exagerado. Mas cada cardiologista realizava menos de 100 a algumas centenas de procedimentos por ano e não verificava rotineiramente exames de sangue para ver se havia alguma evidência de dano cardíaco. E todos os médicos foram influenciados pelo viés de acreditar que eram altamente qualificados e, portanto, não induziriam infartos em seus pacientes. Aqui, o viés cognitivo dos médicos foi influenciado pela própria experiência clínica relativamente limitada e por sua falha em buscar evidências de forma sistemática.

52   Eric Topol

O pensamento baseado em regras também pode levar ao viés. Cardiologistas que diagnosticam doenças cardíacas em pacientes avaliados no pronto-socorro demonstram esse viés, conforme mostrado na Figura 3.1, quando presumem que um paciente deve ter mais de 40 anos para realmente suspeitar de um infarto. A evidência é clara, conforme mostrado por Stephen Coussens em seu artigo bem intitulado, "Behaving Discretely: Heuristic Thinking in the Emergency Department": há uma descontinuidade nos dados (Figura 3.1A) que indica que os médicos estavam classificando os pacientes como jovens demais para ter doenças cardíacas, embora o risco real de uma pessoa de 40 anos ter um infarto fatal não seja muito maior do que o risco de um paciente de 39 anos ter um (Figura 3.1B). Isso é importante: depois de examinar os dados de acompanhamento de 90 dias dos pacientes em questão, Coussens descobriu que muitos indivíduos que foram incorretamente considerados jovens demais para ter doenças cardíacas mais tarde tiveram um infarto.[14]

Um dos maiores vieses prevalentes entre os médicos é o excesso de confiança, que Kahneman classificou como "endêmico na medicina".[15] Para apoiar sua afirmação, ele relembra um estudo que determinou a confiança dos médicos em seus diagnósticos e comparou as causas de morte determinadas pela autópsia com os diagnósticos feitos pelos médicos antes da morte dos pacientes. "Os médicos que estavam 'completamente certos' do diagnóstico *antemortem* estavam errados em 40% das vezes." Lewis também entendeu esse viés: "Toda a profissão se organizou como se quisesse confirmar a sabedoria de suas decisões".[16] Tversky e Kahneman discutiram um viés em direção à certeza em um artigo clássico de 1974 na *Science*, no qual enumeraram os muitos tipos de heurísticas nas quais os humanos confiam ao lidar com a incerteza.[17] Infelizmente, nunca houve falta de incerteza na medicina, dada a relativa escassez de evidências em quase todos os casos. Lamentavelmente, lidar com essa incerteza costuma levar à dependência de opiniões de especialistas, o que chamo de medicina baseada em eminências (revisada em profundidade em *The Creative Destruction of Medicine*).[18]

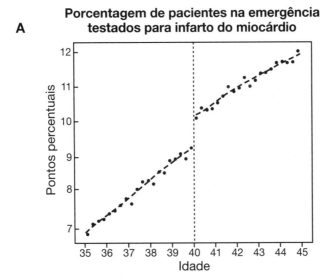

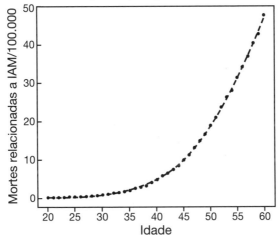

Figura 3.1 O pensamento heurístico leva ao diagnóstico incorreto de infarto na sala de emergência. Fonte: Adaptada de S. Coussens, "Behaving Discretely: Heuristic Thinking in the Emergency Department," *Harvard Scholar* (2017): http://scholar.harvard.edu/files/coussens/files/stephen_coussens_JMP.pdf. IAM, infarto agudo do miocárdio.

Parte desse excesso de confiança pode ser classificada como viés de confirmação, também conhecido como viés do meu lado – a tendência de abraçar informações que apoiam as crenças de alguém e rejeitar informações que as contradizem.[19] O excesso de confiança está intimamente relacionado à ilusão de profundidade explicativa, quando os humanos acreditam que sabem mais do que de fato sabem. Seja qual for o tipo de viés, está claro que os humanos (e isso inclui os médicos) tomam decisões importantes que se afastam do comportamento racional.

Um experimento clássico realizado por Tversky reforça ainda mais a falta de raciocínio simples. Ele fez uma pesquisa com oncologistas em Stanford e pediu que escolhessem uma cirurgia para pacientes com câncer terminal. Quando receberam uma opção descrita como tendo 90% de chance de sobrevivência, 82% a escolheram. Mas quando a mesma opção foi descrita como tendo 10% de chance de morte, apenas 54% a selecionaram. A simples inversão dos termos "sobrevivência" e "morte" e das porcentagens correspondentes levou a uma mudança marcante na escolha.

Portanto, sabemos muito sobre diagnósticos errados, como aproximadamente quantos ocorrem a cada ano e que uma proporção significativa se deve a vieses cognitivos. A partir de um estudo de 583 casos de erros de diagnóstico relatados por médicos, o maior problema é não considerar o diagnóstico (Figura 3.2) em primeiro lugar, o que é uma consequência do pensamento do Sistema 1 e do viés de disponibilidade.[20] A falha no diagnóstico ou o atraso no diagnóstico são os motivos mais importantes para litígios por negligência médica nos Estados Unidos, que em 2017 representaram 31% dos processos judiciais.[21] Quando perguntaram aos médicos afetados o que eles teriam feito de diferente, a resposta mais comum foi ter uma documentação melhor no prontuário, o que mais uma vez reflete a velocidade com que os encontros e a manutenção de registros costumam ocorrer. Claramente, é fundamental que a ocorrência de diagnósticos errados seja reduzida de forma significativa, mesmo que devamos reconhecer que nunca chegaremos a zero.

A medicina superficial ou rápida, por si só, é um problema significativo. Temos que lidar com ambas. Mesmo nas situações muito incomuns em que

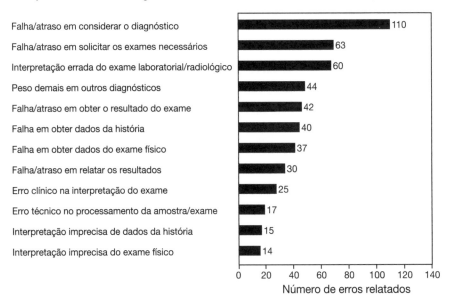

Figura 3.2 As causas atribuíveis de erros de diagnóstico médico em uma amostra de mais de 500 médicos. Fonte: Adaptada de L. Landro, "The Key to Reducing Doctors' Misdiagnoses," *Wall Street Journal* (2017): www.wsj.com/articles/the-key-to-reducing-doctors-misdiagnoses-1505226691, com referência primária de G. Schiff et al., "Diagnostic Error in Medicine: Analysis of 583 Physician-Reported Errors," *Arch Intern Med* (2009): 169(20), 1881–1887.

o conhecimento de um médico sobre um paciente é bastante profundo e um conjunto de dados quase abrangente pode ser reunido, todas as deficiências do pensamento humano e o escopo limitado da experiência humana entram em jogo. Cumulativamente, cada médico pode atender milhares de pacientes durante sua carreira. Essa experiência é a base para o pensamento do Sistema 1 de cada médico, embora, como mencionei, não exista um mecanismo para dar *feedback* regular aos médicos sobre se eles estavam corretos. São necessárias muitas décadas para que cada médico acumule essa experiência, que, na realidade, é bastante limitada; na verdade, mesmo para o médico atípico

56 Eric Topol

que pode atender dezenas de milhares de pacientes ao longo de uma carreira, o número é pequeno em comparação com o que poderia ser acumulado pela agregação de dados vinculados à experiência de grandes grupos de médicos, como os mais de 700 mil médicos que atuam hoje nos Estados Unidos ou vários milhões no mundo todo. Até que chegaram os computadores.

Uma ajuda potencial para os médicos são as ferramentas *online*. Embora certamente existam relatos sobre pesquisas no Google ajudando a fazer diagnósticos difíceis, a simples pesquisa de sintomas com certeza não foi validada como um meio preciso de diagnóstico. Um dos primeiros verificadores de sintomas usados pelos médicos, e agora pelos pacientes, é o Isabel Symptom Checker, que cobre mais de 6 mil doenças. Quando digitei tosse e febre para um homem de 50 a 64 anos na América do Norte, os diagnósticos "prováveis" eram gripe, câncer de pulmão, apendicite aguda, abscesso pulmonar, febre recorrente, pneumonia atípica e embolia pulmonar. Seria muito fácil descartar quase tudo isso, exceto a gripe e a pneumonia atípica, em razão da probabilidade de os sintomas estarem associados a essas condições. Em 2015, um estudo publicado no *British Medical Journal* avaliou 23 verificadores de sintomas. Apenas 34% tiveram o diagnóstico correto depois que as informações foram inseridas no sistema.[22] Apesar desse resultado ruim, nos últimos anos, os aplicativos móveis para verificar sintomas, como Ada, Your.MD e Babylon, proliferaram. Eles incorporam componentes de inteligência artificial (IA), mas ainda não foi demonstrado que simulam a precisão dos diagnósticos feitos por médicos (o que não devemos necessariamente considerar como o padrão-ouro). Essas empresas iniciantes estão começando a incorporar informações além das listas de sintomas, fazendo uma série de perguntas, como o histórico de saúde do paciente. Espera-se que as perguntas repetidas reduzam o diagnóstico diferencial e promovam a precisão. Um desses aplicativos, o Buoy Health, baseia-se em mais de 18 mil publicações clínicas, descrições de 1.700 condições médicas e dados fornecidos por mais de 5 milhões de pacientes.

Medicina profunda **57**

No entanto, a ideia de que um conjunto de sintomas pode levar a um diagnóstico correto parece simplificada demais. Ao ouvir os pacientes, fica bem claro que a presença de um sintoma não é algo binário do tipo 0 ou 1; ao contrário, os sintomas são matizados e coloridos. Por exemplo, um paciente que sofre de dissecção aórtica pode não descrever a sensação como "dor no peito". Para um infarto, o paciente pode mostrar o punho cerrado (conhecido como sinal de Levine), denotando uma sensação de pressão não percebida como dor. Ou pode ser uma queimação que não é sentida como pressão ou dor. Para complicar ainda mais a questão de tais aplicativos diagnósticos, os sintomas não são apenas subjetivos; a forma como são transmitidos pelo paciente por meio de descritores, expressão facial e linguagem corporal também é fundamental e, muitas vezes, pode não ser facilmente capturada por algumas palavras.

Os computadores também podem ajudar na obtenção de uma segunda opinião, o que pode aumentar a probabilidade de se chegar ao diagnóstico correto. Em um estudo da Mayo Clinic que analisou quase 300 pacientes encaminhados consecutivamente, o diagnóstico de segunda opinião concordou com o diagnóstico do médico de referência em apenas 12% dos pacientes.[23] Pior ainda, as segundas opiniões em geral não são buscadas devido, em parte, ao custo, às dificuldades em conseguir uma consulta ou até mesmo em encontrar um médico especialista a quem recorrer. A telemedicina facilita a obtenção de informações sobre um diagnóstico importante, embora estejamos trocando o benefício de uma consulta presencial pelo benefício de ter a avaliação de um médico adicional. Quando eu estava na Cleveland Clinic, na virada do milênio, iniciamos um serviço *online* chamado MyConsult, que agora fornece dezenas de milhares de segundas opiniões, muitas vezes levando a discordâncias em relação ao diagnóstico original.

Os médicos que desejam facilitar a precisão do diagnóstico podem compartilhar os dados com seus colegas e encontrar ajuda para fazer o diagnóstico. Isso não é exatamente o Sistema 2 pensando, mas sim tirando proveito da contribuição reflexiva e da experiência de vários especialistas. Nos últimos anos, surgiram vários aplicativos de *smartphones* para médicos, incluindo Figure One, HealthTap e DocCHIRP. O Figure One, por exemplo, é bastante popular para compartilhar imagens médicas a fim de se obter um diagnóstico rápido de colegas. Minha equipe da Scripps publicou recentemente dados do que hoje é o aplicativo de *crowdsourcing* médico mais usado, o Medscape Consult.[24] Dois anos após seu lançamento, o aplicativo foi usado por uma população cada vez maior de 37 mil médicos, representando mais de 200 países e muitas especialidades, com rápida resposta aos pedidos de ajuda; curiosamente, a idade média dos usuários era de mais de 60 anos. O Human Diagnosis Project, também conhecido como Human Dx, é uma plataforma baseada em aplicativos móveis e na *web* que já foi usada por mais de 6 mil médicos e estagiários de 40 países.[25] Em um estudo que comparou mais de 200 médicos com algoritmos de computador para revisar uma vinheta de diagnóstico, a precisão do diagnóstico para médicos foi de 84%, mas apenas 51% para algoritmos. Isso não é muito encorajador nem para os médicos nem para a IA, mas a esperança de seus líderes, com apoiadores de muitas organizações, como a American Medical Association, o American Board of Medical Specialties e outros conselhos médicos importantes, é que a inteligência coletiva dos médicos e o aprendizado de máquina melhorem a precisão do diagnóstico. O relato de seu líder, o Dr. Shantanu Nundy, um internista, é otimista.[26]

Ele estava vendo uma mulher na casa dos 30 anos com rigidez e dores nas articulações das mãos. Ele não tinha certeza do diagnóstico de artrite reumatoide, então postou no aplicativo HumanDx "35F com dor e rigidez articular nas mãos D/E X 6 meses, suspeita de artrite reumatoide". Ele também postou uma foto das mãos inflamadas. Em poucas horas, vários reumatologistas confirmaram o diagnóstico. A pretensão do Human Dx era recrutar pelo menos 100 mil médicos até 2022 e aumentar o uso de algoritmos de processamento de linguagem natural para direcionar os dados-chave aos especialistas apropriados, combinando ferramentas de IA com *crowdsourcing* médico.

Um modelo alternativo de *crowdsourcing* para melhorar o diagnóstico incorpora a ciência cidadã. Desenvolvida pela CrowdMed, a plataforma cria uma competição financeiramente incentivada entre médicos *e* leigos para resolver casos de diagnóstico difícil. O uso de profissionais não clínicos para esse propósito é bastante novo e já gerou resultados inesperados: como me disse Jared Heyman, fundador e CEO da empresa, os participantes leigos têm uma taxa maior de diagnósticos precisos do que os médicos participantes. Nossa equipe da Scripps Research não teve a oportunidade de revisar seus dados ou confirmar a precisão do diagnóstico final. Mas, se validada, essa vantagem poderia ser explicada pela maior disponibilidade de tempo dos leigos para pesquisar extensivamente os casos, reforçando o valor da lentidão e da profundidade da devida diligência para obter a resposta certa em casos difíceis.

A única empresa que divulgou com ousadia seus planos ambiciosos para melhorar os diagnósticos e resultados médicos é a IBM, por meio de seu supercomputador Watson e do uso de IA (Figura 3.3). Em 2013, a IBM começou a trabalhar com os principais centros médicos, desembolsando bilhões de dólares, comprando empresas e alimentando Watson com dados de pacientes, imagens médicas, históricos de pacientes, literatura biomédica e registros de faturamento.[27] Em 2015, a IBM afirmou que o Watson havia ingerido 15 milhões de páginas de conteúdo médico, mais de 200 livros didáticos médicos e 300 revistas médicas. O grande número de publicações que saem todos os dias certamente representa uma base de conhecimento que a profissão médica não consegue acompanhar, mas que vale a pena explorar. Em 2016, a IBM chegou a adquirir a Truven Health Analytics por 2,6 bilhões de dólares para que pudesse trazer 100 milhões de registros de pacientes aos quais a Truven tinha acesso, exemplificando a necessidade insaciável de Watson por dados médicos.[28]

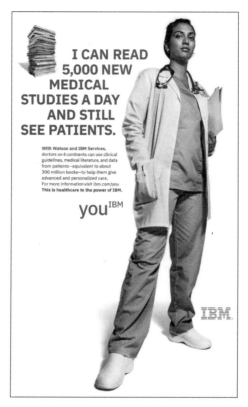

Figura 3.3 Anúncio do Watson da IBM.*

Quando a equipe do Watson visitou nosso grupo na Scripps Research há alguns anos, demonstrou como a introdução de sintomas resultaria em um diagnóstico diferencial classificado por probabilidades. Mas se quiséssemos usá-lo em nosso programa de sequenciamento genômico de doenças desconhecidas, teríamos que desembolsar mais de 1 milhão de dólares. Não

---

*N. de T. EU POSSO LER MAIS DE 5.000 ESTUDOS MÉDICOS NOVOS EM UM ÚNICO DIA E AINDA ATENDER PACIENTES.
Com o Watson e os serviços da IBM, os médicos em quatro continentes podem usar diretrizes clínicas, literatura médica e dados de pacientes – equivalentes a quase 300 milhões de livros – para ajudá-los a oferecer um cuidado avançado e personalizado. Para mais informações, visite ibm.com/you.
Esse é o conceito de cuidado de saúde potencializado pela IBM.

podíamos nos dar ao luxo de fazer isso. Mas outros centros não se intimidaram e os resultados relatados sem dúvida foram mistos.

Os resultados mais brilhantes, do Lineberger Comprehensive Cancer Center da Universidade da Carolina do Norte (UNC), foram apresentados no programa *60 Minutes* em 2016. O diretor do centro de câncer, Norman Sharpless (que agora é diretor do Instituto Nacional do Câncer), descreveu-se como cético em relação ao uso da IA para melhorar os resultados do câncer. De todos os tratamentos considerados para mil pacientes com câncer na UNC, 30% foram identificados apenas pelo Watson, com base na análise do sistema da literatura revisada por pares sobre câncer.[29] Sugerir tratamentos não é a mesma coisa que melhorar os diagnósticos, mas a capacidade de Watson de devorar os mais de 160 mil trabalhos de pesquisa sobre câncer publicados por ano pode ser a chave para ajudar alguns pacientes. A primeira publicação revisada por pares do estudo com mais de mil pacientes na Universidade da Carolina do Norte identificou ensaios clínicos adequados que inicialmente foram ignorados por oncologistas em mais de 300 pessoas.[30]

A experiência do Watson da IBM com o MD Anderson, um dos principais centros de câncer do país, foi um desastre notável por causa de vários erros. Um dos principais foi a alegação de que ingerir milhões de páginas de informações médicas era o mesmo que ser capaz de entender ou usar essas informações. Como chefe do projeto MD Anderson que testa Watson, a Dra. Lynda Chin disse: "Ensinar uma máquina a ler um prontuário médico é mais difícil do que se pensava".[31] Acontece que não é tão fácil fazer com que uma máquina descubra dados não estruturados, siglas, frases abreviadas, diferentes estilos de escrita e erros humanos. Essa perspectiva foi repetida pelo Dr. Mark Kris, do Memorial Sloan Kettering, que esteve envolvido no treinamento inicial do sistema chamado Watson for Oncology: "Mudar o sistema de computação cognitiva não faz milagres. Você tem que publicar na literatura, você tem que aplicar na clínica".[32] Dados clínicos desconexos e falta de evidências da literatura médica o transformaram em um projeto de pouco valor. Por fim, o projeto do MD Anderson com Watson custou 62 milhões de dólares e fracassou. Ele perdeu todos os prazos, mudando o foco de um tipo de câncer para outro, planejando projetos-piloto que nunca saíram do papel.[33] Talvez não seja surpreendente que um ex-gerente da IBM, Peter Greulich, refletindo sobre o projeto, tenha concluído: "A IBM deveria parar de tentar curar o câncer. Eles começaram a fazer *marketing* sem saber como construir um produto".[34] Digna de nota é a perspectiva de Isaac Kohane, que lidera o Departamento de Informática Biomédica da Harvard Medical School: "Um dos principais fatos relatados foi que o MD Anderson criou uma plataforma para diagnósticos baseados em leucemia, com mais de 150 protocolos em potencial. Os pesquisadores usam o Watson para criar uma plataforma, blá, blá, blá. E isso nunca foi usado, não existia".[35]

Os problemas que o Watson da IBM encontrou com o câncer são representativos de seus esforços para melhorar o diagnóstico em toda a medicina. Uma projeção altamente otimista e muito exuberante do futuro de Watson aparece em *Homo Deus*, de Yuval Noah Harari: "Lamentavelmente nem o médico mais diligente será capaz de se lembrar de todas as minhas enfermidades e de todos os meus *check-ups* anteriores. Da mesma forma, nenhum médico pode estar familiarizado com todas as doenças e drogas, nem pode ter lido cada novo artigo que se publica nos jornais médicos. Para coroar isso tudo, o médico pode estar cansado, com fome, ou mesmo doente, o que afeta seu julgamento. Não é de admirar que médicos não raro se equivoquem em seus diagnósticos ou recomendem um tratamento que não é o melhor para o caso".[36] Sem dúvida, há potencial para a computação fazer uma grande diferença, mas até agora o cumprimento da promessa foi mínimo. A dificuldade na montagem e agregação dos dados foi subestimada, não apenas pelo Watson, mas por todas as empresas de tecnologia envolvidas com a saúde.

Embora não estejamos nem perto da ideia de Harari, precisamos de diagnóstico assistido por máquina. Com o desafio de dados e informações abundantes e cada vez maiores para cada indivíduo, sem falar no *corpus* de publicações médicas, é essencial que atualizemos o diagnóstico, transformando-o de uma arte em uma ciência digital baseada em dados. No entanto, até agora, temos apenas ensaios clínicos prospectivos limitados para sugerir que, em última análise, isso será possível.

RÁPIDO E RESTRITO

Até agora, nos concentramos no diagnóstico do paciente como um todo e não nos aprofundamos em aspectos mais restritos, como interpretação de exames médicos, lâminas de patologia, eletrocardiogramas ou voz e fala. É ao entender esses padrões que as máquinas estão fazendo progressos substanciais.

Deixe-me fornecer uma breve amostra de alguns dos progressos dos diagnósticos de IA restrita. No caso do cérebro, observamos uma melhor precisão nas interpretações de exames em pacientes que apresentam AVC ou na captação de sutilezas nas imagens cerebrais como um indicador confiável para a doença de Alzheimer subsequente. Em exames cardíacos, houve uma interpretação precisa dos eletrocardiogramas para anormalidades do ritmo cardíaco e imagens ecocardiográficas. No câncer, as máquinas têm diagnosticado bem as lesões cutâneas e as lâminas de patologia. Muito trabalho foi feito para avançar no diagnóstico de muitas doenças oculares com bastante precisão a partir de imagens da retina. O processamento de sons – voz e fala – ajudou no diagnóstico de transtorno de estresse pós-traumático ou lesão cerebral traumática. Até mesmo as formas de onda de áudio de uma tosse têm sido usadas para auxiliar no diagnóstico de asma, tuberculose, pneumonia e outras doenças pulmonares.

Vale destacar o aplicativo Face2Gene da FDNA, pois ele pode ajudar no diagnóstico de mais de 4 mil doenças genéticas, muitas das quais podem ser extremamente difíceis de identificar. Um exemplo é uma criança com a rara síndrome de Coffin-Siris. O aplicativo faz o diagnóstico reconhecendo características faciais exclusivas em segundos, enquanto, em algumas famílias, foram necessários até 16 anos de avaliações extensas e caras para que os humanos fizessem o mesmo diagnóstico. Os criadores do aplicativo conseguiram isso aplicando aprendizado profundo a imagens de indivíduos afetados, identificando a constelação rara, mas distinta, de características faciais que são a marca registrada da síndrome. Até hoje, 60% dos médicos geneticistas e conselheiros genéticos já usaram o aplicativo. E isso é especialmente bom porque sua ampla utilização expande de forma contínua o recurso de conhecimento para diagnosticar com mais precisão uma proporção cada vez maior de doenças raras. Aqui, mais uma vez, você pode ver o sucesso impressionante de uma ferramenta de IA restrita para melhorar o diagnóstico médico. Mas ela não é apenas restrita. O processamento da máquina pode ser extremamente rápido e barato. Para o processamento de imagens médicas, estimou-se que mais de 250 milhões de exames poderiam ser lidos em 24 horas ao custo de cerca de 1.000 dólares.[37]

Tudo isso soa e parece promissor, mas é extremamente superficial. Para de fato entender a promessa e evidenciar as armadilhas, precisamos nos aprofundar na tecnologia de IA. Neste capítulo, por exemplo, falei muito sobre vieses humanos. Mas esses mesmos vieses, como parte da cultura humana, podem ser incorporados às ferramentas de IA. Como o progresso da IA na medicina está muito aquém de outros campos, como carros autônomos, reconhecimento facial e jogos, podemos aprender com a experiência nessas áreas para evitar erros semelhantes. Nos próximos dois capítulos, construirei e depois destruirei o campo. Você poderá obter *insights* sobre o quão desafiador será para a IA transformar a medicina, além de sua inevitabilidade. Mas será melhor para médicos e pacientes saber o que está por trás da cortina do que aceitar cegamente uma nova era da medicina algorítmica. Você estará totalmente armado quando consultar o Dr. Algoritmo.

CAPÍTULO 4

OS DETALHES DO APRENDIZADO PROFUNDO

A revolução da IA está na escala da Revolução Industrial – provavelmente maior e definitivamente mais rápida.

—Kai-Fu Lee

A IA é provavelmente a coisa mais importante em que a humanidade já trabalhou.

A IA é... mais profunda que a eletricidade ou o fogo.

—Sundar Pichai

Em fevereiro de 2016, uma pequena *startup* chamada AliveCor contratou Frank Petterson e Simon Prakash, dois Googlers com experiência em inteligência artificial (IA), para transformar seus negócios de eletrocardiogramas (ECGs) capturados em *smartphones*. A empresa estava com dificuldades. Eles desenvolveram o primeiro aplicativo para *smartphone* capaz de fazer um ECG de derivação única e, em 2015, conseguiram até mesmo exibir o ECG em um Apple Watch. O aplicativo era "incrível", mas, por outro lado, parecia ter pouco valor prático. A empresa enfrentou uma ameaça existencial, apesar do amplo investimento em capital de risco da Khosla Ventures e outros.

Porém, Petterson, Prakash e sua equipe de apenas três outros talentos de IA tinham uma missão dupla e ambiciosa. Um dos objetivos era desenvolver um algoritmo que detectasse passivamente um distúrbio do ritmo cardíaco; o outro era determinar o nível de potássio no sangue simplesmente

66   Eric Topol

a partir do ECG captado pelo relógio. Não era uma ideia maluca, considerando quem a AliveCor acabara de contratar. Petterson, vice-presidente de engenharia da AliveCor, é alto, tem olhos azuis, cabelos escuros e uma calvície frontal e, como a maioria dos engenheiros, é um pouco introvertido. No Google, ele encabeçou o YouTube Live, Gaming e liderou a engenharia do Hangouts. Anteriormente, ele havia ganhado um Oscar e nove créditos de longa-metragem por seu *software* de *design* e desenvolvimento para filmes como *Transformers*, *Star Trek*, a série *Harry Potter* e *Avatar*. Prakash, vice-presidente de produtos e *design*, não é tão alto quanto Petterson, não recebeu um Oscar, mas é bonito, tem cabelos escuros e olhos castanhos, parecendo ter saído de um *set* de filmagem de Hollywood. Sua aparência jovem contrasta com o histórico de 20 anos de experiência em desenvolvimento de produtos, que incluiu a liderança do projeto de *design* do Google Glass. Ele também trabalhou na Apple por nove anos, estando diretamente envolvido no desenvolvimento do primeiro iPhone e iPad. Esse pano de fundo pode, em retrospectiva, ser considerado irônico.

Enquanto isso, uma equipe de mais de 20 engenheiros e cientistas da computação da Apple, localizada a apenas 10 quilômetros de distância, tinha como objetivo diagnosticar a fibrilação atrial por meio de seu relógio. Eles se beneficiaram dos recursos aparentemente ilimitados da Apple e do forte apoio corporativo: o diretor de operações da empresa, Jeff Williams, responsável pelo desenvolvimento e lançamento do Apple Watch, articulou uma visão forte sobre ele como um dispositivo médico essencial do futuro. Não havia dúvidas sobre a importância e a prioridade desse projeto quando tive a chance de visitar a Apple como consultor e analisar seu progresso. Parecia que o objetivo deles sem dúvida seria alcançado.

A meta da Apple certamente parecia mais alcançável à primeira vista. Determinar o nível de potássio no sangue pode não parecer algo possível de ser feito com um relógio. Mas a era do aprendizado profundo, como analisaremos, superou muitas expectativas.

A ideia de fazer isso não veio da AliveCor. Na Mayo Clinic, Paul Friedman e seus colegas estavam ocupados estudando detalhes de uma parte de um ECG conhecida como onda T e da forma como ela se correlacionava com os níveis de potássio no sangue. Na medicina, sabemos há décadas que ondas T altas podem significar altos níveis de potássio e que um nível de potássio acima de 5,0 mEq/L é perigoso. Pessoas com doença renal correm o risco de desenvolver esses níveis de potássio. Quanto maior o nível sanguíneo acima de 5, maior o risco de morte súbita por arritmias cardíacas, especialmente em pacientes com doença renal avançada ou em hemodiálise. As descobertas de Friedman foram baseadas na correlação dos níveis de ECG e potássio em apenas 12 pacientes antes, durante e após a diálise. Eles publicaram suas descobertas em um obscuro jornal de eletrofisiologia cardíaca em 2015; o subtítulo do artigo era "Proof of Concept for a Novel 'BloodLess' Blood Test".[1] Eles relataram que, com mudanças no nível de potássio, mesmo na faixa normal (3,5-5,0), diferenças tão baixas quanto 0,2 mEq/L poderiam ser detectadas por máquina via ECG, mas não por uma revisão do traçado pelo olho humano.

Friedman e sua equipe estavam empenhados em seguir essa ideia com a nova maneira de obter ECGs, por meio de *smartphones* ou relógios inteligentes, e incorporar ferramentas de IA. Em vez de aproximar-se de grandes empresas como a Medtronic ou a Apple, eles optaram por abordar o CEO da AliveCor, Vic Gundotra, em fevereiro de 2016, pouco antes da adesão de Petterson e Prakash. Gundotra é outro ex-engenheiro do Google que me disse que ingressou na AliveCor porque acreditava que havia muitos sinais esperando para serem descobertos em um ECG.[2] No fim das contas, até o final do ano, a Mayo Clinic e a AliveCor tinham ratificado um acordo para avançar juntas.

A Mayo Clinic tem um número considerável de pacientes, o que deu à AliveCor um conjunto de treinamento com mais de 1,3 milhão de ECGs de 12 derivações coletados de pacientes ao longo de mais de 20 anos, juntamente com os níveis correspondentes de potássio no sangue obtidos dentro de 1 a 3 horas após o ECG, para o desenvolvimento de um algoritmo. Mas quando esses dados foram analisados, foi um fracasso (Figura 4.1).

Aqui, as "verdades fundamentais" (*ground truths*), isto é, os níveis reais de potássio (K^+) no sangue, são plotadas no eixo x, enquanto os valores previstos pelo algoritmo estão no eixo y. Eles estão por todo o lugar. Foi previsto que um valor real de K^+ de quase 7 fosse 4,5; a taxa de erro era inaceitável. A equipe da AliveCor, depois de fazer várias viagens a Rochester, Minnesota, para trabalhar com o grande conjunto de dados, muitas delas no auge do inverno, mergulhou no que Gundotra chamou de "três meses no vale do desespero" enquanto tentava descobrir o que havia dado errado.

Petterson, Prakash e sua equipe dissecaram os dados. No início, aquilo lhes pareceu mais uma autópsia, até que tiveram uma ideia para uma possível

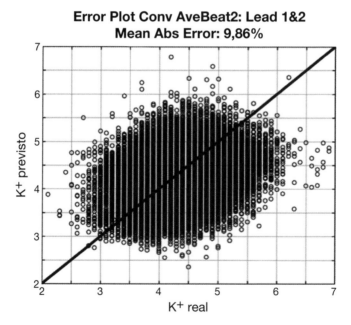

Figura 4.1 Gráfico de dados da Mayo Clinic prevendo valores de potássio (K^+) a partir do eletrocardiograma *versus* valores reais baseados em laboratório. Fonte: Dados da AliveCor.

volta por cima. A Mayo Clinic filtrou seu enorme banco de dados de ECG para fornecer apenas pacientes ambulatoriais, o que direcionou a amostra para indivíduos mais saudáveis e, como seria de esperar de pessoas andando por aí, um número bastante limitado com altos níveis de potássio. E se todos os pacientes que estavam hospitalizados na época fossem analisados? Isso não apenas resultaria em uma proporção maior de pessoas com altos níveis de potássio, mas os níveis sanguíneos teriam sido medidos mais perto da hora do ECG.

Eles também pensaram que talvez as principais informações não estivessem todas na onda T, como supunha a equipe de Friedman. Então, por que não analisar todo o sinal de ECG e ignorar a suposição humana de que todas as informações úteis teriam sido codificadas na onda T? Eles pediram à Mayo Clinic que criasse um conjunto de dados melhor e mais amplo para trabalharem. E a Mayo fez isso. Agora, seu algoritmo podia ser testado com 2,8 milhões de ECGs incorporando todo o padrão de ECG, e não apenas a onda T, com 4,28 milhões de níveis de potássio. E o que aconteceu?

Eureca! A taxa de erro caiu para 1%, e a curva da característica de operação do receptor (ROC), uma medida de precisão preditiva em que 1,0 é perfeito, subiu de 0,63 no momento do gráfico de dispersão (Figura 4.1) para 0,86. Vamos nos referir muito às curvas ROC ao longo do livro, pois elas são consideradas uma das melhores maneiras de mostrar (ressaltando *uma* delas e chamando a atenção para o fato de que o método foi duramente criticado e que há esforços contínuos para desenvolver melhores métricas de desempenho) e quantificar a precisão, traçando a taxa de verdadeiro-positivos contra a taxa de falso-positivos (Figura 4.2). O valor que indica precisão é a área sob a curva, de forma que 1,0 é perfeito e 0,50 é a linha diagonal "sem valor", o equivalente a um cara ou coroa. A área de 0,63 que a AliveCor obteve inicialmente é considerada ruim. Em geral, 0,80 a 0,90 é considerado bom, e 0,70 a 0,80 é razoável. Eles ainda validaram prospectivamente seu algoritmo em 40 pacientes em diálise com ECGs e níveis de potássio simultâneos.

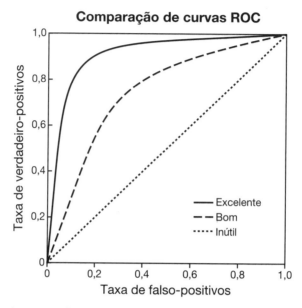

Figura 4.2 As curvas da característica de operação do receptor (ROC) das taxas de verdadeiro *versus* falso-positivos, com exemplos de inútil, bom e excelente representados graficamente. Fonte: Adaptada de "Receiver Operating Characteristic," *Wikipedia* (2018): https://en.wikipedia.org/wiki/Receiver_operating_characteristic.

A AliveCor agora tinha os dados e o algoritmo para apresentar à *Food and Drug Administration* (FDA) a fim de obter autorização para comercializar o algoritmo de detecção de altos níveis de potássio em um *smartwatch*.

A experiência da AliveCor trouxe lições vitais para quem quer aplicar a IA à medicina. Quando perguntei a Petterson o que ele aprendeu, ele disse: "Não filtre os dados muito cedo. (...) Eu estive no Google. Vic esteve no Google. Simon esteve no Google. Já tínhamos aprendido essa lição antes, mas às vezes você precisa aprendê-la várias vezes. O aprendizado de máquina tende a funcionar melhor se você fornecer dados suficientes e os dados mais brutos que puder. Porque se você tiver o suficiente, ela deve ser capaz de filtrar o ruído sozinha".[3]

"Na medicina, você tende a não ter o suficiente. Isso não é uma pergunta de pesquisa. Não há 1 bilhão chegando a cada minuto... Quando você tem um conjunto de dados de 1 milhão de entradas na medicina, é um conjunto de dados gigante. Portanto, a ordem ou magnitude em que o Google trabalha não é apenas mil vezes maior, mas 1 milhão de vezes maior." Filtrar os dados para que uma pessoa possa anotá-los manualmente é uma péssima ideia. A maioria das aplicações de IA na medicina não reconhece isso, mas ele me disse: "Essa é uma espécie de mudança sísmica que eu acho que precisa acontecer neste setor".[4]

Podemos ver alguns fundamentos para o desenvolvimento algorítmico de aprendizado profundo. Acertar a rotulagem ou as verdades fundamentais é essencial: a entrada para o algoritmo precisa estar correta para que a saída do algoritmo tenha alguma chance de ser útil. Quando os valores de potássio não foram medidos perto do momento do ECG, a chance de fazer uma previsão precisa foi significativamente prejudicada. Filtrar a amostra de pacientes apenas para pacientes ambulatoriais – porque a princípio parecia às pessoas envolvidas a melhor coorte para analisar – quase acabou com o projeto, assim como a suposição humana de que o melhor dado de entrada estaria na onda T e não em todo o sinal de ECG.

A IA de aprendizado profundo tem tudo a ver com entradas e saídas. Como diz Andrew Ng, uma estrela do *rock* em IA, "o mapeamento de entrada e saída é uma nova superpotência". Os algoritmos gostam de comer dados – quanto mais, melhor –, mas esses dados precisam incluir grande parte de toda a gama de valores das entradas para obter uma visão geral das saídas. Isso me faz lembrar dos cuidados prestados aos pacientes na unidade de terapia intensiva: uma das principais métricas a ser avaliada todos os dias é a quantidade de líquido que o paciente recebe *versus* a quantidade de urina produzida. Sem registros precisos de entradas e saídas, podemos tratar o paciente de forma inadequada, talvez aumentando os fluidos intravenosos ou prescrevendo diuréticos. Em ambos os casos, entradas e saídas ruins podem matar um paciente.

Paralelamente ao projeto *smartwatch* de potássio, a AliveCor estava buscando a detecção da fibrilação atrial (FA), o ritmo cardíaco subjacente ao risco de derrame. Nosso risco vitalício de desenvolver fibrilação atrial (FA) é superior a 30%, e o risco de derrame em pessoas com FA é de 3% ao ano. Como resultado, diagnosticar um período de FA em uma pessoa sem sintomas pode ser muito importante, revelando a necessidade potencial de anticoagulantes preventivos. Em 2015, seu cardiologista fundador, David Albert, apresentou a ideia em uma reunião científica. A abordagem consistia em um aprendizado profundo sobre a frequência cardíaca esperada de uma pessoa quando em repouso e durante a atividade, para fornecer uma variedade de possíveis frequências cardíacas seguras para o indivíduo. Digamos que sua frequência cardíaca enquanto está sentado por um tempo geralmente seja 60, mas de repente ela sobe para 90. Se o acelerômetro do relógio indicar que você ainda está sentado, o algoritmo entrará em ação para detectar uma anormalidade, alertando o usuário do relógio para gravar um ECG. Isso seria feito colocando o polegar na pulseira.

Prakash, Petterson e os outros três membros da equipe de IA da AliveCor desenvolveram um algoritmo de aprendizado profundo que eles chamaram de SmartRhythm, uma rede neural que usava os últimos 5 minutos de atividade de uma pessoa. Para ser prático, esse algoritmo precisa ser integrado a um *smartwatch* ou outro dispositivo que possa avaliar a frequência cardíaca continuamente. Quando a Apple lançou seu primeiro relógio em 2015, ela só conseguia registrar a frequência cardíaca por 5 horas. Mas as versões do Apple Watch 2 e 3 têm essa capacidade, usando seu sensor óptico de pletismografia (as luzes verdes piscantes na parte de trás do relógio, usadas por muitos fabricantes como a Fitbit). A maior duração da bateria do Apple Watch 3 permite o registro contínuo da frequência cardíaca de 24 horas – exatamente o que o SmartRhythm precisava para pegar carona. Pelo menos durante as horas de vigília, havia, pela primeira vez, uma forma de uma pessoa sem sintomas diagnosticar a FA e reduzir o risco de derrame.

Em 30 de novembro de 2017, menos de um ano e meio após a entrada de Petterson e Prakash na empresa, a FDA aprovou a pulseira Kardia da

AliveCor, que substitui a pulseira Apple Watch e ajuda o usuário a detectar FA, alertando "possível FA". Esse foi o primeiro algoritmo de IA aprovado pela FDA para ajudar os consumidores em um autodiagnóstico médico.

Enquanto isso, a Apple, ciente do momento do anúncio do Kardia da AliveCor, comunicou no mesmo dia o lançamento de um grande ensaio clínico chamado Apple Heart Study, conduzido em colaboração com a Universidade de Stanford, para usar seu sensor de frequência cardíaca para detecção de FA.[5] No caso da Apple, a detecção é baseada em uma frequência cardíaca irregular, o que leva a uma consulta de telemedicina com médicos da American Well. Em seguida, os pacientes recebem um adesivo tipo band--aid para usar, o qual registra pelo menos uma semana de ECG contínuo. Esse é um caminho bem mais tortuoso para fazer o diagnóstico de FA do que colocar o polegar na pulseira. A grande Apple acabara de ser derrotada pela pequena AliveCor.

Pelo menos por cerca de nove meses. Em setembro de 2018, a Apple anunciou, com muito alarde em seu evento anual, que seu algoritmo de detecção de FA havia sido aprovado pela FDA para o Apple Watch Series 4, que seria lançado em breve, e que era "o primeiro dispositivo de ECG sem receita médica oferecido aos consumidores" e "o melhor guardião de sua saúde". Não era bem isso, em nenhum dos casos.[6]

Os dois projetos da AliveCor para nível de potássio e detecção de FA ilustram muitas das capacidades distintas da IA, como detectar coisas que os humanos não conseguem, superar os vieses humanos e fornecer monitoramento de forma verdadeiramente individualizada. Esses algoritmos de ritmo cardíaco e potássio podem parecer pequenos avanços, mas representam o que pode ser alcançado e se traduzem em algum valor prático. Afinal, mais de 35 milhões de pessoas usam Apple Watches. Por fim, os sucessos da AliveCor mostram que, na era da IA na medicina, Davi definitivamente ainda pode vencer Golias.

74 Eric Topol

Neste capítulo, quero discutir algo sobre como esses avanços – e outros que veremos ao longo deste livro – funcionam. Não pretendo me aprofundar muito no aprendizado profundo, a tecnologia subjacente a muitas tecnologias. Para isso, há um livro didático excepcional chamado *Deep Learning*, escrito por Ian Goodfellow, um jovem e brilhante cientista da equipe do Google Brain, e colaboradores.[7] Meu plano é evitar o âmago da questão e, em vez disso, tentar abordar apenas o que é mais pertinente à medicina sobre as tecnologias que examinamos. No entanto, alguma ancoragem fora da medicina é essencial, pois a IA é muito mais desenvolvida fora da medicina do que dentro dela. Se não fossem os pioneiros e sua persistência, não estaríamos em condições de aplicar a IA na medicina. Por esse motivo, analisarei os principais precedentes aqui, bem como os termos e uma linha do tempo.

Na Tabela 4.1 e na Figura 4.3, forneço um glossário dos principais termos que usarei ao longo do livro. Há um que pretendo destacar especificamente, porque é de extrema importância e também porque nem todo mundo concorda exatamente com o que ele significa. Eu já usei a palavra "algoritmo" várias vezes para descrever os projetos da AliveCor. Mas o que é isso? Sempre achei, em um sentido reducionista, que significava "se isso,

Tabela 4.1 Glossário

Inteligência artificial (IA)— a ciência e a engenharia da criação de máquinas inteligentes que têm a capacidade de atingir metas como os humanos por meio de uma constelação de tecnologias

Rede neural (RN)— construções de *software* modeladas de acordo com a forma como se entendia que os neurônios adaptáveis no cérebro funcionavam, em vez de instruções rígidas guiadas por humanos

Aprendizado profundo— um tipo de rede neural, o subconjunto do aprendizado de máquina composto por algoritmos que permitem que o *software* se treine para realizar tarefas processando redes de dados em várias camadas

Aprendizado de máquina— a capacidade dos computadores de aprender sem serem programados explicitamente, com mais de 15 abordagens diferentes, como Random Forest, redes bayesianas, usos de máquinas Support Vector, algoritmos de computador para aprender com exemplos e experiências (conjuntos de dados) em vez de métodos predefinidos e baseados em regras rígidas

(continua)

Medicina profunda **75**

Tabela 4.1 Glossário *(Continuação)*

Aprendizado supervisionado— um processo de otimização por tentativa e erro baseado em dados rotulados; algoritmo que compara os resultados com os resultados corretos durante o treinamento

Aprendizado não supervisionado— as amostras de treinamento não são rotuladas; o algoritmo apenas procura padrões, ensina-se sozinho

Rede neural convolucional— usando o princípio da convolução, uma operação matemática que basicamente usa duas funções para produzir uma terceira; em vez de alimentar todo o conjunto de dados, ela é dividida em blocos sobrepostos com pequenas redes neurais e agrupamento máximo, usado sobretudo para imagens

Processamento de linguagem natural— a tentativa de uma máquina de "entender" a fala ou a linguagem escrita como humanos

Redes adversárias generativas – um par de redes neurais treinadas em conjunto, uma generativa e outra discriminativa, em que a primeira gera imagens falsas e a segunda tenta distingui-las de imagens reais

Aprendizado por reforço— um tipo de aprendizado de máquina que muda o foco para uma meta abstrata ou tomada de decisão, uma tecnologia para aprender e executar ações no mundo real

Rede neural recorrente— para tarefas que envolvem entradas sequenciais, como fala ou linguagem, essa rede neural processa uma sequência de entrada, um elemento por vez

Retropropagação— um algoritmo para indicar como uma máquina deve alterar seus parâmetros internos que são usados para calcular a representação em cada camada a partir da representação na camada anterior, repassando os valores pela rede; como as sinapses são atualizadas ao longo do tempo; os sinais são enviados automaticamente de volta pela rede para atualizar e ajustar os valores de ponderação

Aprendizado de representação— conjunto de métodos que permite que uma máquina com dados brutos descubra automaticamente as representações necessárias para detecção ou classificação

Transferência de aprendizado— a capacidade de uma IA de aprender com diferentes tarefas e aplicar seu conhecimento anterior a uma tarefa completamente nova

Inteligência artificial geral— executa uma ampla variedade de tarefas, incluindo qualquer tarefa humana, sem ser explicitamente programada

Fontes: *Artificial Intelligence and Life in 2030,* S. Panel, ed. (Stanford, CA: Stanford University, 2016); J. Bar, "Artificial Intelligence: Driving the Next Technology Cycle," in *Next Generation* (Zurich: Julius Baer Group, 2017); Chollet, F., *Deep Learning with Python* (Shelter Island, New York: Manning, 2017); T. L. Fonseca, "What's Happening Inside the Convolutional Neural Network? The Answer Is Convolution," *buZZrobot* (2017); A. Geitgey, "Machine Learning Is Fun! Part 3: Deep Learning and Convolutional Neural Networks," *Medium* (2016); Y. LeCun, Y. Bengio, and G. Hinton, "Deep Learning," *Nature* (2015): 521(7553), 436–444; R. Raicea, "Want to Know How Deep Learning Works? Here's a Quick Guide for Everyone," *Medium* (2017); P. Voosen, "The AI Detectives," *Science* (2017): 357(6346), 22–27.

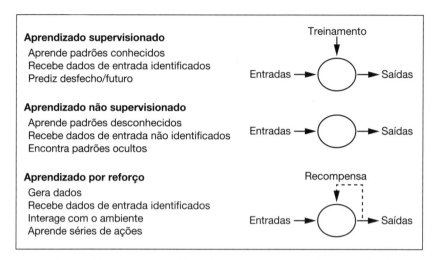

Figura 4.3 Explicações esquemáticas de três tipos de aprendizado profundo. Fonte: Adaptada de G. Choy, "Current Applications and Future Impact of Machine Learning in Radiology", *Radiology* (2018): 288(2), 318–328.

então aquilo". Mas como este livro é essencialmente sobre medicina algorítmica e seu impacto, temos que expandir isso. Em seu livro *The Master Algorithm,* meu amigo Pedro Domingos, professor de ciência da computação na Universidade de Washington, define um algoritmo como "uma sequência de instruções dizendo a um computador o que fazer" e especifica que "todo algoritmo tem uma entrada e uma saída".[8] Isso é simples, bastante amplo e incluiria algo tão básico quanto digitar números em uma calculadora. Mas ele continua: "Se todos os algoritmos parassem de funcionar de repente, seria o fim do mundo como o conhecemos". Claramente, os algoritmos são muito mais do que apenas "se isso, então aquilo"!

Massimo Mazzotti, professor da UC Berkeley, detalha ainda mais o significado de algoritmo, capturando uma variedade de recursos atuais de IA:

No entanto, as definições concisas agora desapareceram. Raramente usamos a palavra "algoritmo" para nos referirmos apenas a um conjunto de instruções. Em vez disso, a palavra agora em geral significa um programa executado em uma máquina física, bem como *seus efeitos em outros sistemas*. Assim, os algoritmos se tornaram agentes, e é em parte por isso que eles dão origem a tantas metáforas sugestivas. Os algoritmos agora *fazem* coisas. Eles determinam aspectos importantes da nossa realidade social. Eles geram novas formas de subjetividade e novas relações sociais. Eles são a forma como mais de um bilhão de pessoas chegam aonde estão indo. Eles nos libertam de analisar uma infinidade de resultados irrelevantes. Eles dirigem carros. Eles fabricam mercadorias. Eles decidem se um cliente é digno de crédito. Eles compram e vendem ações, moldando, assim, os mercados financeiros todo-poderosos. Eles podem até ser criativos; na verdade, de acordo com o engenheiro e autor Christopher Steiner, eles já compuseram sinfonias "tão comoventes quanto as compostas por Beethoven".[9]

Em *Homo Deus,* Yuval Noah Harari dá aos algoritmos uma proeminência notável e a definição mais ampla possível – organismos e ser humano – que eu já vi:

> O dogma atual afirma que os organismos são algoritmos e que os algoritmos podem ser representados em fórmulas matemáticas (...) "Algoritmo" é indiscutivelmente o conceito singular mais importante em nosso mundo. Se quisermos compreender nossa vida e nosso futuro, devemos fazer todo o esforço para compreender o que é um algoritmo e como eles estão ligados às emoções (...) [E]moções são algoritmos bioquímicos vitais para a sobrevivência e reprodução de todos os mamíferos. (...) 99% de nossas decisões – incluindo as escolhas de vida mais importantes em relação a cônjuges, carreiras e hábitats – são tomadas por algoritmos altamente refinados que chamamos de sensações, emoções e desejos.[10]

Ele chama essa fé no poder do algoritmo de "dataísmo" e tem uma visão sombria do futuro, chegando a ponto de dizer: "O *Homo sapiens* é um algoritmo obsoleto".[11]

Foram necessárias apenas três fontes para percorrermos todo o mapa. (Vou ficar com apenas uma definição para a maioria dos outros termos na Tabela 4.1.) Coletivamente, no entanto, acho que eles fazem um ótimo trabalho ao retratar a amplitude, a cor e a importância da ideia de um algoritmo.

78 Eric Topol

Também é útil pensar que os algoritmos existem em um *continuum*, desde aqueles que são totalmente guiados por humanos até aqueles que são totalmente guiados por máquina, com o aprendizado profundo na extremidade mais distante da escala.[12]

UMA BREVE HISTÓRIA

Com toda a conversa e burburinho ao redor da IA nos dias de hoje, seria fácil pensar que se trata de algum tipo de nova invenção, mas, conceitualmente, ela remonta a pelo menos 80 anos. Em 1936, Alan Turing publicou um artigo sobre sistemas poderosos, automatizados e inteligentes – um computador universal – intitulado "On Computable Numbers, with an Application to the *Entscheidungsproblem*".[13] Não entendo a infinidade de equações nessa joia de 36 páginas, mas devo concordar com sua afirmação: "Agora estamos em posição de mostrar que o problema de *Entscheidungsproblem* não pode ser resolvido", tanto porque não consigo dizê-lo quanto por não ter a mínima ideia do que seja isso! Um artigo subsequente de Turing em 1950 é visto como uma referência clássica para o campo da IA.[14]

Vários anos depois, em 1943, Warren McCullogh e Walter Pitts, ambos engenheiros elétricos, publicaram o primeiro artigo descrevendo "unidades lógicas" e nomeando um neurônio artificial, a base e o modelo do que ficou amplamente conhecido como redes neurais. Considerando alguns paralelos impressionantes entre neurônios e circuitos elétricos, não é surpresa que esses engenheiros elétricos pioneiros tenham pensado em uma maneira de imitar a forma como o cérebro aprende. O termo "inteligência artificial" foi cunhado por John McCarthy em 1955. A cobertura de 1958 do *New York Times* sobre o Perceptron de Frank Rosenblatt, que descreveríamos nos termos atuais como uma rede neural de uma camada, é o epítome do *hype*: "um embrião de um computador eletrônico" que, previu o *Times*, "será capaz de andar, falar, ver, escrever, se reproduzir e ter consciência de sua existência". Pouco depois, em 1959, Arthur Samuel usou o termo "aprendizado de máquina" pela primeira vez. Outros destaques – e são muitos – são mencionados na linha do tempo apresentada na Tabela 4.2.

Essas tecnologias, apesar de sua proeminência hoje, não foram o cerne da IA nas primeiras décadas de sua existência. O campo avançava com

Tabela 4.2 Linha do tempo da IA

1936 – Artigo de Turing (Alan Turing)
1943 – Rede neural artificial (Warren McCullogh, Walter Pitts)
1955 – Termo "inteligência artificial" cunhado (John McCarthy)
1957 – Previsão de 10 anos para a IA vencer os humanos no xadrez (Herbert Simon)
1958 – Perceptron (rede neural de camada única) (Frank Rosenblatt)
1959 – Aprendizado de máquina descrito (Arthur Samuel)
1964 – ELIZA, o primeiro *chatbot*
1964 – Sabemos mais do que podemos dizer (paradoxo de Michael Polany)
1969 – Questionamento da viabilidade da IA (Marvin Minsky)
1986 – Rede neural (RN) multicamada (Geoffrey Hinton)
1989 – RN convolucional (Yann LeCun)
1991 – RN com processamento de linguagem natural (Sepp Hochreiter, Jurgen Schmidhuber)
1997 – Deep Blue vence no xadrez (Garry Kasparov)
2004 – Veículo autônomo, Deserto de Mojave (Desafio DARPA)
2007 – Lançamento da ImageNet
2011 – IBM vs. campeões do *Jeopardy!*
2011 – RN com reconhecimento de fala (Microsoft)
2012 – Classificação ImageNet e reconhecimento de vídeo de gatos da Universidade de Toronto (Google Brain, Andrew Ng, Jeff Dean)
2014 – Reconhecimento facial DeepFace (Facebook)
2015 – DeepMind vs. Atari (David Silver, Demis Hassabis)
2015 – Primeira conferência de risco de IA (Max Tegmark)
2016 – AlphaGo vs. Go (Silver, Demis Hassabis)
2017 – AlphaGo Zero vs. Go (Silver, Demis Hassabis)
2017 – Libratus vs. pôquer (Noam Brown, Tuomas Sandholm)
2017 – Lançamento do Instituto AI Now

80 Eric Topol

base em sistemas especializados baseados em lógica, quando o pessimismo tomou conta dos cientistas da computação, que reconheceram que as ferramentas não estavam funcionando. Essa má fase, junto com uma redução séria da produção de pesquisa e do apoio financeiro, levou ao "inverno da IA", como ficou conhecido, o qual durou cerca de 20 anos. Ela começou a sair da hibernação quando o termo "aprendizado profundo" foi cunhado por Rina Dechter em 1986 e posteriormente popularizado por Geoffrey Hinton, Yann LeCun e Yoshua Bengio. No final da década de 1980, as redes neurais profundas (RNPs) ou de multicamadas estavam ganhando considerável interesse e o campo voltou à vida. Um artigo seminal da *Nature*, em 1986, de David Rumelhart e Geoffrey Hinton sobre retropropagação, forneceu um método algorítmico para correção automática de erros em redes neurais e reacendeu o interesse pelo campo.[15] Descobriu-se que esse era o cerne do aprendizado profundo, ajustando os pesos dos neurônios das camadas anteriores para obter a máxima precisão na saída da rede. Como disse Yann LeCun, ex-aluno de pós-doutorado de Hinton, "Seu artigo foi basicamente o alicerce da segunda onda de redes neurais".[16] Alguns anos depois, Yann foi considerado o pai das redes neurais convolucionais, ainda muito usadas hoje para aprendizado profundo de imagens.

O público não sabia muito sobre a evolução da história da IA até 1997, quando o Deep Blue da IBM venceu Garry Kasparov no xadrez. A capa da *Newsweek* chamou a partida de "The Brain Last Stand". Embora a escolha do nome Deep Blue pela IBM possa ter sugerido que ele usava um algoritmo de RNP, era apenas um algoritmo heurístico baseado em regras. No entanto, essa foi a primeira vez que a IA levou a melhor em uma tarefa sobre um humano campeão mundial e, infelizmente, enquadrada dessa forma, ajudou a propagar a guerra entre máquinas e homens, como mostra o título do artigo da *New Yorker* de 2017, "A.I. Versus M.D".[17] A relação contraditória entre os humanos e sua tecnologia, que tinha uma longa história remontando à máquina a vapor e à primeira Revolução Industrial, havia sido reavivada.

O livro de Kasparov, *Deep Thinking,* lançado duas décadas depois, fornece uma visão pessoal digna de nota sobre esse momento decisivo da IA. Um mês após a partida, ele escreveu na *Time* que achava que podia sentir "um novo tipo de inteligência do outro lado da mesa". Ele lembrou: "A multidão de fotógrafos ao redor da mesa não incomoda um computador. Não é possível olhar nos olhos do oponente para ler seu humor ou ver se a mão dele hesita um pouco acima do relógio, indicando falta de confiança em sua escolha. Como alguém que acredita no xadrez como uma forma de guerra psicológica, não apenas intelectual, jogar contra algo sem psique foi preocupante desde o início". Dois dos comentários de Kasparov sobre aquela partida histórica me impressionaram: um deles foi sua observação de que "eu não estava com nenhuma vontade de jogar". O outro foi que "pelo menos [o Deep Blue] não teve prazer em me vencer".[18] Esses serão temas importantes em nossa discussão sobre o que a IA pode (e não pode) fazer pela medicina.

Mesmo que o Deep Blue não tivesse muito a ver com aprendizado profundo, o dia da tecnologia estava chegando. A fundação da ImageNet por Fei-Fei Li em 2007 teve um significado histórico. Esse enorme banco de dados de 15 milhões de imagens rotuladas ajudaria a destacar a RNP como uma ferramenta para visão computacional. Em paralelo, o processamento de linguagem natural para reconhecimento de fala baseado em RNP na Microsoft e no Google estava em pleno andamento. Mais à vista do público estava a competição homem *versus* máquina em 2011, quando o Watson da IBM venceu os campeões humanos do *Jeopardy!* Apesar da IA relativamente primitiva usada, a qual não tinha nada a ver com redes de aprendizado profundo e dependia do acesso rápido ao conteúdo da *Wikipédia,* a IBM a comercializou com maestria como um triunfo da IA.

A década seguinte testemunhou um desempenho extraordinário da máquina. O aprendizado profundo foi impulsionado em 2012 com a publicação de uma pesquisa de Hinton e seus colegas da Universidade de Toronto que mostrou um progresso considerável no reconhecimento de imagens em grande escala.[19] O progresso no reconhecimento de imagens sem rótulo foi notável em 2012, quando a equipe do Google Brain, liderada por Andrew Ng e Jeff Dean, desenvolveu um sistema baseado em 100 computadores e 10 milhões de imagens que podia reconhecer gatos em vídeos do YouTube. Foi relatado que o DeepFace do Facebook tinha 97% de precisão de reconhecimento facial em 2014. Para a medicina, um artigo marcante da *Nature* em 2017 sobre o diagnóstico de câncer de pele usando RNP, igualando a precisão dos dermatologistas, significou o impacto da IA em nossa área de interesse.[20] E, como veremos, apesar dos equívocos ou do *marketing* do Deep Blue e do Watson, a RNP e as redes neurais relacionadas viriam a dominar os jogos, incluindo Atari, AlphaGo e pôquer.

REDES NEURAIS PROFUNDAS

Grande parte da dinâmica atual da IA – uma mudança tão dramática quanto a explosão cambriana da evolução há 500 milhões de anos – está ligada ao sucesso das redes neurais profundas. A era das RNPs, em muitos aspectos, não teria surgido sem uma tempestade perfeita de quatro componentes. Primeiro, estão os enormes conjuntos de dados (também conhecidos como "grandes" ou "big") para treinamento, como os 15 milhões de imagens rotuladas da ImageNet; a vasta biblioteca de vídeos do YouTube, que cresce a uma velocidade de 300 horas de vídeo a cada minuto; a coleção de dados de direção da Tesla, que adiciona 1 milhão de milhas de dados de direção a cada hora; a coleção de dados de voo das companhias aéreas, que cresce 500 Gb a cada voo de avião; ou a biblioteca do Facebook de bilhões de imagens ou 4,5 bilhões de traduções de idiomas por dia.[21] Em segundo lugar, estão as unidades de processamento gráfico (GPUs) dedicadas a executar funções computacionalmente intensivas com arquitetura paralela maciça, originadas na indústria de *videogames*. Uma publicação de 2018 sobre a rede neural profunda óptica difrativa (RNP^2) levou Pedro Domingos a afirmar: "Abandonem as GPUs. Agora podemos fazer aprendizado profundo na velocidade da luz".[22] O terceiro componente é a computação em nuvem e sua capacidade de armazenar uma quantidade enorme de dados de forma econômica. E o quarto são os módulos de desenvolvimento algorítmico de código aberto, como o TensorFlow do Google, o Cognitive Kit da Microsoft, o Caffe da UC Berkeley, o PyTorch do Facebook e o Paddle do Baidu, que tornam o trabalho com IA acessível.

Uma rede neural profunda (Figura 4.4) é estruturada como um sanduíche virado de lado. Mas, em vez do BLT estático, temos dados se movendo por camadas de cálculos, extraindo recursos de alto nível de dados sensoriais brutos, uma verdadeira sequência de cálculos. É importante ressaltar que as camadas não são projetadas por humanos; na verdade, elas estão escondidas dos usuários humanos e são ajustadas por técnicas como a retropropagação de Geoff Hinton quando uma RNP interage com os dados. Usaremos um exemplo de uma máquina sendo treinada para ler radiografias de tórax. Milhares de radiografias de tórax, lidas e rotuladas com diagnósticos por radiologistas especialistas, fornecem as verdades fundamentais com as quais a rede pode aprender (Figura 4.5). Uma vez treinada, a rede está pronta para

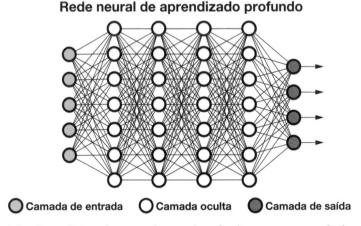

Figura 4.4 A arquitetura de uma rede neural profunda com uma camada de entrada, muitas camadas ocultas e a camada de saída.

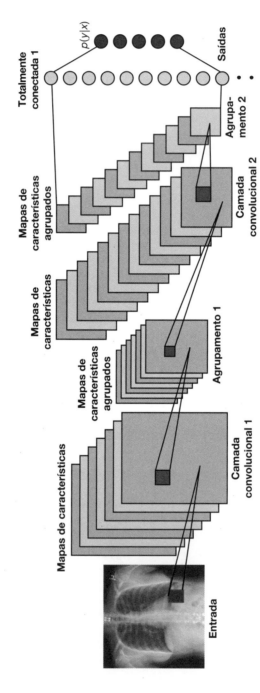

Figura 4.5 Esquema de uma rede neural profunda convolucional para interpretação de radiografias de tórax com uma série de camadas convolucionais para mapeamento, agrupamento e previsão de características.

a entrada de uma radiografia de tórax não identificada. Os dados passam por várias camadas ocultas de neurônios, de 5 a 1.000, cada uma respondendo a características diferentes na imagem de raios X, como formas ou bordas. À medida que a imagem (dados propagados) vai para camadas mais elevadas, os recursos e estruturas ficam mais complexos. Quanto mais profunda a rede, por número de camadas, maior a complexidade que ela pode extrair da imagem de entrada. Na camada superior, os neurônios agora diferenciaram totalmente as características e estão prontos para a saída, prevendo o que a radiografia de tórax mostra, com base em seu treinamento.[23] As RNPs, com essa espinha dorsal estrutural, podem ser funcionalmente consideradas como uma tecnologia de utilidade geral ou de uso geral, assim como a máquina a vapor ou a eletricidade.[24] E, assim como essas tecnologias, tais redes neurais podem ser aplicadas a todos os tipos de problemas. Antes da medicina, essas redes eram aplicadas sobremaneira em quatro áreas principais: jogos, imagens, voz e fala e carros sem motorista. Cada uma tem lições para nós enquanto exploramos o que o aprendizado profundo pode fazer pela medicina.

JOGOS

Mesmo antes da histórica partida de xadrez Deep Blue–Kasparov em 1997, a IA havia levado a melhor sobre os especialistas humanos em outros jogos, incluindo Othello, damas (que tem 500 bilhões de bilhões de posições possíveis) e Scrabble.[25] Mas, para tudo isso, a IA usou algoritmos baseados em regras, às vezes conhecidos como GOFAI, que significa "a boa e velha IA" (*good old-fashioned AI*). Isso mudou em 2015, quando o DeepMind venceu o clássico *videogame* Breakout da Atari. A primeira frase do artigo da *Nature* descrevendo a empreitada é um prenúncio importante para a IA de RNP subsequente: "Decidimos criar um único algoritmo capaz de desenvolver uma ampla gama de competências em uma variedade de tarefas desafiadoras – uma meta central da IA que os esforços anteriores deixaram escapar". O algoritmo integrou uma rede neural convolucional com aprendizado por reforço, manobrando uma raquete para bater em um tijolo na parede.[26] Isso foi classificado como um momento "caramba" por Max Tegmark, como ele contou em seu livro *Vida 3.0*: "A IA foi simplesmente instruída a maximizar a pontuação, produzindo, em intervalos regulares, números que nós (mas não a IA) reconheceríamos como códigos para quais teclas pressionar". De acordo com o líder da DeepMind, Demis Hassabis, a estratégia com que a DeepMind aprendeu a jogar era desconhecida para qualquer humano "até que eles a aprenderam com a IA que eles próprios haviam criado". Portanto, você pode interpretar isso como uma IA superando o desempenho de *videogame* não apenas de profissionais humanos, mas também de seus criadores. Os humanos foram vencidos em muitos outros *videogames* desde então, incluindo 49 diferentes jogos da Atari.[27]

Um ano depois, em 2016, a IA de RNP começou a superar humanos diretamente, quando um programa chamado AlphaGo triunfou sobre Lee Sodol, campeão mundial no jogo chinês Go. Havia muita preparação para o aprendizado profundo: treinamento em 30 milhões de posições no tabuleiro, o que ocorreu em 160 mil jogos da vida real. De acordo com Edward Lasker, um grande mestre de xadrez, "As regras do Go são tão elegantes, orgânicas e rigorosamente lógicas que, se existem formas de vida inteligentes em outras partes do Universo, elas quase certamente jogam Go".[28] Sua elegância pode explicar por que mais de 280 milhões de pessoas assistiram ao torneio ao vivo. Esse número, no entanto, é amplamente superado pelo número de posições Go possíveis – há cerca de $2,081681994 \times 10^{170}$, o que equivale a duzentos quinquinquagintilhões – o qual é muito maior do que o número de átomos no universo, fato que ajuda a explicar por que era um desafio bem mais interessante do que um jogo como damas ou xadrez.[29] Go é jogado há pelo menos 3 mil anos, e os especialistas do jogo previram em 2015 que levaria pelo menos mais uma década até que a IA pudesse vencer. Foi preciso combinar a RNP (aprendizado supervisionado e por reforço) com a GOFAI, no último caso, uma busca na árvore de Monte Carlo.[30] A principal jogada vencedora (jogada 37), no final das contas, foi vista como altamente criativa – apesar do fato de ter sido produzida por uma máquina – e, talvez o mais importante de tudo, foi feita de modo a desafiar a sabedoria humana.[31]

Essa foi sem dúvida uma conquista monumental da IA para um jogo tão incrivelmente complexo e antigo. Mas não demorou muito para que essa conquista fosse superada. No outono de 2017, o AlphaGo Zero, a próxima iteração do algoritmo além do AlphaGo, conquistou o mundo dos jogos.[32] O AlphaGo Zero jogou milhões de partidas contra si mesmo, começando com movimentos aleatórios. No artigo da *Nature*, "Mastering the Game of Go Without Human Knowledge", os pesquisadores concluíram que "é possível [para um algoritmo] treinar até um nível sobre-humano, sem exemplos ou orientações humanas, sem nenhum conhecimento do domínio além das regras básicas". Também foi um exemplo impressionante do fazer mais com menos: o AlphaGo Zero, ao contrário do AlphaGo, tinha menos de 5 milhões de jogos de treinamento em comparação com 30 milhões, três dias de treinamento em vez de vários meses, uma única rede neural em comparação com duas separadas e funcionava por meio de um único *chip* de unidade de processamento tensor (TPU) em comparação com 48 TPUs e várias máquinas.[33]

Como se isso não bastasse, apenas alguns meses depois, foi publicada uma pré-impressão de que esse mesmo algoritmo AlphaGo Zero, com apenas regras básicas como entrada e sem conhecimento prévio de xadrez, jogava no nível de campeão depois de aprender sozinho por apenas 4 horas.[34] Provavelmente, esse foi mais um momento "caramba" para Tegmark, que tuitou: "Ao contrário do AlphaGo, a notícia chocante da IA aqui não é a facilidade com que o AlphaGo Zero esmagou jogadores humanos, mas a facilidade com que esmagou pesquisadores humanos de IA, que passaram décadas criando *softwares* de xadrez cada vez melhores".[35]

A IA também progrediu hiperaceleradamente para um desempenho sobre-humano no jogo Texas hold'em, a forma mais popular de pôquer. O pôquer é um "animal diferente" por um motivo importante: é um jogo de informação imperfeita. Em um jogo de informação perfeita, todos os jogadores têm as mesmas informações idênticas, uma situação chamada simetria da informação. É o caso dos jogos Go, Atari, xadrez e *Jeopardy!* Mas, com o pôquer, nenhum dos jogadores tem conhecimento total dos eventos passados. Os jogadores recebem cartas privadas e podem blefar. Três artigos na *Science* contam a história. O primeiro, em janeiro de 2015, pela equipe de ciência da computação da Universidade de Alberta, usou dois algoritmos de minimização do arrependimento (o que eles chamaram de CFR+, que significa minimização contrafactual do arrependimento) para resolver o jogo de forma "fraca" (palavra deles), "provando que o jogo é um jogo vencedor para o *dealer*".[36] O segundo artigo, em fevereiro de 2017, também da Universidade de Alberta e colaboradores, foi sobre o chamado DeepStack, que, como o próprio nome indica, usava uma RNP para derrotar jogadores profissionais de pôquer.[37]

Essa pequena vantagem da IA não durou muito tempo. Conforme relatado em dezembro de 2017 no terceiro artigo da *Science*, dois cientistas da computação da Carnegie Mellon publicaram seu algoritmo Libratus com um verdadeiro desempenho sobre-humano contra os melhores profissionais. Assim como o AlphaGo Zero, os algoritmos do Libratus não são específicos para um determinado jogo, mas se aplicam a jogos de informações ocultas e imperfeitas. Em contraste, no entanto, tanto com o precedente do DeepStack poker quanto com o AlphaGo Zero, nenhuma RNP foi usada.[38] O que o Libratus conseguiu, ser capaz de inferir quando os melhores jogadores de pôquer do mundo estavam blefando e vencê-los em um jogo tão complexo, não é pouca coisa. O sucesso extraordinário e rápido das redes neurais nos jogos sem dúvida alimentou algumas das grandes expectativas da IA na medicina. Mas a importância relativa dos jogos e da saúde das pessoas não poderia estar mais distante. Uma coisa é ter uma máquina vencendo humanos em um jogo; outra é colocar sua saúde em risco com uma medicina feita por máquinas. Essa é uma das razões pelas quais tenho medo de ver o termo "revolucionário" quando aplicado ao suposto progresso médico.

IMAGENS

A ImageNet exemplificou um ditado sobre IA: conjuntos de dados – não algoritmos – podem ser o principal fator limitante da IA em nível humano.[39] Quando Fei-Fei Li, cientista da computação agora em Stanford e que trabalha meio período no Google, fundou a ImageNet em 2007, ela rejeitou a ideia de que, idealmente, os algoritmos precisavam ser alimentados pelos Big Data e, em vez disso, buscou a anotação aprofundada de imagens. Ela reconheceu que não se tratava de Big Data; tratava-se de Big Data cuidadosa e extensivamente rotulados. Há alguns anos, ela disse: "Eu considero os dados de *pixels* em imagens e vídeos a matéria escura da internet".[40] Muitas RNPs convolucionais diferentes foram usadas para classificar as imagens em concursos anuais do ImageNet Challenge para reconhecer as melhores (como AlexNet, GoogleNet, VGG Net e ResNet). A Figura 4.6 mostra o progresso na redução da taxa de erro ao longo de vários anos, com a ImageNet terminando em 2017 com desempenho significativamente melhor do que o humano no reconhecimento de imagens. A taxa de erro caiu de 30% em 2010 para 4% em 2016. A palestra TED de 2015 de Li, "Como estamos ensinando computadores a entender imagens", foi vista mais de 2 milhões de vezes e é uma das minhas favoritas.[41]

A natureza de código aberto dos grandes dados cuidadosamente rotulados da ImageNet foi essencial para que essa transformação da interpretação de imagens de máquinas acontecesse. Seguindo o exemplo, em 2016, o Google transformou seu banco de dados Open Images, com 9 milhões de imagens em 6 mil categorias, em código aberto.

O reconhecimento de imagem não é apenas um truque para encontrar gatos em vídeos. O rosto humano está no centro das atenções. Assim como a precisão do reconhecimento facial subiu para mais de 94%, também aumentou a polêmica, com seu potencial de invadir a privacidade e promover a discriminação.[42] O Face ID da Apple em seu iPhone X em 2017 usou o

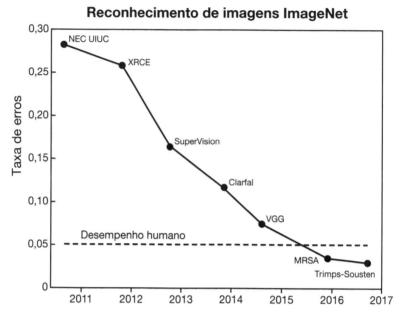

Figura 4.6 Com o tempo, a IA de aprendizado profundo superou o desempenho humano no reconhecimento de imagens. Fonte: Adaptada de Y. Shoham et al., "Artificial Intelligence Index 2017 Annual Report," *CDN AI Index* (2017): http://cdn.aiindex.org/2017-report.pdf.

reconhecimento facial como uma senha biométrica para desbloquear o telefone, como a Samsung havia feito anteriormente. A tecnologia usa o sensor frontal para escanear 3 mil pontos e criar um modelo 3D do seu rosto.[43] Isso levantou questões de privacidade. Em 2018, metade dos adultos americanos tinha suas imagens faciais armazenadas em pelo menos um banco de dados que a polícia pode pesquisar, e empresas como a Karios afirmam que já leram 250 milhões de rostos.[44] Há até alegações de que os marcadores de DNA podem permitir uma previsão precisa do rosto e, portanto, da identidade de uma pessoa, o que gerou bastante reprovação.[45] Em contraste, na direção oposta, as características faciais podem ser usadas para ajudar a diagnosticar doenças congênitas raras por meio de um aplicativo Face2Gene para *smartphone* com IA.[46] Outros estudos sugerem um uso ainda mais amplo para facilitar os diagnósticos médicos.[47]

Identificar pessoas usando imagens não se limita ao rosto. A AliveCor desenvolveu uma RNP de quatro camadas para identificar pessoas pelo ECG, de modo que, se um usuário fornecer um sensor para outra pessoa usar, ele dirá: "Isso não se parece com você". O ECG pode até ser idiossincrático o suficiente para servir como uma biometria útil, embora as mudanças dinâmicas que podem ocorrer me façam questionar seu uso para esse propósito.

Da mesma forma, as imagens do rosto significam mais do que apenas determinar a identidade pessoal. Em 2014, os pesquisadores da UCSD usaram o aprendizado de máquina de rostos humanos para determinar a dor, o que se mostrou mais preciso do que a percepção humana.[48] Além de quantificar a dor, há um potencial considerável de fazer o mesmo com o estresse e o humor, conforme exploraremos com mais profundidade no Capítulo 8.

A segmentação de imagens se refere à divisão de uma imagem digital em vários segmentos ou conjuntos de *pixels*, com base em algoritmos tradicionais e na supervisão de especialistas humanos. Atualmente, o aprendizado profundo está tendo um impacto significativo na automação desse processo, melhorando a precisão e o fluxo de trabalho clínico.[49]

VOZ, FALA, RECONHECIMENTO DE TEXTO E TRADUÇÃO

Processar palavras é diferente de processar *pixels*, pois com uma imagem tudo está lá ao mesmo tempo, enquanto as palavras, sejam elas fala ou texto, vêm em sequência ao longo do tempo. As RNPs transformaram o campo conhecido como processamento de linguagem natural. Notavelmente, a precisão da máquina de reconhecimento de fala a partir do áudio de chamadas telefônicas atingiu a paridade com os humanos em 2017 (Figura 4.7).[50] A Microsoft mostrou que a IA é capaz de transcrever a fala melhor do que estenógrafos profissionais. O progresso possibilitou a Alexa da Amazon

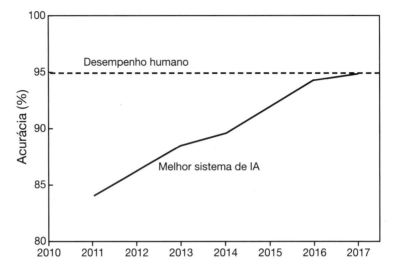

Figura 4.7 Com o tempo, a IA de aprendizado profundo superou o desempenho humano no reconhecimento de voz. Fonte: Adaptada de Y. Shoham et al., "Artificial Intelligence Index 2017 Annual Report," *CDN AI Index* (2017): http://cdn.aiindex.org/2017-report.pdf.

e outros assistentes de voz, que têm amplas aplicações na área da saúde. Prevejo que a plataforma de voz se tornará a base para um treinador médico virtual e apresentarei o *design* e os recursos desse sistema no Capítulo 12.

Uma das áreas de progresso mais marcantes da IA é a tradução automática. Fernando Pereira, vice-presidente do Google e chefe de tradução, caracterizou o salto como "algo que eu nunca pensei que veria na minha vida profissional. Estávamos progredindo constantemente. Isso não é um progresso constante. Isso é radical".[51] Semelhante ao algoritmo AlphaGo Zero que está sendo implantado para muitos jogos além do Go, o Google, em 2017, publicou um único sistema de tradução capaz de transferir o aprendizado, um passo em direção à "interlíngua universal". Até o final de 2016, mais de 500 milhões de usuários mensais precisaram de 140 bilhões de palavras por dia em uma língua diferente.[52] O Google traduz 37 idiomas por texto e 32 por voz, com capacidades cada vez maiores para cobrir mais de 100 idiomas. Certamente, esse e os esforços paralelos de tradução de idiomas podem ser considerados uma contribuição fundamental da IA para facilitar a comunicação humana.

O reconhecimento automático do texto em si, incluindo a caligrafia, a capacidade dos algoritmos de resumir (observe que não estou usando a palavra "entender") textos longos e a geração de voz a partir de texto também avançaram de modo considerável.[53] O WaveNet do Google e o Deep Speech do Baidu são exemplos de RNPs que geram voz automaticamente.[54] Digna de nota é a capacidade de transformar texto em fala indistinguível de uma voz humana.[55]

Tanto o reconhecimento facial quanto outras biometrias têm aplicações interessantes para automóveis: eles podem ser usados para estabelecer a identidade ao dar partida no carro. A detecção do estado emocional ou do nível de sonolência do motorista por meio de sinais faciais e de voz também pode ser usada para promover a segurança.[56] Ainda assim, com mais de 40 mil acidentes de carro fatais nos Estados Unidos em 2017, quase todos causados por erro humano, a maior recompensa da IA em carros pode estar em dirigi-los para nós. Claramente, precisamos de alguma ajuda.[57]

CARROS SEM MOTORISTA

Você teria que ter morado em uma caverna nos últimos anos para não ser bombardeado com alegações grandiosas sobre carros sem motorista. Especialmente se você assistir a vídeos no YouTube de "motoristas" da Tesla jogando, escrevendo, pulando no banco de trás e lendo, seria fácil ter a sensação de que eles estão por todo lado.[58] Embora seja a maior conquista da IA até o momento, não é exatamente o que parece.

A Society of Automotive Engineers tem uma hierarquia de cinco níveis de ausência de motorista, com o Nível 5 de autonomia (Figura 4.8) indicando que um carro é totalmente autônomo – isto é, o carro, além de fazer tudo, indo a qualquer lugar, a qualquer hora, sob todas as condições, não permite

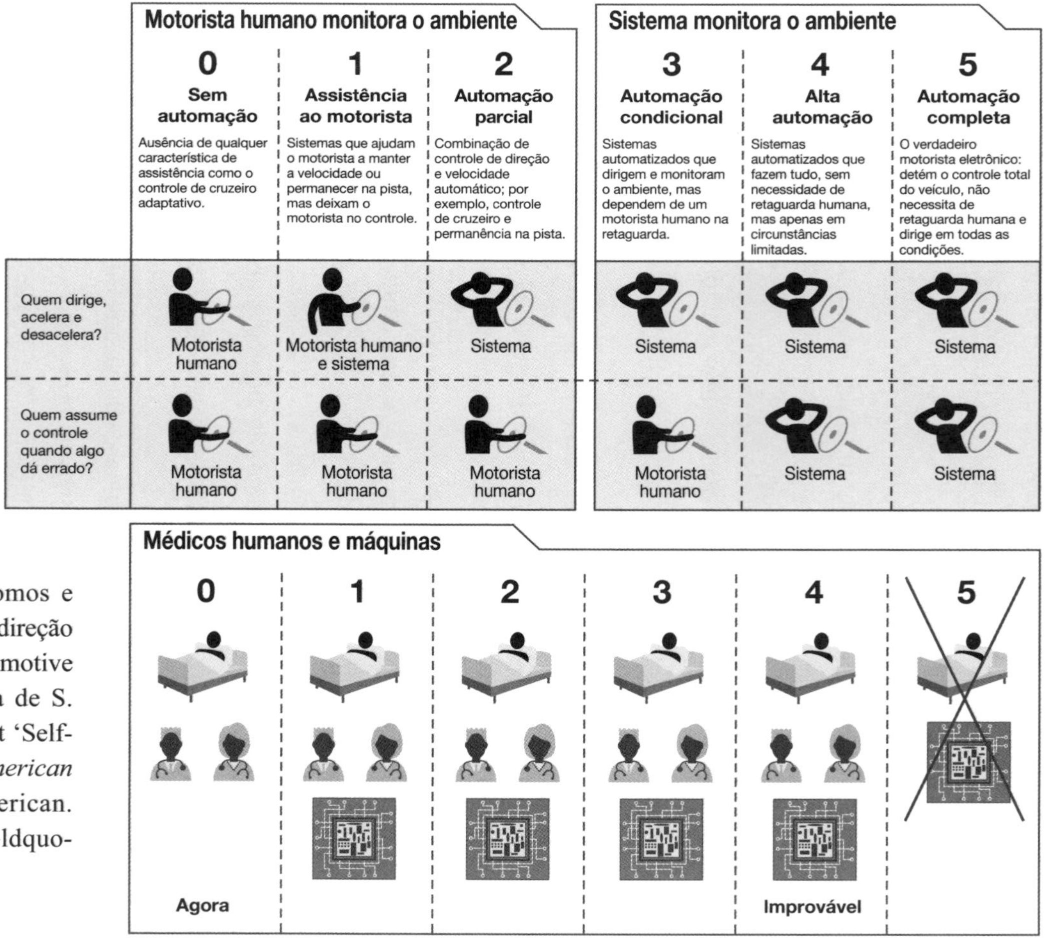

Motorista humano monitora o ambiente | **Sistema monitora o ambiente**

	0 Sem automação	1 Assistência ao motorista	2 Automação parcial	3 Automação condicional	4 Alta automação	5 Automação completa
	Ausência de qualquer característica de assistência como o controle de cruzeiro adaptativo.	Sistemas que ajudam o motorista a manter a velocidade ou permanecer na pista, mas deixam o motorista no controle.	Combinação de controle de direção e velocidade automático; por exemplo, controle de cruzeiro e permanência na pista.	Sistemas automatizados que dirigem e monitoram o ambiente, mas dependem de um motorista humano na retaguarda.	Sistemas automatizados que fazem tudo, sem necessidade de retaguarda humana, mas apenas em circunstâncias limitadas.	O verdadeiro motorista eletrônico: detém o controle total do veículo, não necessita de retaguarda humana e dirige em todas as condições.
Quem dirige, acelera e desacelera?	Motorista humano	Motorista humano e sistema	Sistema	Sistema	Sistema	Sistema
Quem assume o controle quando algo dá errado?	Motorista humano	Motorista humano	Motorista humano	Motorista humano	Sistema	Sistema

Médicos humanos e máquinas

0	1	2	3	4	5
Agora				Improvável	

Figura 4.8 Carros autônomos e medicina. Os cinco níveis de direção autônoma da Society of Automotive Engineers. Fonte: Adaptada de S. Shladover, "The Truth About 'Self-Driving" Cars,' *Scientific American* (2016): www.scientificamerican.com/article/the-truth-about-ldquo--self-driving-rdquo-cars/.

que o humano no carro assuma o seu controle. Esse nível de autonomia ainda está muito longe de ser alcançado, sendo estimado em décadas, se é que algum dia será possível.[59] O Nível 4 significa que o carro é autônomo na maioria das condições, sem a possibilidade de retaguarda humana. O potencial para tomada de controle do carro pelo homem – automação condicional – é o Nível 3. A maioria das pessoas está familiarizada com o Nível 2, que seria o controle de cruzeiro ou permanência na pista, representando uma automação muito limitada.

Toda a indústria automobilística claramente está de olho no Nível 4, com necessidade limitada de retaguarda humana, que depende de várias tecnologias coordenadas. O aprendizado profundo integrado e multitarefa rastreia outros carros, pedestres e marcas da faixa de rodagem. A percepção do carro é alcançada por uma combinação de câmeras, radar, UDAR (pulsos de luz refletidos nos objetos) e o "controlador multidomínio" de IA que manipula, com a RNP, as entradas e saídas das decisões. Simular as capacidades perceptivas humanas por meio de *software* ainda é considerado um desafio formidável. Desde então, a visão computacional reduziu sua taxa de erro na identificação de um pedestre de 1 em 30 quadros para 1 em 30 milhões de quadros. Existe a capacidade da frota de aprender a ajudar, por meio da qual a comunicação e o compartilhamento entre todos os carros autônomos com o mesmo sistema operacional podem torná-los mais inteligentes. No entanto, existem outros desafios além da percepção. Embora o Nível 4 permita a intervenção humana, os carros que operam nesse nível enfrentariam uma falha catastrófica se experimentassem o equivalente a um travamento do *laptop* ou a uma falha no navegador da *web*.

Quero destacar esse paralelo – carros autônomos e a prática da medicina com IA – como uma das comparações mais importantes do livro. Embora o Nível 4 para carros possa ser alcançado sob condições ambientais e de tráfego ideais, é improvável que a medicina algum dia ultrapasse a autonomia da máquina de Nível 3. Certas tarefas podem ser realizadas pela IA, como diagnosticar com precisão uma lesão na pele ou infecção no ouvido por meio de um algoritmo. Mas, para a medicina como um todo, nunca toleraremos a falta de supervisão de médicos humanos em *todas as* condições, o tempo *todo*. O Nível 2 – automação parcial, como controle de cruzeiro e permanência na pista para motoristas – será de grande ajuda para médicos e pacientes no futuro. Ter humanos servindo como retaguarda para o diagnóstico algorítmico e as recomendações de tratamento representa automação condicional e, com o tempo, essa autonomia de Nível 3 para algumas pessoas com determinadas condições será algo alcançável.

Tabela 4.3 Tarefas variadas que a IA realizou nos últimos anos segundo relatos

Superar o CAPTCHA	Distinguir entre arte falsa e arte real
Criar novos instrumentos musicais	Lojas autônomas
Determinar a história da arte	Classificar as peças LEGO
Resolver o cubo de Rubik	Fazer vídeos e fotos falsos
Gerenciar portfólios de ações	Prever a compra 1 semana antes que a pessoa a faça
Escrever artigos para a *Wikipédia*	
Ler os lábios	Converter texto em arte
Criar *websites*	Criar comédia artificial
Personalizar roupas	Criar vídeo em modo lento imputando quadros
Escrever músicas	Desenhar
Encontrar materiais energéticos	Verificar os acordos em contratos (NDAs)
"Shazam" cerebral (música em RMf)	
Escrever textos	Escolher frutas maduras
Criar pinturas originais	Contar e identificar animais selvagens
Identificar sotaques	Montar móveis IKEA
Escrever poesia	Criar *trailers* de filmes
Fazer o censo	Sentir a postura humana através das paredes
Converter texto em fala com sotaque	
Recomendar moda	Debater
	Prever tremores secundários após terremotos

Se essas quatro grandes áreas de IA (jogos, imagens, fala, carros) resumidas aqui não foram o suficiente, há ainda uma longa lista recentemente divulgada de tarefas variadasque a IA realiza, algumas das quais estão enumeradas na Tabela 4.3.

Se você não ficou impressionado antes, espero que este resumo transmita o poder pluripotencial da IA e forneça a base histórica do que foi alcançado, sobretudo o progresso que se acelerou nos últimos anos. Mas há muitas preocupações que contrabalançam o burburinho. No próximo capítulo, examino sistematicamente as muitas responsabilidades da IA, avaliando parte da notável exuberância que caracterizou o campo, e faço um balanço do que tudo isso significa para a medicina.

CAPÍTULO 5

RESPONSABILIDADES PROFUNDAS

As IAs não são nem de longe tão inteligentes quanto um rato.

—Yann Lecun

Costumo dizer aos meus alunos que não se deixem enganar pelo nome "inteligência artificial" – não há nada de artificial nela. A IA é feita por humanos, destinada a se comportar como humanos e, em última análise, a impactar as vidas humanas e a sociedade humana.

—Fei-Fei Li

Quando visitei Fei-Fei Li no Google quase no final de 2017, com o entusiasmo pela inteligência artificial (IA) ao que tudo indica próximo do auge, ela sugeriu que talvez precisássemos de outro "inverno da IA" para as coisas se acalmarem, para a realização de testes de realidade e para "embrulharem com cuidado" o progresso feito até aqui. Não há dúvida de que vimos uma hipérbole generalizada, com previsões de desgraça iminente, enorme perda de empregos e substituição de médicos, só para citar algumas. Mas, quando pensei e pesquisei todas as questões negativas relacionadas à IA, percebi que poderia escrever um livro inteiro sobre esse assunto. Tenho certeza de que muitos desses livros virão. Não deveria surpreender ninguém que uma ferramenta tão poderosa como a IA possa ser usada para fins nefastos ou adversos, seja de forma maliciosa ou involuntária. Apresentaremos uma visão resumida dos problemas potencialmente adversos enfrentados pela medicina

100 Eric Topol

profunda, desde problemas com a metodologia da própria IA, até seu potencial de aumentar vieses e desigualdades, obscurecer a verdade, invadir a privacidade e ameaçar empregos e até mesmo nossa existência.

METODOLOGIA E LIMITES DE REDES NEURAIS

Quando uso o termo "metodologia", estou me referindo a tudo, da entrada à saída e à saída das saídas. As redes neurais se beneficiam da qualidade e quantidade ideais dos dados com os quais são treinadas e que usam para fazer previsões. A maior parte do trabalho da IA até o momento tem sido com dados estruturados (como imagens, fala e jogos) que são altamente organizados, em um formato definido, facilmente pesquisáveis, simples de lidar, armazenar e consultar e totalmente analisáveis. Infelizmente, muitos dados não são rotulados ou anotados, "limpos" ou estruturados. Na medicina, há uma infinidade de dados não estruturados, como texto livre em prontuários eletrônicos. Com raras exceções, a IA, até o momento, usou o aprendizado supervisionado, o que exige fortemente o estabelecimento de verdades fundamentais para o treinamento. Qualquer rotulagem ou veracidade imprecisa pode tornar a saída da rede sem sentido. Por exemplo, a interpretação médica dos exames em geral carece de concordância, tornando as verdades fundamentais instáveis. Limpar os dados significa retirar todo o material incompleto, irrelevante, corrompido, impreciso ou incorreto ou modificá-lo para justificar a inclusão.

Mesmo quando os dados são limpos, anotados e estruturados, ainda podem surgir problemas. Há uma dimensão de tempo a ser considerada: os dados podem variar, com os modelos diminuindo seu desempenho à medida que os dados mudam ao longo do tempo.[1]

A história da AliveCor ilustra como a seleção de dados pode introduzir vieses quando, no princípio, a Mayo Clinic filtrou intencionalmente todos os pacientes hospitalizados. O número insuficiente de pacientes com altos níveis de potássio no primeiro conjunto de dados quase levou a equipe a abandonar o projeto. No geral, é preciso haver dados suficientes para ignorar os problemas de conversão de ruído no sinal, fazer previsões precisas e evitar ajustes excessivos, o que ocorre essencialmente quando uma rede neural espelha um conjunto de dados limitado. Repito, há dados claramente abundantes quando você pensa no número de pesquisas no Google, postagens no Instagram e Facebook ou vídeos do YouTube. Porém, na medicina, em vez de bilhões de pontos de dados, em geral estamos na casa dos milhares, ocasionalmente na casa dos milhões. Esses conjuntos de dados não exigem uma rede neural profunda e, se uma for usada, há problemas consideráveis de entrada insuficiente e saída questionável.

Embora as redes neurais profundas (RNPs) sejam rotineiramente consideradas como modelo da capacidade de aprendizado de nosso cérebro de cerca de 1.500 gramas com 86 bilhões de neurônios e 100 trilhões de interconexões, é preciso enfatizar que não há realmente nada que sustente essa afirmação. Na verdade, as redes neurais não são muito neurais. François Chollet, especialista em aprendizado profundo do Google, ressalta em *Deep Learning with Python*: "Não há evidências de que o cérebro implemente algo parecido com os mecanismos de aprendizado em uso nos modelos modernos de aprendizado profundo".[2] É claro que não há razão para que as máquinas imitem o cérebro; isso é um pensamento antropomórfico inverso simplista. Além disso, quando vemos máquinas aparentando alguma inteligência, antropomorfizamos e pensamos que nosso cérebro é apenas algum tipo de equivalente das CPUs, unidades de processamento cognitivo.

A IA de aprendizado profundo é notavelmente diferente e complementar ao aprendizado humano. Considere o desenvolvimento infantil: Yann LeCun, pioneiro da IA no Facebook, opinou sobre essa questão fundamental: "As crianças humanas aprendem muito rapidamente o diálogo humano e o senso comum sobre o mundo. Acreditamos que existe algo que ainda não descobrimos – algum paradigma de aprendizado que permanece desconhecido. Pessoalmente, acho que ser capaz de resolver esse problema é um dos principais obstáculos para fazer um progresso real na IA".[3]

As máquinas precisam de grandes conjuntos de dados para aprender, ao passo que as crianças precisam de muito pouca contribuição. Não é só porque as máquinas são boas em aprendizado profundo, e as crianças, usando métodos probabilísticos bayesianos, podem fazer muitas inferências e extrapolações. As crianças podem raciocinar. Elas rapidamente desenvolvem uma compreensão de como o mundo funciona. E elas mostram uma adaptabilidade à novidade quando ainda não passaram por uma situação. Os bebês levam apenas alguns minutos para aprender regras abstratas semelhantes a uma linguagem a partir de exemplos mínimos sem rótulo.[4] Como disse Harry Shum, da Microsoft, "Os computadores de hoje podem realizar tarefas específicas muito bem, mas, quando se trata de tarefas gerais, a IA não pode competir com uma criança humana". Isso traz à mente a noção de John Locke sobre a *tabula rasa* (que remonta a Aristóteles, c. 350 a.C.) em seu clássico *Ensaio sobre o entendimento humano* de 1689 (são quatro livros, não configurando de fato um ensaio!), que afirma que os humanos nascem com mentes como folhas em branco. Sem dúvida, uma rede neural é como uma folha em branco, mas muitos pesquisadores, como Gary Marcus, argumentam que, até que os pesquisadores de IA considerem o aspecto inato e de pré-conexão do ser humano, os computadores serão incapazes de proezas como serem proficientes na mesma velocidade que as crianças.[5] Portanto, embora os computadores possam se tornar especialistas incomparáveis em tarefas restritas, como disse Chollet, "não há um caminho prático do desempenho sobre-humano em milhares de tarefas verticais estreitas até a inteligência geral e o bom senso de uma criança". É a combinação do aprendizado de IA com as principais características específicas do ser humano, como o bom senso, que atrai a medicina.

Com muita frequência, referimo-nos à capacidade das máquinas de "ler" exames ou lâminas, quando, na verdade, elas não conseguem ler. Nunca é demais enfatizar a falta de compreensão por parte das máquinas. Reconhecimento não é compreensão; não há contexto, como exemplifica

Fei-Fei Li em sua palestra TED sobre visão computacional. Um ótimo exemplo é a interpretação automática de "um homem andando a cavalo na rua", que, na verdade, é um homem montado em um cavalo no alto de uma estátua indo a lugar nenhum. Isso simboliza o patamar em que estamos no reconhecimento de imagens. Quando perguntei a Fei-Fei Li em 2018 se alguma coisa havia mudado ou melhorado, ela disse: "De jeito nenhum".

Existem problemas até mesmo com o reconhecimento básico de objetos, conforme exemplificado por dois estudos. Um deles, chamado de "O Elefante na Sala", mostrou literalmente a incapacidade do aprendizado profundo de reconhecer com precisão a imagem de um elefante quando ele foi apresentado em uma sala de estar que incluía um sofá, uma pessoa, uma cadeira e livros em uma prateleira.[6]

Por outro lado, a vulnerabilidade das redes neurais profundas foi exemplificada pelo avistamento de um fantasma, identificando uma pessoa que não estava presente na imagem.[7]

Alguns especialistas acreditam que o aprendizado profundo atingiu seus limites e que será difícil ir além do nível atual de funcionalidade restrita. Geoffrey Hinton, o pai do aprendizado profundo, chegou até mesmo a questionar toda a metodologia.[8] Embora tenha inventado a retropropagação, o método para correção de erros em redes neurais, ele disse há pouco tempo que ficou "profundamente desconfiado" com o algoritmo de retropropagação, afirmando que sua opinião agora era de que deveríamos "jogar tudo fora e começar de novo".[9] Ao salientar que a tecnologia depende de uma rotulagem extensa, ele projetou que as ineficiências resultantes dessa dependência "podem levar à sua morte".[10] Hinton está concentrado em reduzir o abismo entre a IA e as crianças e introduziu o conceito de redes de cápsulas.[11] Ele está muito entusiasmado com a ideia de unir biologia e ciência da computação, o que, para ele, exige que se vá além das camadas planas das redes neurais profundas de hoje: as redes de cápsulas têm colunas verticais para simular o neocórtex cerebral. Embora a arquitetura da cápsula ainda não

104 Eric Topol

tenha melhorado o desempenho da rede, é útil lembrar que a retropropagação levou décadas para ser aceita. É muito cedo para saber se as redes de cápsulas seguirão esse exemplo, mas o fato de elas terem aberto buracos na metodologia atual da RNP é desconcertante.

O triunfo do AlphaGo Zero também traz vários problemas. O artigo da *Nature* foi anunciado com muito alarde; os autores fizeram a alegação no título "Dominando o jogo Go sem conhecimento humano".[12] Quando questionei Gary Marcus sobre esse ponto, ele disse que era "ridículo". "Há uma equipe de 17 pessoas que são especialistas mundiais em computação Go. Um deles é um dos melhores jogadores de Go do mundo. No entanto, por alguma razão, eles disseram com uma cara séria 'sem conhecimento humano', o que é absurdo." Então perguntei por que ele acha que a DeepMind exagera. Nesse ponto ele disse: "Eles são uma organização com muita fome de imprensa".[13] Marcus não está sozinho na crítica ao AlphaGo Zero. Uma crítica contundente de Jose Camacho Collados apresentou vários pontos-chave, incluindo a falta de transparência (o código não está disponível publicamente), o alcance exagerado da alegação do autor de "aprender completamente com o 'jogo automático'", considerando a exigência de ensinar as regras do jogo e de algum conhecimento prévio do jogo, e a "responsabilidade dos pesquisadores nessa área de descrever com precisão (...) nossas conquistas e de tentar não contribuir para a crescente desinformação e mistificação (muitas vezes egoístas) do campo".[14] Como resultado, algumas das maiores conquistas da IA até o momento podem ter sido exageradas.

Como todos os tipos de ciência, há preocupações com a escolha seletiva dos resultados ou com a falta de reprodutibilidade. Muitas pesquisas testam várias redes neurais, mas só lemos nas publicações aquelas que funcionaram. Ou os conjuntos de teste são muito diferentes dos conjuntos de dados de validação. A falta de dados abertos, como a liberação do código-fonte, prejudica a reprodutibilidade, e isso continua sendo um problema em muitos relatos. O que também me impressiona na área é seu fraco histórico de publicações.

Os artigos sobre IA para jogos citados neste livro são dignos de nota, todos publicados em periódicos de primeira linha, como *Nature* e *Science*. Mas a maioria dos relatos médicos relevantes aparece apenas em *sites* como o arXiv na forma de pré-impressões que não são revisadas por pares. O progresso que está sendo feito na IA não deve ignorar a validação aceita pelo tempo do processo de revisão de pares por especialistas. Além disso, a maioria dos estudos médicos publicados até o momento são retrospectivos, realizados *in silico*, mas ainda precisam ser validados prospectivamente em um ambiente clínico real.

CAIXAS PRETAS

Se há uma coisa que o cérebro humano e a IA com certeza compartilham é a opacidade. Grande parte da capacidade de aprendizado de uma rede neural é mal compreendida, e não temos como interrogar um sistema de IA para descobrir como ele atingiu seu resultado.

A jogada 37 na histórica partida do AlphaGo contra Lee Sodol é um bom exemplo: os criadores do algoritmo não conseguem explicar como isso aconteceu. O mesmo fenômeno acontece na IA médica. Um exemplo é a capacidade que o aprendizado profundo tem de igualar as capacidades de diagnóstico de uma equipe de 21 dermatologistas certificados na classificação de lesões cutâneas como cancerosas ou benignas. Os criadores desse algoritmo na ciência da computação de Stanford ainda não sabem exatamente quais recursos são responsáveis por seu sucesso.[15] Um terceiro exemplo, também na medicina, vem do meu colega Joel Dudley, do Instituto Icahn do Monte Sinai. Dudley liderou sua equipe em um projeto chamado Deep Patient para verificar se os dados dos prontuários eletrônicos poderiam ser usados para prever a ocorrência de 78 doenças. Quando a rede neural foi usada em mais de 700 mil pacientes do Monte Sinai, ela foi capaz de prever, usando aprendizado não supervisionado a partir de dados brutos de prontuários médicos (com autocodificadores de eliminação de ruído sobrepostos), a probabilidade e o momento do início da esquizofrenia (entre outras condições), algo que é extremamente difícil para os médicos preverem. E Dudley disse algo que resume o problema da caixa preta da IA: "Podemos criar esses modelos, mas não sabemos como eles funcionam".[16]

Já aceitamos caixas pretas na medicina. Por exemplo, a eletroconvulsoterapia é altamente eficaz para depressão grave, mas não temos ideia de como ela funciona. Da mesma forma, existem muitos medicamentos que parecem funcionar, embora ninguém saiba explicar como. Enquanto pacientes, aceitamos de bom grado esse tipo humano de caixa preta, desde que nos sintamos melhor ou tenhamos bons resultados. Devemos fazer o mesmo com os algoritmos de IA? Pedro Domingos diria que sim: ele preferiria uma caixa preta "99% precisa, ainda que fosse uma caixa preta" a "uma que fornecesse informações explicativas, mas fosse apenas 80% precisa".[17]

Mas essa não é a visão predominante. O Instituto AI Now, lançado em 2017 na Universidade de Nova York, se dedica a entender as implicações sociais da IA. A recomendação número um de seu relatório AI Now era de que quaisquer questões "de alto risco", como justiça criminal, saúde, bem-estar e educação, não deveriam depender da IA de caixa preta.[18] O relatório do AI Now não está sozinho. Em 2018, o Regulamento Geral de Proteção de Dados da União Europeia entrou em vigor, exigindo que as empresas forneçam aos usuários uma explicação sobre as decisões tomadas pelos sistemas automatizados.[19]

Isso chega ao cerne do problema na medicina. Médicos, hospitais e sistemas de saúde seriam responsabilizados pelas decisões que as máquinas pudessem tomar, mesmo que os algoritmos usados fossem rigorosamente testados e considerados totalmente validados. O "direito à explicação" da União Europeia, no caso dos pacientes, lhes daria espaço para entender questões críticas sobre sua saúde ou manejo de doenças. Além disso, as máquinas podem adoecer ou ser hackeadas. Imagine que um algoritmo de diabetes ingira e processe dados em várias camadas sobre níveis de glicose, atividade física, sono, nutrição e níveis de estresse, e que ocorra uma falha ou um defeito no algoritmo resultando na recomendação de uma dose errada de insulina. Se um humano cometesse esse erro, isso poderia levar ao coma hipoglicêmico ou à morte de um paciente. Se um sistema de IA cometesse o erro, ele poderia ferir ou matar centenas ou até milhares de pessoas. Sempre que uma máquina gera uma decisão na medicina, o ideal é que ela seja claramente definida e explicável. Além disso, simulações amplas são necessárias para investigar as vulnerabilidades dos algoritmos quanto a ações de *hackers* ou disfunções. A transparência sobre a extensão e os resultados dos testes de simulação também será importante para a aceitação pela comunidade médica. No entanto, já existem muitos algoritmos médicos comercializados que estão sendo usados na prática atualmente, como para interpretação de exames, para os quais não temos explicação de como funcionam. Cada exame deve ser lido e relido por um radiologista como um ponto de verificação, proporcionando segurança. E se um radiologista estiver apressado, distraído ou descuidado e pular essa supervisão e gerar um resultado adverso para o paciente?

Existe até uma iniciativa chamada IA explicável que busca entender por que um algoritmo chega às conclusões que chega. Talvez previsivelmente, os cientistas da computação passaram a usar redes neurais para explicar como as redes neurais funcionam. Por exemplo, o Deep Dream, um projeto do Google, era essencialmente um algoritmo de aprendizado profundo reverso. Em vez de reconhecer imagens, ele as gerou para determinar as principais características.[20] É um pouco engraçado que os especialistas em IA proponham sistematicamente o uso da IA para corrigir todos os seus problemas de responsabilidade, assim como os cirurgiões que dizem: "Em caso de dúvida, abra".

Existem alguns exemplos de tentativas de explicação da caixa preta dos algoritmos na medicina. Um estudo de 2015 usou o aprendizado de máquina para prever quais pacientes hospitalizados com pneumonia tinham alto risco de complicações graves. O algoritmo previu de forma errônea que os asmáticos se saíam melhor com pneumonia, potencialmente instruindo os médicos a mandar os pacientes com asma para casa.[21] Esforços subsequentes para entender os aspectos ininteligíveis do algoritmo levaram à definição do efeito de cada variável de entrada e levaram a uma correção.[22]

É justo prever que haverá muito mais esforços intensivos para entender o funcionamento interno das redes neurais de IA. Embora estejamos acostumados a aceitar um equilíbrio na medicina em troca de benefícios líquidos, pesando a eficácia terapêutica e os riscos, a caixa preta de uma máquina ainda não é algo que a maioria aceitará, neste momento em que a IA se torna parte integrante da medicina. Em breve, teremos ensaios clínicos randomizados em medicina que validarão os fortes benefícios de um algoritmo em relação ao padrão de tratamento sem saber por quê. Nossa tolerância para máquinas com caixas pretas, sem dúvida, será posta à prova.

VIESES E DESIGUALDADES

Em *Weapons of Math Destruction,* Cathy O'Neil observou que "muitos desses modelos codificavam preconceitos, mal-entendidos e vieses humanos nos sistemas de *software* que cada vez mais administravam nossas vidas".[23] O viés está embutido em nosso mundo algorítmico; ele afeta generalizadamente as percepções de gênero, raça, etnia, classe socioeconômica e orientação sexual. O impacto pode ser profundo, incluindo quem consegue um emprego ou até mesmo uma entrevista de emprego, como os profissionais são classificados, como a justiça criminal atua ou se um empréstimo será concedido. O problema é enorme, como ilustram alguns exemplos.

Em um artigo intitulado "Men Also Like Shopping", uma equipe de pesquisadores avaliou duas coleções de imagens, cada uma contendo mais de 100 mil fotos de cenas complexas com rótulos detalhados.[24] As imagens mostravam um viés de gênero previsível: fazer compras e cozinhar estavam ligadas às mulheres; imagens de esportes, treinamento e filmagem estavam associadas aos homens. A distorção de saída é evidente na imagem de um homem cozinhando na cozinha, chamado de "mulher". O pior é o problema de que o reconhecimento de imagem treinado nessa base amplifica o viés. Um método para reduzir esse viés no treinamento foi introduzido, mas exige que o redator do código procure o viés e especifique o que precisa ser corrigido. Mesmo que isso seja feito, o problema já existe incorporado no conjunto de dados original.[25] Outro exemplo proeminente de viés de gênero foi constatado por um estudo da Carnegie Mellon que descobriu que os homens tinham muito mais probabilidade de receber anúncios do Google para empregos bem remunerados do que as mulheres.[26]

Um estudo de IA de um enorme *corpus* padrão de texto da World Wide Web com cerca de 840 bilhões de palavras mostrou evidências extraordinárias de viés racial e de gênero e outras atitudes negativas, como doenças mentais ou nomes de idosos.[27] Usar a *web* como fonte para esse estudo apenas trouxe à tona nossos vieses históricos e culturalmente arraigados. Quando um aplicativo de IA do Google Fotos marcou erroneamente pessoas negras como gorilas em 2015, criou-se uma grande confusão.[28] A exposição da *ProPublica* chamada "Machine Bias" forneceu evidências dramáticas de um algoritmo comercial comumente usado que previu de forma errônea que réus negros corriam maior risco de cometer crimes futuros. As pontuações de risco para réus brancos foram automaticamente distorcidas para reduzir o risco.[29] Há viés nos algoritmos usados pela polícia contra os pobres para prever onde os crimes ocorrerão[30] e contra *gays* no infame estudo "gaydar" de reconhecimento facial para prever a orientação sexual.[31]

Existem maneiras imprevistas, mas importantes, de gerar vieses. É o caso do desenvolvimento de um aplicativo chamado NamePrism, que deveria identificar e evitar a discriminação.[32] O aplicativo, desenvolvido pela Stony Brook University com várias grandes empresas de internet, era um algoritmo de aprendizado de máquina que inferia etnia e nacionalidade a partir de um nome, treinado a partir de milhões de nomes, com aproximadamente 80% de precisão. Mas, quando o conselho de revisão institucional e os pesquisadores avançaram com o projeto, eles não previram que o aplicativo seria usado para promover a discriminação. E ele foi.[33]

A falta de diversidade das pessoas que trabalham nas principais empresas de tecnologia e em cargos mais altos de administração não ajuda em nada nessa situação. A preponderância de homens brancos em muitas empresas torna muito mais difícil reconhecer o viés de gênero contra as mulheres e exige atenção – isso não será corrigido por um algoritmo de IA.

O Instituto AI Now abordou o viés, recomendando que "testes rigorosos de pré-lançamento" sejam necessários para os sistemas de IA "a fim de garantir que eles não amplifiquem vieses e erros devido a quaisquer problemas com os dados de treinamento, algoritmos ou outros elementos do *design* do sistema". E é preciso haver vigilância contínua para qualquer evidência de viés, o que alguns grupos que usam IA pretendem alcançar.[34] Kate Crawford, a diretora, resumiu: "À medida que a IA se torna a nova infraestrutura, fluindo de forma invisível em nossas vidas diárias como a água em nossas torneiras, precisamos entender seus efeitos em curto e longo prazo e saber que ela é segura para todos nós".[35] Esforços foram lançados para auditar sistematicamente algoritmos como forma de promover a justiça.[36] De fato, a IA tem sido usada para lidar com o viés de gênero da *Wikipédia*,[37] e há até mesmo um debate sobre se os algoritmos de IA são consideravelmente menos tendenciosos do que as pessoas.[38]

O viés na pesquisa médica já está embutido no sistema porque os pacientes inscritos nos estudos raramente são um reflexo da população. As minorias costumam estar sub-representadas e, às vezes, nem chegam a ser incluídas nos estudos. Em estudos genômicos, isso é digno de nota particularmente por dois motivos: primeiro, pessoas de ascendência europeia são a maioria ou todos os sujeitos de pesquisa em grandes estudos de coorte, o que significa que, segundo, eles têm valor limitado para a maioria das pessoas, já que grande parte da genômica da doença e da saúde é específica da ancestralidade. Usar esses dados como entradas em algoritmos de IA e depois aplicá-los para previsão ou tratamento de todos os pacientes seria uma receita para problemas. Isso foi exemplificado pela IA de cânceres de pele, com a pesquisa realizada até o momento em bem poucos pacientes com pele escura.[39]

O potencial iminente da IA de exacerbar as desigualdades econômicas já substanciais (e, em muitos lugares como os Estados Unidos, piorá-las constantemente) também tem implicações médicas. Harari, em *Homo Deus,* projetou que "a medicina do século XX tinha como objetivo curar os doentes, mas a medicina do século XXI visa cada vez mais melhorar os saudáveis".[40] Essas preocupações são compartilhadas por Kai-Fu Lee, um especialista em IA altamente reconhecido e estabelecido na China, que destacou a necessidade de "minimizar a lacuna alimentada pela IA entre os que têm e os que não têm, tanto dentro quanto entre as nações", e ressaltou a importância de considerar os impactos sociais desses sistemas, tanto intencionais quanto não intencionais.[41] É um golpe triplo para a classe socioeconômica mais baixa, porque os vieses da IA costumam afetá-los adversamente, eles são mais vulneráveis à perda de emprego e seu acesso a ferramentas médicas de IA pode ser muito mais difícil. Precisaremos de muito planejamento e estratégias para disponibilizar ferramentas de IA validadas e impactantes para todos, a fim de superar essas preocupações.

O OBSCURECIMENTO DA VERDADE

O mundo das notícias falsas, imagens falsas, discursos falsos e vídeos falsos é, em parte, um produto da IA. Vimos como os criadores de notícias falsas no Facebook visaram pessoas específicas para influenciar a eleição de 2016 nos Estados Unidos e como os anúncios de várias empresas na internet usam a IA para seduzir – alguns diriam viciar – as pessoas. O problema vai piorar. Costumávamos falar sobre como o retoque de imagens e o uso do Photoshop poderiam ser usados para moldar o que vemos. Essa manipulação foi levada a níveis de falsidade sem precedentes – não apenas redesenhando imagens, mas reescrevendo a realidade – usando ferramentas de IA.

A *startup* Lyrebird pode fabricar áudio que parece autêntico a partir de pequenas amostras da voz de uma pessoa;[42] um algoritmo de IA chamado Houdini pode sequestrar arquivos de áudio, alterando-os de forma que soem da mesma forma para um humano, mas outros algoritmos de IA (como o Google Voice) detectam palavras drasticamente diferentes.[43] Vídeos pornográficos foram editados usando um algoritmo para colar rostos de celebridades, como Gal Gadot, a estrela da *Mulher Maravilha,* no corpo de outras mulheres.[44] E pesquisadores da Universidade de Washington usaram redes neurais para criar um vídeo, extremamente difícil de detectar como falso, do presidente Obama fazendo um discurso que ele nunca proferiu.[45]

Uma forma de IA, conhecida como redes adversárias generativas (GANs), vem sendo aplicada com essa finalidade muito frequentemente. As GANs foram inventadas por Ian Goodfellow em 2014, o qual achava que a geração de imagens estava atrasada em relação ao reconhecimento de imagens. Os primeiros esforços criativos de Goodfellow logo foram acompanhados por uma equipe da Nvidia que construiu uma GAN melhor e mais eficiente e conseguiu produzir celebridades falsas com qualidade de imagem sem precedentes.[46] De fato, os refinamentos da GAN proliferaram (CycleGAN, DiscoGAN, StarGAN e pix2pixHD), um desenvolvimento que vai deixar a capacidade de distinguir o real do falso ainda mais difícil. Não parece haver limites para a manipulação de conteúdos, sejam eles do tipo que forem, o que obscurece ainda mais as fronteiras da veracidade. Essa é a última coisa de que precisamos na era da decadência da verdade.

PRIVACIDADE E *HACKING*

Temos ouvido muitas declarações de que chegamos ao "fim da privacidade". O progresso na precisão do reconhecimento facial não fez nada para minar essa afirmação. Algoritmos de RNP de leitura facial, como o FaceNet do

Google, o Face ID da Apple e o DeepFace do Facebook, podem reconhecer facilmente um rosto entre um milhão de outros, e sabemos que metade dos adultos dos Estados Unidos têm suas imagens faciais armazenadas em pelo menos um banco de dados que pode ser pesquisado pela polícia. Além disso, os dados faciais da IA são apenas uma forma de identificar uma pessoa, complementados pela IA de dados genômicos, que foram usados para encontrar o assassino em série do Golden State. Yaniv Erlich, genomicista e especialista em reidentificação, afirma: "Em um futuro próximo, praticamente qualquer americano descendente de europeus será identificável" por meio de bancos de dados genômicos de consumidores em grande escala.[47] Além disso, a biometria potente, como imagens da retina ou eletrocardiogramas, poderia ser usada de forma semelhante no futuro. Há também o espectro orwelliano da IA de visão de máquina, com a proliferação de câmeras de vigilância em todos os lugares, facilitando significativamente a identificação e comprometendo qualquer sensação de privacidade.

A história da DeepMind, uma empresa de IA, e do Royal Free London National Health Foundation Trust, de 2017, ilustra a tensão nos círculos médicos.[48] Em novembro de 2015, o National Health Service (NHS) confiou à DeepMind Technologies (uma subsidiária do Google/Alphabet) a transferência de um banco de dados de registros eletrônicos de pacientes, *com* dados identificáveis, mas *sem* consentimento explícito, dos sistemas do NHS para os da própria empresa. Os dados incluíram registros de 1,6 milhão de cidadãos do Reino Unido que remontam a mais de 5 anos. O objetivo era desenvolver um aplicativo para *smartphone* chamado Streams para alertar os médicos sobre a lesão renal, que está associada a 40 mil mortes por ano na Inglaterra. Resolver o problema era uma meta louvável, mas, na época, a DeepMind tinha pouca experiência em trabalhar com serviços de saúde. Também havia uma preocupação clara em dar à empresa, uma divisão do Google, a maior empresa de publicidade do mundo, acesso a esses dados, embora a DeepMind tenha garantido várias vezes que os dados recebidos "nunca seriam vinculados ou associados a contas, produtos ou serviços do Google".[49] Esse é um ponto-chave. Quando visitei a Verily, empresa derivada do Google dedicada à saúde, seus executivos do alto escalão me disseram que parte da lógica da nova empresa era evitar a percepção de ligação entre ela e o Google.

Quaisquer que fossem as garantias da empresa, não havia como rastrear o que estava sendo feito com o enorme conjunto de dados de pacientes do NHS, que incluía registros de *overdoses* de drogas, abortos, tratamento de saúde mental, resultados de exames laboratoriais positivos para o vírus da imunodeficiência humana (HIV) e muito mais. No final de 2017, os reguladores do Reino Unido determinaram que os dados não haviam sido fornecidos legalmente.[50] Respondendo às preocupações, a DeepMind acabou criando um sistema de registro digital para rastrear todo acesso aos dados de qualquer paciente. Idealmente, isso deveria ter sido incorporado desde o início do projeto para fornecer uma garantia de privacidade e segurança.

No final das contas, o aplicativo Streams desenvolvido pela DeepMind, fornecido de forma gratuita ao NHS, funciona muito bem – reduziu significativamente o tempo necessário para rastrear informações relevantes de pacientes relacionadas à disfunção renal – e foi amplamente adotado por enfermeiros, médicos e grupos de defesa de pacientes. Segundo a enfermeira Sarah Stanley, usuária do aplicativo: "Estamos conseguindo fazer a triagem de pacientes em menos de 30 segundos. No passado, o processo levava até 4 horas".[51] A chefe da Understanding Patient Data da Inglaterra, Nicole Perrin, apoiou bastante o projeto: "Acho muito importante que não fiquemos tão presos às preocupações e aos riscos a ponto de perdermos algumas das oportunidades potenciais de ter uma empresa com experiência e recursos tão incríveis querendo se envolver na área da saúde".[52] Joe Ledsam, da equipe da DeepMind AI, acrescentou sua perspectiva: "Devemos estar *mais* atentos aos riscos e à segurança dos modelos, não menos".

O estudo de caso da DeepMind traz à tona muitas questões relevantes de privacidade médica dos Big Data: a falta de consentimento adequado, a

Medicina profunda **115**

falta de transparência e o "impacto tecnológico" que veremos cada vez mais com o oligopólio de grandes titãs da tecnologia (Google, Amazon, Apple, Facebook, Microsoft) agora totalmente envolvidos com a saúde. Embora tenha resultado em um produto importante que ajudou médicos e pacientes, lições valiosas foram aprendidas.[53]

Outro exemplo do potencial do aprendizado profundo de invadir a privacidade é um esforço descrito em um artigo no *Proceedings of the National Academy of Sciences*.[54] Ao combinar 50 milhões de imagens do Google Street View de 22 milhões de carros, em duzentas cidades, com dados disponíveis publicamente, pesquisadores do laboratório de IA da Universidade de Stanford e seus colaboradores conseguiram estimar com precisão os padrões de votação pública, raça, educação e renda por código postal ou distrito. Embora o uso de algoritmos de aprendizado profundo não tenha fornecido estimativas no nível individual ou doméstico, você pode ter certeza de que muitas empresas de tecnologia têm esses dados e, com análises de rede neural semelhantes, podem obter essas informações. O caso mais notável são os amplos perfis individuais da Cambridge Analytica da maioria dos adultos americanos, desenvolvidos por meio da extração de dados do Facebook, em última análise com alegações de mudança no resultado das eleições de 2016, juntamente com a distribuição de notícias falsas direcionada por algoritmos.[55]

A preocupação com possíveis *hackers* foi reforçada por ataques cibernéticos automatizados e pela preocupação legítima de que produtos de IA, como carros sem motorista, possam sair das estradas. Já vimos como os carros não autônomos de hoje podem ser hackeados remotamente e ficar descontrolados enquanto são dirigidos.[56] Na era dos *hackers*, é preciso estar atento a todas as operações que usam IA, sobretudo no que se refere à possibilidade de dados incorretos corromperem seu sistema, bem como *malware* de IA, *bots* de IA e a guerra entre IA e IA (sistema hospedeiro rejeitando o invasor).

Por outro lado, esforços no sentido de usar RNPs para promover a segurança cibernética também estão em andamento. Obviamente, eles ainda não se consolidaram, com as enormes violações de dados na Equifax, Yahoo, Under Armour (aplicativo MyFitnessPal) e muitos outros. Talvez mais encorajador seja um conceito conhecido como privacidade diferencial, que usa uma família de algoritmos de aprendizado de máquina chamada Private Aggregation of Teacher Ensembles para preservar a identidade de cada indivíduo ao não ingerir o histórico médico específico.[57] No entanto, esse uso de dados limitados pode influenciar os modelos para certos subgrupos, destacando as interações de privacidade e viés.

ÉTICA E POLÍTICAS PÚBLICAS

Tendo em vista a forma como a IA vem se acelerando nos últimos anos, não deveria surpreender que alguns tenham exigido um controle da velocidade e novos esforços regulatórios.[58] Oren Etzioni, CEO do Instituto Allen de IA, por exemplo, pediu "medidas para, pelo menos, retardar o progresso da IA, por precaução". Muitas das questões discutidas neste capítulo não foram criadas pela IA –, elas são questões éticas clássicas – mas agora estão sendo amplificadas pelos esforços da IA, conforme ilustrado pelo estudo "gaydar", pela colaboração entre o NHS e a DeepMind, pelo viés racial ou pela promoção não intencional de desigualdades. No entanto, as respostas éticas da IA não são necessariamente clássicas. Há dois níveis fundamentais da ética da IA: a ética da máquina, que se refere aos sistemas de IA em si, e o domínio mais amplo, não específico dos algoritmos.

O exemplo prototípico da ética das máquinas envolve a forma como os carros sem motorista lidam com o dilema de escolher entre os males possíveis no caso de um acidente iminente, quando, independentemente da resposta deles, as pessoas vão morrer. É a versão moderna do problema do bonde introduzido há mais de 50 anos. Jean-François Bonnefon e colaboradores examinaram o dilema do carro sem motorista em profundidade usando simulações e informações de mais de 1.900 pessoas.[59] Em cada um dos três cenários (Figura 5.1), não há uma boa escolha; é apenas uma questão de quem e quantas pessoas morrem: se o passageiro do carro, um pedestre ou várias delas. Não há uma resposta correta, com os conflitos de valores morais, normas culturais e interesses pessoais, mas a maioria dos entrevistados não optou pela opção do "bem maior" de se sacrificar. Claramente, tentar lidar com esses problemas no *design* de um algoritmo para controlar um veículo autônomo será muito difícil,[60] e isso foi rotulado como um dos "desafios mais espinhosos da inteligência artificial atualmente".[61] Outra camada desse dilema é quem deve estar envolvido no *design* algorítmico – consumidores, fabricantes, governo? Como você pode imaginar, as empresas não estão entusiasmadas com a regulamentação governamental; muitas empresas, incluindo a Microsoft e o Google, criaram os próprios conselhos de ética internos, argumentando que o envolvimento regulatório pode ser contraproducente, atrasando a adoção de carros autônomos devido a questões marginais, quando já parece claro que veículos autônomos reduzirão as

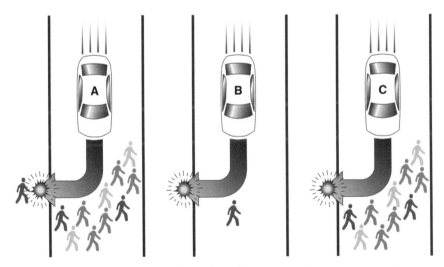

Figura 5.1 As três situações de tráfego de carros autônomos que resultam em danos iminentes e inevitáveis. O carro deve decidir se (A) mata vários pedestres ou um transeunte, (B) mata um pedestre ou o próprio passageiro, ou (C) mata vários pedestres ou o próprio passageiro. Fonte: Adaptada de J. F. Bonnefon et al., "The Social Dilemma of Autonomous Vehicles," *Science* (2016): 352(6293), 1573–1576.

mortes no trânsito em geral. Mas não pensamos nisso de uma forma geral. Mais de 1,25 milhão de pessoas são mortas por motoristas humanos a cada ano, a maioria por erro humano, mas nós, como sociedade, não olhamos para a situação.[62] A introdução de computadores na mistura configura um viés cognitivo, sem reconhecer o benefício líquido. Quando um carro autônomo mata uma pessoa, há protestos sobre os perigos dos carros autônomos. A primeira fatalidade de um pedestre atropelado por um carro sem motorista ocorreu em um programa da Uber no Arizona em 2018. O algoritmo do carro detectou um pedestre atravessando a rua no escuro, mas não parou, e a motorista humana na retaguarda não reagiu porque confiava demais no carro.[63] Aqui, ironicamente, eu questionaria a ética da empresa, em vez da IA em si, por impulsionar de forma prematura o programa sem testes suficientes e a retaguarda de motoristas humanos.

As questões regulatórias de IA são especialmente pertinentes na medicina. Estamos nos primeiros dias da supervisão regulatória de algoritmos médicos e apenas um número limitado foi aprovado. Mas a questão não é apenas quantas solicitações baseadas em IA foram enviadas à FDA ou se muitas outras serão enviadas para aprovação. Essas ferramentas estão e estarão em constante evolução com conjuntos de dados maiores e potencial autodidático. Isso exigirá o desenvolvimento de novas regras básicas para revisão e aprovação, a realização de vigilância pós-comercialização e a contratação de novos funcionários com experiência em IA nas agências reguladoras. Dar carta branca a um algoritmo que não está devidamente validado ou que é facilmente hackeado pode ter implicações desastrosas.

A preocupação com violações e danos éticos levou não apenas à formação do Instituto AI Now, mas a muitos outros esforços em todo o mundo para promover a ética e a segurança da IA, incluindo OpenAI, Pervade, Partnership on AI, Future of Life Institute, AI for Good Summit e esforços acadêmicos na UC Berkeley, Harvard, Universidade de Oxford e Cambridge. No entanto, como apontou o Instituto AI Now, não há nenhuma empresa de tecnologia monitorando a própria adesão às diretrizes éticas. Fiquei impressionado quando li um relatório recente sobre saúde da Infosys AI, "AI for Healthcare: Balancing Efficacy and Ethics".[64] Embora o relatório afirme que o setor como um todo e as organizações que o compõem precisam "estabelecer padrões e obrigações éticas", ele não forneceu nenhuma indicação de quais eram esses padrões ou obrigações. Na área da saúde, existe inclusive a possibilidade de se criar deliberadamente algoritmos antiéticos, como basear a previsão das recomendações de atendimento ao paciente no seguro ou na condição de renda. Está bem claro que ainda há muito trabalho a ser feito.

EMPREGOS

Eu perdi a conta do número de artigos que vi com o título "A IA [ou os robôs] tomarão seu emprego?". Apesar de todos esses prognósticos negativos, parece haver um número igual indo na direção oposta. Uma fonte importante para mim é Erik Brynjolfsson, que dirige a Iniciativa sobre Economia Digital do MIT e que disse: "Milhões de empregos serão eliminados, milhões de novos empregos serão criados e necessários, e muito mais empregos serão transformados".[65] Em termos de números, a Cognizant Technology Solutions projeta 21 novas categorias de emprego, 19 milhões de empregos perdidos e 21 milhões de novos empregos criados nos próximos 15 anos.[66] Na mesma linha, Jerry Kaplan, professor adjunto de Stanford que ensina IA, argumenta que "a inteligência artificial mudará a maneira como vivemos e trabalhamos, melhorando nosso padrão de vida e transferindo empregos de uma categoria para outra no conhecido ciclo capitalista de criação e destruição".[67] Um relatório de 160 páginas do McKinsey Global Institute, concordando com essa impressão geral, forneceu uma perspectiva global aprofundada, destacando que os empregos específicos ganhos e perdidos variarão significativamente nas diferentes regiões do mundo.[68] É claro que haverá mudança e disrupção de empregos, e a resposta a essas mudanças não é tão simples quanto treinar mineradores de carvão para se tornarem mineradores de dados. Elisabeth Mason, que

120 Eric Topol

dirige o Centro de Pobreza e Tecnologia da Universidade de Stanford, acha que há milhões de vagas não preenchidas nos Estados Unidos e que agora temos as ferramentas para promover essa correspondência – usar a IA para ajudar a resolver esse problema.[69] Um relatório de 2018 da Organização para Cooperação e Desenvolvimento Econômico (OCDE) estima que mais de 40% de todos os empregos na área da saúde podem ser automatizados em todo o mundo, o que ressalta a magnitude da disrupção que estamos potencialmente enfrentando.[70] Dentro da IA, há uma grande incompatibilidade entre o talento humano disponível e a demanda por ele. Há vários relatos de salários iniciais para doutores recém-saídos da faculdade com experiência em IA variando de 300 mil a mais de 1 milhão de dólares; a maioria desses recém-formados vem da academia ou é contratada por outras empresas de tecnologia. Há até piadas de que o campo precisa de um teto salarial equivalente à National Football League para especialistas em IA.[71] Em última análise, um desafio maior do que encontrar novos empregos para trabalhadores deslocados (ou candidatos a empregos em IA) hoje pode ser criar novos empregos que não sejam em grande parte executados – ou mais bem executados – por uma máquina.

Tivemos e continuaremos tendo dificuldades em nos adaptar a essas mudanças. Garry Kasparov nos lembra do ciclo de automação, medo e consequente aceitação em *Deep Thinking*, descrevendo como "a tecnologia para elevadores automáticos, embora existisse desde 1900", demorou até a década de 1950 (após a greve sindical dos operadores de elevadores em 1945) para ser aceita porque "as pessoas se sentiam muito desconfortáveis em andar em um elevador sem um ascensorista". Alguns líderes do setor de tecnologia estão se esforçando financeiramente a fim de facilitar o caminho para a aceitação. O Google, por exemplo, está doando 1 bilhão de dólares para organizações sem fins lucrativos que visam ajudar os trabalhadores a se adaptarem a uma nova economia.[72] Nos próximos capítulos, abordo as mudanças de emprego, novas e antigas, e suas transformações em praticamente todas as profissões da área da saúde.

AMEAÇA EXISTENCIAL

Não precisaremos nos preocupar muito com a saúde humana e a IA se não estivermos mais aqui. Não está claro se e quando construiremos agentes autônomos com superinteligência que atuem como vida senciente, projetando e construindo novas iterações de si mesmos, capazes de atingir qualquer objetivo, pelo menos tão bem quanto os humanos. No entanto, fomos claramente vacinados com a ideia após a exposição a doses cumulativas da Skynet em *The Terminator,* HAL 9000 *em 2001: Uma Odisséia no Espaço* e o Agente Smith em *Matrix.*

Esses filmes extremamente populares retrataram máquinas sencientes com inteligência artificial geral, e muitos filmes de ficção científica provaram ser prescientes, então os temores sobre a IA não deveriam ser uma surpresa.[73] Ouvimos projeções de destruição vindas de figuras importantes como Stephen Hawking ("o desenvolvimento da IA completa pode significar o fim da raça humana"), Elon Musk ("com a IA estamos invocando o demônio"), Henry Kissinger ("poderia causar uma ruptura na história e desvendar a forma como a civilização funciona"), Bill Gates ("potencialmente mais perigosa do que uma catástrofe nuclear") e outros. Muitos especialistas têm o ponto de vista oposto, incluindo Alan Bundy, da Universidade de Edimburgo,[74] ou Yann LeCun ("não haveria cenários de *Ex Machina* ou *Terminator,* porque os robôs não seriam construídos com impulsos humanos – fome, poder, reprodução, autopreservação").[75] Talvez não surpreenda, então, que o empregador de LeCun, Mark Zuckerberg, também não esteja preocupado, escrevendo no Facebook: "Algumas pessoas temem que a IA seja um grande perigo, mas isso me parece exagerado e muito menos provável do que desastres causados por doenças generalizadas, violência, etc.".[76] Alguns especialistas em IA até mudaram drasticamente suas opiniões, como Stuart Russell, da UC Berkeley.[77] O que não falta são futurólogos contra ou a favor, ou contra e a favor ao mesmo tempo, e até enfrentando-se uns

122 Eric Topol

aos outros.[78] Eu me diverti especialmente com a ligação entre IA e Marte, criando visões díspares entre Andrew Ng e Elon Musk. Ng disse: "Temer o surgimento de robôs assassinos é como se preocupar com a superpopulação em Marte antes de povoá-lo",[79] enquanto Musk disse que o aumento potencial de robôs assassinos era uma das razões pelas quais precisávamos colonizar Marte, para que tivéssemos um lugar para ir se a IA se rebelasse e se voltasse contra a humanidade.[80]

As profundas preocupações de Musk fizeram com que ele e Sam Altman fundassem um instituto sem fins lucrativos de bilhões de dólares chamado OpenAI com o objetivo de trabalhar por uma IA mais segura. Além disso, ele doou 10 milhões de dólares ao Instituto Future of Life, em parte para construir os piores cenários de modo que possam ser previstos e evitados.[81] Max Tegmark, físico do MIT que dirige esse instituto, reuniu um grupo internacional de especialistas em IA para prever quando poderemos ver inteligência artificial geral. Conforme o consenso, embora com uma significativa variabilidade, seria até o ano de 2055. Da mesma forma, um relatório de pesquisadores do Instituto do Futuro da Humanidade das Universidades de Oxford e Yale, a partir de uma grande pesquisa com especialistas em aprendizado de máquina, concluiu: "Há 50% de chance de a IA superar os humanos em todas as tarefas em 45 anos e automatizar todos os trabalhos humanos em 120 anos".[82] Curiosamente, o diretor do Instituto do Futuro da Humanidade, Nick Bostrom, é o autor de *Superinteligência* e tema de uma matéria aprofundada no *New Yorker* como o proponente da IA enquanto "Invenção do Juízo Final".[83] Tegmark aponta para a baixa probabilidade de isso ocorrer: "A superinteligência, sem dúvida, se enquadra na mesma categoria de um ataque maciço de asteroide, como aquele que exterminou os dinossauros".[84]

Independentemente do que o futuro reserva, a IA atual é limitada. Embora se possa imaginar uma inteligência artificial geral que trate os humanos como animais de estimação ou mate a todos nós, é fácil afirmar que o momento chegou: agora somos a Vida 2.0, como Tegmark nos classifica, de forma que nós, como humanos, podemos redesenhar nosso *software*, aprendendo novas habilidades complexas, mas bastante limitadas no que diz respeito à modulação de nosso *hardware* biológico. Ainda não se sabe se a Vida 3.0 surgirá, com seres capazes de projetar seu *hardware* e *software*. No futuro próximo, então, a questão não é se a vida humana será extinta, mas como ela mudará a nós e nossos meios de subsistência – e, para nossos propósitos, como isso mudará aqueles de nós que praticam medicina. Tegmark sugere que, coletivamente, comecemos a pensar em nós mesmos como *Homo sentiens*. Vamos perguntar como será a aparência do *Homo sentiens* em um jaleco médico.

CAPÍTULO 6

MÉDICOS E PADRÕES

Se um médico pode ser substituído por um computador, então ele merece ser substituído por um computador.

—Warner Slack, Harvard Medical School

É meio criminoso ter radiologistas fazendo isso, porque no processo eles estão matando pessoas.

—Vinod Khosla

Vários anos atrás, após uma terrível crise de dor abdominal e nas costas, fui diagnosticado com pedras no rim esquerdo e no ureter. Havia duas pedras no ureter, e elas eram bem grandes – tinham mais de 9 milímetros. Não consegui expeli-las, apesar de beber litros de água e usar medicamentos como a tansulosina para aumentar as chances de eliminá-las. O próximo passo foi uma litotripsia – um procedimento que usa uma máquina litotritora fora do corpo para aplicar ondas sonoras de alta energia à região do ureter a fim de quebrar as pedras. O procedimento é bastante doloroso, embora não se saiba bem por quê, e muitas vezes é necessário fazer anestesia geral, como no meu caso.

Uma semana depois de receber as ondas de choque, eu estava esperançoso, aguardando evidências de que as pedras haviam sido quebradas ou até de que tivessem desaparecido. A radiografia de aparelho urinário (rim, ureter, bexiga) a que fui submetido levou apenas alguns minutos. O técnico que fez o exame revisou a imagem para ter certeza de que sua qualidade era adequada. Perguntei se ele via as pedras no meu ureter esquerdo, e ele não estava certo sobre isso. Ao ver o filme eu mesmo, também fiquei em dúvida. Então, pedi para falar com o radiologista.

Isso não acontece com muita frequência. A menos que o radiologista seja "intervencionista" – isto é, um especialista que realiza procedimentos terapêuticos (como colocar um dispositivo em um vaso sanguíneo) –, os radiologistas raramente têm contato com os pacientes, seja para discutir os resultados de um exame ou qualquer outra coisa. Normalmente, o radiologista, que fica sentado o dia todo em uma sala escura vendo exames, faz a interpretação e redige um laudo. E normalmente a maioria dos médicos está ocupada demais para ver as radiografias que eles mesmos solicitaram, lendo apenas o laudo para revisar os resultados com o paciente.

Isso é um pouco parecido com comprar um carro. Você fala com o vendedor, mas nunca encontra o revendedor. Quando você está negociando com o vendedor, ele vai para outra sala para verificar com o gerente. Se você já fez exames médicos, é bem provável que nunca tenha tido contato com o leitor do exame; apenas com o fotógrafo. Muitas vezes, no entanto, o fotógrafo se reúne com o leitor – pessoal ou digitalmente – enquanto você continua lá sentado para se certificar de que a imagem está tecnicamente adequada antes que você possa se vestir e seguir em frente.

Após ficar sentado na sala de espera por 15 minutos, fui levado de volta à sala escura para ver o radiologista. Através do reflexo da tela, vi um sujeito branco de cabelos escuros, barbudo e com aparência de profeta, mais ou menos da minha idade, gentil e parecendo muito satisfeito com a minha visita. Ele puxou uma cadeira para eu me sentar ao lado dele. Fiquei pensando por que ele usava um longo jaleco branco, quando poderia muito bem estar vestindo *jeans* e qualquer outra roupa mais casual. Ou mesmo pijama.

O radiologista visualizou digitalmente meus diversos exames relacionados aos rins de uma só vez em uma tela grande para fazer comparações lado a lado. A tomografia computadorizada que levou ao diagnóstico original alguns meses antes mostrava as duas pedras muito bem, então essa tomografia foi a comparação para o novo estudo radiológico. O radiologista ampliou o novo filme várias vezes para dar um *zoom* nas pedras. Para meu desgosto, as pedras ainda estavam lá, e não tinham nem diminuído de tamanho. Apenas uma havia migrado um pouco mais para frente. O tratamento resultou em uma mudança insignificante. Meu rim ainda estava dilatado, sinal de que havia alguma obstrução, o que aumentou nossa preocupação sobre quanto tempo isso poderia durar sem que houvesse algum dano permanente. Apesar de todas as más notícias, obtive muitos *insights* sobre minha condição nessa conversa com o radiologista, muito mais do que teria conseguido em uma consulta de revisão com meu urologista. Do ponto de vista do radiologista, o procedimento de litotripsia provavelmente havia sido um fracasso, o que indicava a ele que as pedras, devido ao seu tamanho e localização, quase sem dúvida precisariam ser removidas cirurgicamente. Além disso, como o radiologista não tinha interesse em fazer procedimentos cirúrgicos, receber dele a notícia de que isso era necessário representou uma avaliação muito mais independente da minha condição, em comparação com o conselho que eu teria obtido de um cirurgião.

Esse encontro entre um paciente e um radiologista foi uma anomalia, mas pode ser um indicador importante do futuro.

Os últimos 50 anos introduziram mudanças importantes na radiologia. À medida que o meio passou do analógico para o digital, ficou muito mais fácil armazenar e encontrar filmes. As imagens têm uma resolução muito maior. E a velocidade de aquisição digital da imagem significa que não há necessidade de esperar que um filme de raio X fique pronto. É engraçado pensar naquelas máquinas velhas e desajeitadas que eram os leitores de alternadores, onde ficavam os filmes impressos, em geral arquivados por ordem alfabética dos pacientes examinados naquele dia, entre os quais era necessário esperar vários minutos até que o exame de interesse finalmente aparecesse. Os médicos assistentes, junto com seus estagiários nas equipes do hospital, iam ao porão todos os dias para revisar os exames dos pacientes diretamente com o radiologista. Mas agora, com sistemas de arquivamento e comunicação de imagens (PACS, do inglês *picture archiving and communication systems*), essas visitas são raras. O médico de referência analisa o laudo e, idealmente, a imagem em si (embora muitas vezes isso não ocorra), de forma remota. Meu amigo Saurabh Jha, radiologista da Universidade da Pensilvânia, resumiu bem a mudança: "O radiologista com uma placa plana no alternador já foi o centro do universo. Com os PACS e imagens avançadas, o radiologista é agora uma das luas de Júpiter, sem nome e apenas mais uma".[1] Todo o processo, desde radiografias simples até tomografia computadorizada, PET, exames nucleares e de ressonância magnética, tornou-se mais eficiente. Exceto sua interpretação.

A imagem médica clássica é a radiografia de tórax. A cada ano, dois bilhões delas são feitos em todo o mundo. Elas em geral são difíceis de interpretar, especialmente quando usadas para diagnosticar pneumonia. Insuficiência cardíaca e muitas outras características sobrepostas, como cicatrizes, massas ou nódulos, fluido ou tecido pulmonar em colapso, podem confundir o diagnóstico (Figura 6.1).[2]

Sem dúvida, uma máquina que pudesse ler com acurácia e rapidez as radiografias de tórax seria um grande avanço para o campo. Como descreveu Gideon Lewis-Kraus, "Uma rede criada para reconhecer um gato pode ser modificada e treinada com tomografias computadorizadas – e com um número infinito de exemplos que mesmo o melhor médico não conseguiria revisar".[3] A ingestão de toneladas de imagens é apenas uma pequena parte da história, é claro; a máquina precisa aprender a interpretá-las. Apesar dessa questão iminente, Geoffrey Hinton declarou: "Acho que se você trabalha como radiologista, você é como o Coiote do desenho animado. Você já está na beira do penhasco, mas ainda não olhou para baixo. Não há chão por baixo. As pessoas deveriam parar de formar radiologistas agora. É completamente óbvio que em cinco anos o aprendizado profundo será melhor do que os radiologistas".[4]

No final de 2017, o grupo de ciência da computação de Stanford liderado por Andrew Ng afirmou que isso é verdade. Ng tuitou: "Os radiologistas

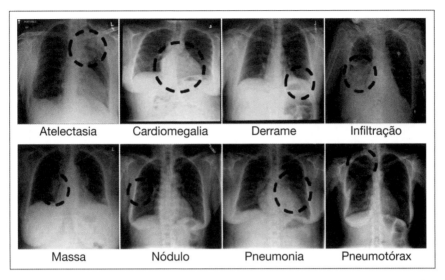

Figura 6.1 Oito achados diferentes em uma radiografia de tórax, muitos dos quais têm características sobreponíveis que podem ser difíceis de usar para estabelecer um diagnóstico. Fonte: Adaptada de X. Wang et al., *ChestX-ray8: Hospital-Scale Chest X-ray Database and Benchmarks on Weakly-Supervised Classification and Localization of Common Thorax Diseases,* arXiv (2017): https://arxiv.org/abs/1705.02315.

deveriam se preocupar com seus empregos? Últimas notícias: Agora podemos diagnosticar pneumonia por meio de radiografias de tórax melhor do que os radiologistas". Usando uma rede neural convolucional com 121 camadas, aprendendo com mais de 112 mil radiografias de mais de 30 mil pacientes, a equipe concluiu que seu algoritmo "supera o desempenho médio do radiologista na detecção de pneumonia".[5] Porém, é importante observar que a comparação foi feita com apenas quatro radiologistas, e houve sérios problemas metodológicos.[6] Lior Patcher, biólogo computacional da Caltech, escreveu: "Quando pessoas muito influentes da área de aprendizado de máquina exageram na venda dos seus resultados para a população, é ruim para todo mundo. E de que forma a população pode confiar nos cientistas se a toda hora eles aparecem ligados com publicidade em vez de ciência?".[7]

130 Eric Topol

Certamente não podemos concluir, com base nos dados até aqui, que os radiologistas sejam uma espécie em extinção, como sugerem Hinton e Ng, dois dos líderes mundiais da inteligência artificial (IA). Mesmo com seus vários problemas, como o fato de virem de estudos retrospectivos, *in silico*, não replicados e não menos sujeitos a falhas na interpretação dos dados em vários níveis, essas afirmações infelizmente caracterizaram muitos relatórios sobre IA na medicina. Conforme me escreveu, via Twitter, Declan O'Regan, radiologista que trabalha com aprendizado de máquina: "Qualquer PhD é capaz de treinar uma rede de aprendizado profundo para classificar imagens com desempenho de nível humano na validação cruzada. Leve-a para o mundo real e todas elas terão um desempenho inferior".

Um radiologista lê cerca de 20 mil exames por ano, o que equivale a algo entre 50 e 100 por dia, um número que vem aumentando constantemente.[8] Enquanto as radiografias geram poucas imagens por exame, os ultrassons geram dezenas, e as tomografias computadorizadas e ressonâncias magnéticas, centenas, uma proporção que continua aumentando. Ao todo, são feitos mais de 800 milhões de exames médicos por ano nos Estados Unidos, o que equivale a cerca de 60 bilhões de imagens, ou uma imagem gerada a cada 2 segundos.[9] No entanto, os radiologistas, mediante treinamento e experiência, desenvolvem sistemas visuais de reconhecimento de padrões que lhes permitem identificar rapidamente as anormalidades. O Dr. Trafton Drew, pesquisador de atenção em Harvard, disse: "Se você observar os radiologistas fazendo o que fazem,[10] [ficará] absolutamente convencido de que eles são sobre-humanos".[11] É parecido com o pensamento do Sistema 1, porque é reflexivo, combina padrões em vez de fazer uma análise lógica. Mas os radiologistas ainda sofrem de "cegueira por desatenção", ou seja, eles podem estar tão concentrados em procurar coisas específicas a ponto de perderem dados inesperados que estão literalmente debaixo do seu nariz. Isso foi demonstrado pela sobreposição da foto de um homem usando uma fantasia de gorila sacudindo o punho a imagens que vários radiologistas estavam analisando em busca de sinais de câncer. Descobriu-se que 83% dos radiologistas deixaram de perceber o homem vestido de gorila.[12]

Alguns estudos sugerem que os erros na interpretação dos exames médicos são bem piores do que geralmente é aceito, com taxas de falso-positivos de 2% e taxas de falso-negativos acima de 25%. Considerando esses 800 milhões de exames anuais, isso significa que muitas leituras correm o risco de estar erradas. Digno do nota é o fato de que 31% dos radiologistas americanos foram acusados de negligência médica, a maioria relacionada a diagnósticos não detectados.[13]

Os radiologistas, então, sem dúvida se beneficiariam de um amplificador de acurácia da máquina. Por exemplo, um estudo cuidadoso que classificou mais de 50 mil radiografias de tórax como simplesmente normais ou anormais alcançou uma acurácia algorítmica de 95%, o que pode ser útil para os radiologistas fazerem a triagem de quais merecem uma análise mais detalhada.[14] Não se trata apenas de lapsos de atenção ou erros humanos. O tempo também é um fator importante: em vez de 20 mil exames anuais que um radiologista pode revisar, milhões ou até bilhões de imagens poderiam ser investigadas. Por exemplo, quando a Merge Healthcare, uma empresa de imagens médicas, foi adquirida pela IBM em 2015, seus algoritmos tiveram acesso a mais de 30 bilhões de imagens.[15] Além disso, uma única imagem médica – cada *pixel* ou *voxel*, o equivalente em 3D de um *pixel* – contém inúmeras informações que podem não ser vistas pelo olho humano, como textura, grau de realce da cor ou intensidade do sinal. Para investigar as "assinaturas" escondidas nos dados digitalizados, foi desenvolvido um novo campo, por vezes chamado de radiômica,[16] levando ao desenvolvimento de uma métrica conhecida como unidades Hounsfield de densidade do cálculo, que revela o mineral constituinte do cálculo, como oxalato de cálcio ou ácido úrico, além de indicar a terapia que provavelmente teria sucesso. Isso é perfeito para leitura automática: os algoritmos permitem uma quantificação mais profunda dos dados nos exames, liberando um valor até então não reconhecido.

Há vários exemplos sustentando esse ponto crucial. Uma equipe da Mayo Clinic mostrou que a textura das imagens de ressonância magnética cerebral pode prever uma anomalia genômica específica, em especial a co-deleção 1p/19q, que é relevante para a sobrevivência a certos tipos de câncer cerebral.[17] Da mesma forma, usar algoritmos de aprendizado profundo para ler exames de ressonância magnética de pacientes com câncer de cólon pode revelar se um paciente tem uma mutação crítica no gene tumoral, conhecida como KRAS, e a posse desse conhecimento deve influenciar de forma significativa as decisões de tratamento.[18] O aprendizado de máquina a partir de imagens de mamografia de mais de mil pacientes, juntamente com resultados de biópsia que indicam um alto risco de câncer, mostrou que mais de 30% das cirurgias mamárias poderiam ser evitadas.[19] A aplicação do aprendizado profundo a radiografias de fraturas de quadril pode levar a diagnósticos tão acurados quanto os oriundos de técnicas de imagem mais avançadas e, portanto, mais caras, incluindo ressonância magnética, cintilografia óssea ou tomografia computadorizada, às quais os médicos recorrem quando as análises radiográficas mostram resultados inconclusivos. Usando uma rede neural convolucional com 172 camadas, treinada com mais de 6 mil radiografias (com um total de 1.434.176 parâmetros) e validada em mais de mil pacientes, a acurácia do algoritmo mostrou-se superior a 99%, bastante comparável ao desempenho de radiologistas experientes.[20] Diversos relatórios de centros médicos mostraram o poder do aprendizado profundo para classificar uma variedade de exames, incluindo tomografias computadorizadas para detectar nódulos hepáticos e pulmonares e idade óssea, aumentando a evidência crescente de que as máquinas podem realizar um trabalho de diagnóstico acurado. A UCSF desenvolveu uma rede neural convolucional 3D para tomografia computadorizada de tórax em mais de 1.600 pacientes, dos quais 320 tinham câncer de pulmão confirmado.[21] A Universidade de Tóquio desenvolveu uma rede neural convolucional de seis camadas para classificação de massa hepática por tomografia computadorizada de 460 pacientes com uma acurácia geral de 84% em comparação com a vida real.[22] A Geisinger Health, na Pensilvânia, usou quase 40 mil tomografias computadorizadas de crânio para mostrar a alta acurácia do diagnóstico por máquina da hemorragia cerebral.[23] A Universidade Radboud, na Holanda, descobriu que uma rede neural profunda treinada com mais de 1.400 mamografias digitais fornecia leituras tão precisas quanto as realizadas por 23 radiologistas.[24] E a rede neural convolucional da Universidade de Stanford usou mais de 14 mil radiografias para aprender a quantificar a idade óssea, fornecendo resultados tão bons quanto os de três radiologistas especialistas.[25] Cientistas da computação na Coreia do Sul, na Universidade Nacional de Seul, desenvolveram e validaram um algoritmo de aprendizado profundo usando mais de 43 mil radiografias de tórax, treinadas para detectar nódulos pulmonares cancerígenos. O algoritmo foi extremamente preciso em quatro coortes retrospectivas (AUC = 0,92-0,96). Seu desempenho foi bastante favorável quando comparado ao dos radiologistas certificados e forneceu valor aditivo como um "segundo leitor" para uma acurácia ainda maior quando os dois foram combinados.[26]

Certamente, você não precisa de uma rede neural convolucional para ter a ideia de que o processamento algorítmico de imagens está avançando muito.

Os centros médicos acadêmicos não são os únicos grupos que buscam a tecnologia, é claro. O aprendizado profundo de imagens médicas foi realizado por muitas empresas, incluindo Enlitic, Merge Healthcare, Zebra Medical Vision, Aidoc, Viz.ai, Bay Labs, Arterys, RAD-Logic, Deep Radiology e Imagen. Cada uma dessas empresas progrediu em tipos específicos de imagens. A Arterys é especializada em ressonância magnética cardíaca e recebeu a primeira aprovação da *Food and Drug Administration* (FDA) para imagens médicas de IA em 2017. Em 2018, a Viz.ai recebeu a aprovação da FDA para o aprendizado profundo de tomografias computadorizadas de crânio para diagnóstico de acidente vascular cerebral (AVC), com notificação imediata por texto aos médicos. A Imagem seguiu logo atrás com a aprovação da FDA para seu processamento mecânico de imagens ósseas. Para a Enlitic, o processamento autodidático de milhares de exames musculoesqueléticos permitiu que os algoritmos da empresa, além de fazerem diagnósticos de fraturas ósseas com notável acurácia, também identificassem os locais das microfraturas quando a fratura era tão pequena quanto 0,01% da imagem de raio X em questão. A Zebra Medical Vision validou uma rede neural convolucional que detecta fraturas por compressão vertebral com 93% de acurácia, enquanto os radiologistas não percebem essas fraturas em mais de 10% das vezes.[27] Essa mesma empresa usou o aprendizado profundo para a previsão do escore de cálcio cardíaco.[28] Todas essas empresas de radiologia e IA estão avançando para comercializar seus recursos de leitura por varredura algorítmica. No final de 2017, a Zebra Medical Vision foi implantada em 50 hospitais e analisou mais de 1 milhão de exames, a uma velocidade quase 10 mil vezes maior do que a alcançada pelos radiologistas, a um custo de apenas um dólar por exame.[29]

Está claro que o aprendizado profundo e as máquinas terão um papel importante no futuro da radiologia. No entanto, algumas declarações podem ser consideradas exageradas, como a sugestão de Andrew Ng de que seria mais fácil substituir os radiologistas do que seus assistentes,[30] ou a conclusão do ensaio de Katie Chockley e Ezekiel Emanuel, intitulado "The End of Radiology?", de que a radiologia pode desaparecer como uma especialidade próspera nos próximos 5 a 10 anos.[31] O investidor de risco Vinod Khosla disse: "O papel do radiologista estará obsoleto em cinco anos". Conheço bem Vinod e já discuti esse assunto com ele. Ele não quis dizer que os radiologistas seriam obsoletos, mas que seu papel atual como leitores primários de exames seria. No outro extremo, Emanuel, o proeminente médico e arquiteto do Affordable Care Act, em um artigo do *Wall Street Journal*, afirmou que "o aprendizado de máquina substituirá radiologistas e patologistas, passando a interpretar bilhões de radiografias digitais, tomografias computadorizadas e ressonâncias magnéticas e identificando anormalidades em lâminas de patologia de forma mais confiável do que os humanos".[32]

Mesmo que seja fácil se deixar levar pelas perspectivas da radiologia algorítmica, sem dúvida existe um medo crescente entre os radiologistas de que os senhores da computação estejam preparando algum tipo de movimento para assumir o controle. Phelps Kelley, bolsista de radiologia da UCSF, examinou a situação da área e disse: "A maior preocupação é que possamos ser substituídos por máquinas".[33] A radiologia é uma das especialidades médicas mais bem pagas, com remuneração anual de cerca de 400 mil dólares.[34] O desempenho da tecnologia da Zebra Medical Vision ou a alegação, fomentada por Andrew Beam e Isaac Kohane, de que os computadores são capazes de ler 260 milhões de exames em apenas 24 horas por apenas 1.000 dólares tornam evidentes as razões econômicas para a substituição de radiologistas por máquinas. A terceirização digital da interpretação radiológica de imagens já se popularizou como uma medida de redução de custos para hospitais, com empresas como a vRad (Virtual Radiologic) empregando mais de 500 radiologistas. Cerca de 30% dos hospitais americanos usam o serviço. De fato, essa terceirização cresceu exponencialmente nos últimos anos e agora é o principal serviço profissional terceirizado por hospitais. Os hospitais também estão formando menos radiologistas: o número de vagas de residência em radiologia oferecidas nos Estados Unidos caiu quase 10% nos últimos cinco anos (embora o número de radiologistas na prática tenha aumentado constantemente, chegando a pouco mais de 40 mil em 2016). Dadas as tendências da radiologia, por que não apenas terceirizá-la para uma máquina?

No momento, isso ainda não é possível. Gregory Moore, vice-presidente de saúde do Google e ele próprio radiologista, observou que "literalmente deverão existir milhares de algoritmos até que se chegue perto de replicar o que um radiologista pode fazer em um determinado dia. Nem tudo será resolvido amanhã".[35]

136 Eric Topol

Em outra parte do livro, indiquei como tem sido difícil integrar todos os dados clínicos de cada paciente, mesmo para empresas de aprendizado de máquina e sistemas de saúde que têm os registros eletrônicos de saúde do paciente e os dados digitalizados. Para piorar a situação, qualquer pessoa que tenha sido atendida por diversos profissionais de saúde ao longo da vida, ou seja, praticamente todo americano, tem dificuldade para obter o conjunto dos seus dados. Esse é um grande desafio para a análise de imagens baseada em computador.

Os radiologistas podem fornecer uma avaliação mais holística do que as máquinas. Cada exame precisa de um motivo para ser solicitado, como "descartar câncer de pulmão" no caso de uma radiografia de tórax. Um algoritmo de IA restrito pode ser excepcionalmente acurado para descartar ou apontar o diagnóstico de câncer de pulmão. Ao contrário, o radiologista, além de vasculhar o exame em busca de evidências de um nódulo pulmonar ou aumento dos linfonodos, também procura outras anormalidades, como fraturas de costelas, depósitos de cálcio, aumento do coração e acúmulo de líquido. Em última análise, as máquinas poderiam ser treinadas para fazer isso, como é o caso dos pesquisadores de Stanford trabalhando com sua coleção de 400 mil radiografias de tórax, mas o aprendizado profundo de imagens médicas até agora tem sido bastante restrito e específico.

Mas mesmo quando esse problema for resolvido, saber se a radiologia deve ser entregue inteiramente às máquinas não é algo tão simples de definir quanto os custos que pagamos em tempo ou dinheiro. A experiência que tive revisando meus exames com meu radiologista mostra qual poderia ser o futuro da radiologia. Embora eu tenha criticado aqueles que fazem previsões loucas sobre o futuro da radiologia, acredito que, algum dia, todos os exames médicos serão lidos por máquinas. De fato, como afirmou Nick Bryan, "prevejo que dentro de 10 anos nenhum exame de imagem será revisado por um radiologista antes de ter sido pré-analisado por uma máquina".[36] No entanto, para garantir que uma imagem não seja analisada apenas por uma máquina, os radiologistas precisam mudar. Como Jha e eu escrevemos: "Para não serem substituídos por computadores, os radiologistas devem se permitir ser deslocados para outras funções pelos computadores".[37]

Se os radiologistas se adaptarem e trabalharem em parceria com as máquinas, eles poderão ter um futuro brilhante. Como bem colocado por Michael Recht e Nick Bryan, no *Journal of the American College of Radiology*: "Acreditamos que o aprendizado de máquina e a IA aumentarão o valor e a satisfação profissional dos radiologistas, permitindo que passemos mais tempo realizando funções que agregam valor e influenciam o atendimento ao paciente e menos tempo com tarefas rotineiras de que não gostamos e que não executamos tão bem quanto as máquinas".[38] Embora possa parecer irônico, Yann LeCun, o cientista da computação considerado o fundador das redes neurais convolucionais, na verdade também acha que os humanos têm um futuro brilhante na radiologia. Ele acredita que os casos simples serão automatizados, mas que a demanda por médicos radiologistas não será reduzida. Em vez disso, suas vidas ficarão mais interessantes e, ao mesmo tempo, será possível evitar erros que surgem devido ao tédio, à desatenção ou ao cansaço.[39]

Além de poderem ter uma vida profissional mais interessante, os radiologistas poderiam desempenhar um papel inestimável no futuro da medicina profunda ao interagirem diretamente com os pacientes. Eles poderiam estar fazendo mais por seus pacientes, e isso às vezes significa fazer menos. Como corretamente apontou Marc Kohli, radiologista da UCSF: "Estamos em grande parte escondidos dos pacientes. Somos praticamente invisíveis, exceto pelo fato de o meu nome aparecer em uma fatura, o que é um problema".[40] Para começar, uma grande proporção de exames é desnecessária ou até mesmo totalmente inapropriada. Hoje, os radiologistas não desempenham o papel de controladores de acesso (*gatekeepers*); os pacientes simplesmente se apresentam para um exame, que é realizado por um técnico. No futuro, antes da realização de um exame solicitado, o radiologista renascentista analisaria se ele é de fato indicado e se outro tipo de exame seria melhor, como uma ressonância magnética ou uma tomografia computadorizada para uma possível laceração na aorta. O radiologista determinaria se o exame solicitado é necessário ou do tipo correto e comunicaria a justificativa ao paciente.

Isso traria vários benefícios para o paciente. A economia, ao evitar o desperdício de imagens, seria complementada pelo menor uso de radiação ionizante, que, ao longo da vida de uma pessoa, acarreta um risco cumulativo de induzir câncer. É aqui que a parceria entre radiologistas e máquinas pode render ainda mais frutos, pois alguns estudos encorajadores demonstraram que é possível compensar o poder de imagem reduzido de doses mais baixas de radiação ionizante quando essas imagens de baixa dose são combinadas com algoritmos que melhoram muito a qualidade da imagem. Teoricamente, com mais refinamentos, será possível oferecer o que é conhecido como tomografia computadorizada de dose ultrabaixa, reduzindo a radiação em ordens de magnitude e até mesmo diminuindo o custo das próprias máquinas de tomografia computadorizada, eliminando a necessidade de componentes de altíssima potência. Que reviravolta inesperada: máquinas melhorando máquinas em vez de melhorar humanos. Algoritmos de aprimoramento de imagem também estão sendo aplicados a ressonâncias magnéticas com o objetivo de reduzir substancialmente o tempo necessário para escanear um paciente. Seus inventores projetam uma melhoria de três vezes na eficiência, o que os tornaria muito atraentes para as clínicas. Mas os maiores ganhos seriam mesmo do paciente, que, em vez de ter que permanecer imóvel dentro de um túnel indutor de claustrofobia, ouvindo ruídos altos por 60 minutos, teria essa experiência reduzida para apenas 10 minutos.[41] E todos esses benefícios são diferentes daqueles oriundos do uso da IA na obtenção de uma melhor interpretação dos exames.

Além da vigilância, outra responsabilidade importante dos radiologistas seria discutir os resultados com o paciente. Isso já vem sendo feito em alguns centros de imagem mamária, mas com certeza ainda não foi amplamente adotado para todos os tipos de imagens. As vantagens são impressionantes. O radiologista, ao conversar e ouvir mais sobre os sintomas ou a história do paciente, consegue fazer uma melhor avaliação dos exames. Seu ponto de vista é independente e distinto, como observei, do de um cirurgião, o qual costuma estar inclinado a operar. O trabalho do "explicador mestre" será especialmente importante no que se refere às saídas probabilísticas da máquina sobre os achados do exame. Eis um exemplo simples do que um algoritmo produziria: "Com base nas características clínicas e de tomografia computadorizada, a probabilidade de o nódulo ser câncer de pulmão é de 72%; a probabilidade de ser benigno é de 28%". A resposta típica de um paciente seria: "Então, eu tenho câncer". O radiologista poderia acalmar imediatamente o paciente ansioso e explicar que há mais de uma chance em quatro de que não seja câncer.

A necessidade de um ser humano integrar e explicar os resultados médicos se tornará ainda mais pronunciada. Um exemplo é a temida previsão da doença de Alzheimer. Um grupo da Universidade McGill desenvolveu e validou um algoritmo de aprendizado profundo em 273 pacientes que tinham exame de amiloide cerebral, genótipo APOE4 e dados clínicos de acompanhamento. O algoritmo teve uma acurácia de 84% na previsão de doença de Alzheimer em dois anos.[42] Outro exemplo interessante é a longevidade. Uma equipe liderada por pesquisadores australianos usou a análise de rede neural de 15.957 tomografias computadorizadas de indivíduos com mais de 60 anos para desenvolver e validar um gráfico de sobrevida em cinco anos, dividindo os pacientes de acordo com o risco de morte, variando de grupos nos quais se esperava que 7% morressem até grupos nos quais se esperava que 87% morressem (Figura 6.2).[43] Embora hoje esses algoritmos estejam limitados a trabalhos de pesquisa e não tenham entrado no campo da prática clínica, é apenas uma questão de tempo até que estejam pelo menos disponíveis para o atendimento clínico, mesmo que nem sempre sejam aplicados. Entre as especialidades médicas atuais, será o radiologista que, com uma compreensão

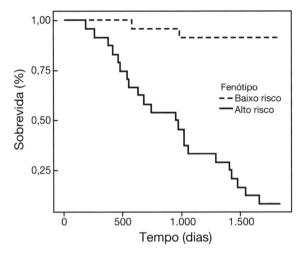

Figura 6.2 Prevendo a longevidade a partir de uma rede neural profunda de tomografias computadorizadas. Fonte: Adaptada de L. Oakden-Rayner et al., "Precision Radiology: Predicting Longevity Using Feature Engineering and Deep Learning Methods in a Radiomics Framework," *Sci Rep* (2017): 7(1), 1648.

profunda das nuances desses algoritmos de diagnóstico baseados em imagens, estará mais bem posicionado para comunicar os resultados aos pacientes e fornecer orientação sobre como responder a eles. Entretanto, ainda que alguns tenham afirmado que "os radiologistas do futuro serão cientistas de dados essenciais da medicina", não acho que esse seja necessariamente o rumo que estamos tomando.[44] Em vez disso, há mais chances de que eles estejam bem mais conectados com os pacientes, agindo como médicos reais.

Para que os radiologistas possam passar mais tempo com os pacientes, atuando como controladores de acesso ou como principais interpretadores independentes dos exames, sua carga de trabalho – a tarefa de transformar *pixels* em palavras – precisa ser atenuada. Os algoritmos de IA já podem realizar a quantificação e segmentação de imagens, o que aliviou a carga de trabalho dos radiologistas. Por fim, as máquinas assumirão a leitura inicial de uma imagem e produzirão um rascunho inicial do laudo do exame, o qual precisará da supervisão de um radiologista para aprová-lo e oficializá-lo.

Idealmente, isso incluirá a mineração de dados das informações médicas abrangentes de cada paciente e sua integração com a interpretação do exame. Isso economizaria um tempo considerável para o radiologista, que hoje muitas vezes precisa vasculhar o prontuário eletrônico para tentar ligar os pontos da imagem com a história clínica do paciente. Provavelmente, ainda faltam alguns anos até que esse objetivo seja integrado à nossa prática.

———

Mesmo antes da noção de que as máquinas poderiam superar os médicos na leitura de exames, havia pombos. Um considerável conjunto de dados coletados ao longo de cinco décadas mostrou que os pombos podem discriminar entre estímulos visuais complexos, incluindo as diferentes expressões emocionais de rostos humanos, bem como as pinturas de Picasso e Monet. Em 2015, Richard Levenson e colegas testaram se pombos poderiam ser treinados para ler imagens de radiologia e patologia.[45] A equipe colocou 12 pombos em câmaras de condicionamento operante para aprender e depois serem testados na detecção de microcalcificações e massas malignas que indicam câncer de mama em mamografias e lâminas de patologia, em níveis de ampliação de 4, 10 e 20 vezes. As descobertas que obtiveram com o bando de aves foram extremamente acuradas. Isso levou os pesquisadores a concluir que era possível usar pombos para substituir médicos "em tarefas relativamente mundanas".

Mais provável ainda é que as máquinas – e não os pássaros – complementem os radiologistas. Afinal, as máquinas não precisam de comida ou gaiolas. Mas, como indica o experimento com pássaros, os patologistas também têm à sua frente um futuro com a possibilidade de máquinas aprendendo a executar pelo menos algumas de suas funções.

Os patologistas têm funções e subespecializações variadas. Alguns estudam medicina laboratorial, supervisionando exames clínicos de laboratório, enquanto outros trabalham com perícia ou autópsia. Os patologistas em questão aqui são aqueles que, tal qual os patologistas cirúrgicos ou

142 Eric Topol

citopatológicos, interpretam lâminas de tecido humano para fazer um diagnóstico inequívoco de uma doença. O problema é que isso não é tão inequívoco assim.

Existem inúmeros estudos mostrando uma heterogeneidade impressionante da interpretação – seja em casos de câncer, doença maligna, rejeição de transplante, etc. – de lâminas feitas por patologistas. Por exemplo, em algumas formas de câncer de mama, a concordância no diagnóstico entre patologistas pode ser de apenas 48%.[46] Mesmo com seu treinamento, tempo de experiência e especialização em subespecialidades, patologistas certificados apresentam uma taxa de erro considerável e estão propensos a sobrediagnósticos. Há várias causas para isso. Algumas das dificuldades diagnósticas estão relacionadas à amostra de tecido. Ao longo dos anos, a tendência tem sido evitar a cirurgia e usar aspirados com agulha fina, procedimento que consiste em inserir uma agulha em um órgão a partir de fora do corpo. A técnica tem várias vantagens: a experiência do paciente é melhor e o custo do procedimento é menor porque não há necessidade de sala de cirurgia, anestesia geral ou incisão. O problema é que em geral se obtém pouco tecido. O processamento da máquina dificilmente irá melhorar uma amostra abaixo do ideal, a qual pode não ser representativa do tecido ou órgão sob análise, mas muitos outros aspectos do diagnóstico podem ser melhorados. Um deles é a falta de padronização das técnicas. Também há um problema de produtividade: um patologista não tem um tempo infinito para examinar conjuntos de lâminas com milhões de células.

Na época analógica, os patologistas tinham armários cheios de lâminas de vidro e precisavam examinar cada uma delas através de um microscópio. Agora eles olham para a tela de um computador. A patologia digital ajudou a melhorar a eficiência do fluxo de trabalho e a acurácia do diagnóstico por lâmina de patologia. Em particular, a técnica digital de imagem de lâmina inteira (WSI, do inglês *whole slide imaging*) permite que um médico visualize uma amostra inteira de tecido em uma lâmina, eliminando a necessidade de conectar uma câmera de microscópio. Os patologistas demoraram mais do que o esperado para adotar a WSI e outras técnicas digitais, o que, por sua vez, retardou a invasão da IA na patologia. No entanto, ela está chegando. A característica mais importante da WSI no futuro é que ela fornece a base para o processamento de imagens de redes neurais em patologia.

O grupo de Stanford utilizou a WSI no desenvolvimento um algoritmo de aprendizado de máquina para prever as taxas de sobrevida em pacientes com câncer de pulmão, alcançando uma acurácia melhor do que a prática patológica atual usando o grau e o estágio do tumor. Milhares de características foram identificadas automaticamente a partir das imagens, das quais 240 se mostraram úteis em cânceres de pulmão não de pequenas células, epidermoides e adenocarcinomas.[47]

Vários outros estudos de aprendizado profundo para interpretação em patologia têm sido encorajadores e muitos foram estimulados por uma competição internacional conhecida como Camelyon Challenge. Em 2016, Le Hou e o grupo da Stony Brook University usaram uma rede neural convolucional (RNC) para classificar imagens de lâminas de câncer de pulmão e cérebro em um nível de acurácia de 70 a 85%, com um nível de concordância semelhante ao de um grupo de patologistas da comunidade.[48] O Google usou imagens de alta resolução – *gigapixel* – ampliadas 40 vezes para detectar metástases com mais de 92% de acurácia, em comparação com uma taxa de 73% para patologistas, reduzindo ao mesmo tempo a taxa de falso-negativos em 25%.[49] O Google inclusive deu aos patologistas tempo ilimitado para que examinassem as lâminas. No entanto, houve problemas inesperados. O algoritmo do Google fazia regularmente diagnósticos falso-positivos. Problemas semelhantes foram encontrados em um grande estudo de aprendizado profundo para detecção de câncer de mama, com muito poucos falso-negativos, porém com muito mais falso-positivos do que um ser humano produziria.[50]

Uma variável fundamental para a acurácia do patologista acaba sendo a quantidade de tempo alocada para a revisão das lâminas. Outro relatório

144 Eric Topol

do Camelyon Consortium, de Babak Bejnordi e colaboradores, avaliou o desempenho de uma série de algoritmos em relação ao de 11 patologistas na detecção de disseminação do câncer para os linfonodos.[51] Quando havia limite de tempo imposto para os patologistas (menos de 1 minuto por lâmina, imitando o fluxo de trabalho rotineiro da patologia), os algoritmos tiveram um desempenho melhor. Com tempo ilimitado, o patologista igualou a acurácia algorítmica.

Como é o caso dos exames de imagem, os algoritmos que investigam as lâminas de patologia notaram coisas que podem passar despercebidas até mesmo por olhos humanos experientes, como evidências microscópicas de metástase.[52] Da mesma forma, o aprendizado profundo pode melhorar significativamente a qualidade das imagens do microscópio, evitando os problemas de lâminas desfocadas ou de baixa qualidade.[53] E, como acontece com as imagens médicas, os algoritmos podem melhorar, em vez de substituir, o patologista humano. O grupo do Laboratório de Ciência da Computação e IA (CSAIL) do MIT desenvolveu uma rede profunda de 27 camadas para o diagnóstico de metástases de câncer em linfonodos com 400 imagens de lâminas inteiras.[54] O algoritmo reduziu de forma significativa a taxa de erro do patologista, mas, curiosamente, combinar o patologista e a leitura automática foi claramente melhor, quase sem erros. Essa complementaridade de máquinas e humanos, cada um fazendo diferentes leituras corretas e errôneas, junto com redes neurais que otimizam a qualidade das imagens das lâminas, é digna de nota. A Synergy não escapou à atenção das várias empresas que comercializam ferramentas de aprendizado profundo para análise de lâminas (incluindo 3Scan, Cernostics, Proscia, PathAI, Paige.AI e ContextVision). Por exemplo, a PathAI anuncia uma taxa de erro somente com os algoritmos de 2,9% e somente com os patologistas de 3,5%, mas a combinação dos dois reduz a taxa de erro para 0,5%.

Os patologistas não interpretam apenas as lâminas. Eles também podem examinar amostras em nível molecular, por exemplo, identificando os padrões de metilação epigenética no DNA do tecido para melhorar o diagnóstico do câncer. Assim como com a patologia digital e a WSI, há uma lacuna geral na incorporação do diagnóstico molecular na avaliação patológica de rotina do tecido cancerígeno. Um estudo comparando a análise mecânica da metilação de amostras de câncer cerebral com a revisão de lâminas por patologistas demonstrou a superioridade da acurácia dos algoritmos quando esses dados de metilação estavam disponíveis.[55] Em outro estudo de lâminas de patologia realizado por pesquisadores da Universidade de Nova York, a acurácia algorítmica para diagnosticar subtipos de câncer de pulmão foi bastante impressionante (AUC = 0,97); metade das lâminas foram classificadas erroneamente pelos patologistas. Além disso, sua rede neural foi treinada para reconhecer o padrão de 10 mutações genômicas comuns e as previu a partir das lâminas com razoável acurácia (0,73-0,86), sobretudo em uma das primeiras tentativas de fazê-lo.[56] Essa descoberta é digna de nota porque exemplifica a capacidade dos algoritmos de máquina de ver padrões que não são facilmente discerníveis por humanos. À medida que a incorporação de diagnósticos moleculares se populariza, incluindo sequência de DNA, sequência de RNA, proteômica e metilação, a vantagem e a complementaridade da análise de IA, da ingestão e do processamento de grandes conjuntos de dados podem se tornar um benefício especialmente bem-vindo para os patologistas.

Assim como muitas vezes há uma discordância acentuada entre os patologistas que interpretam as lâminas, houve diferenças na percepção do progresso do aprendizado profundo expresso em uma das principais revistas de patologia. Um grupo adotou as máquinas:

> Os computadores se integrarão cada vez mais ao fluxo de trabalho de patologia quando puderem melhorar a acurácia ao responder perguntas que são difíceis para os patologistas. É possível que os programas façam contagem de mitoses ou classifiquem quantitativamente as colorações de imuno-histoquímica com mais acurácia do que os humanos e identifiquem regiões de interesse em uma

146 Eric Topol

lâmina para reduzir o tempo que o patologista passa na triagem, como é feito na citopatologia. Prevemos que, com o tempo, à medida que os computadores adquirirem habilidades cada vez mais discriminatórias, eles diminuirão o tempo necessário para um patologista fazer o diagnóstico e, no processo, reduzirão a demanda por patologistas como microscopistas, potencialmente permitindo que os patologistas concentrem mais recursos cognitivos em diagnósticos e consultas de alto nível (p. ex., integrando informações moleculares, morfológicas e clínicas) para auxiliar no tratamento e nas decisões de manejo clínico de pacientes individuais).[57]

Ao contrário, o ensaio intitulado "Future Frenemies" destacou a baixa acurácia diagnóstica dos algoritmos de aprendizado profundo até o momento, enfatizando a vantagem humana: "Acreditamos que um diagnóstico patológico geralmente é uma opinião cognitiva bem pensada, que se beneficia de nosso treinamento e experiência e está sujeita às nossas heurísticas e vieses".[58]

Mas isso é mais do que cognição humana. Assim como os radiologistas, os patologistas não têm contato com os pacientes. É o médico que transmite o laudo, e o médico não costuma compreender totalmente as nuances envolvidas na interpretação de uma amostra. Estabelecer contato direto com o paciente para revisar os resultados pode ser transformador tanto para os patologistas quanto para os pacientes e seus médicos.

Os notáveis paralelos da IA em radiologia e patologia levaram Saurabh Jha e eu a escrevermos um ensaio no *JAMA* sobre os "especialistas em informação".[59] Reconhecendo que muitas tarefas de ambas as especialidades serão realizadas pela IA e pela semelhança fundamental desses especialistas, propusemos uma disciplina unificada. Isso seria uma fusão natural a ser alcançada por meio de um programa conjunto de treinamento e credenciamento que enfatize a IA, o aprendizado profundo, a ciência de dados e a lógica bayesiana, em vez do reconhecimento de padrões. O especialista em informações certificado pelo conselho se tornaria um participante inestimável na equipe de saúde.

As comissões de oncologia são um bom exemplo. Na prática moderna, essas comissões são grupos de multiespecialistas que revisam o diagnóstico de câncer e as alternativas de tratamento de cada paciente. Em geral, essa comissão inclui um oncologista clínico, um cirurgião oncológico e um radioterapeuta, cobrindo a gama de tratamentos medicamentosos, cirúrgicos e de radiação disponíveis para um paciente. Porém, com a crescente proeminência da IA na área de imagens e na patologia, o especialista em informações será um membro essencial da equipe, aquele que realmente entende a base dos algoritmos de diagnóstico e prognóstico de aprendizado profundo. Digno de nota, o primeiro artigo de pesquisa revisado por pares sobre o IBM Watson Health comparou sua contribuição com a da comissão de oncologia molecular do Lineberger Comprehensive Cancer Center da Universidade da Carolina do Norte. Dos mais de mil casos analisados retrospectivamente pela comissão de oncologia e pelo Watson, mais de 30% foram potencializados por informações de IA, particularmente relacionadas às opções de tratamento para mutações específicas.[60]

––––––

Assim como a radiologia e a patologia, a dermatologia também envolve bastante reconhecimento de padrões. Os problemas de pele estão entre os motivos mais frequentes de consultas médicas – eles representam 15% de todas elas! Porém, ao contrário da radiologia e da patologia, cerca de dois terços das doenças de pele são diagnosticadas por não dermatologistas, que frequentemente erram no diagnóstico: alguns artigos citam taxas de erro de até 50%. E, é claro, além de examinar e diagnosticar erupções cutâneas e lesões, os dermatologistas em geral também as tratam ou extirpam. Ainda assim, o reconhecimento de padrões de problemas de pele representa uma grande parte da medicina, na qual a IA poderia desempenhar um papel significativo. Tendo em vista o número relativamente pequeno de dermatologistas ativos nos Estados Unidos, esse seria um campo onde as máquinas poderiam fazer uma grande contribuição.

148 Eric Topol

O processamento digital de lesões cutâneas de fotografias em *smartphones* teve um início difícil após a proliferação de aplicativos móveis, mostrando resultados variáveis. Em 2013, uma avaliação de aplicativos para *smartphones* quanto à acurácia do diagnóstico de melanoma mostrou que tumores cancerígenos foram erroneamente classificados como benignos em 30% das vezes.[61] A acurácia variou muito, indo de 6,8 a 98,1%. Outro estudo avaliando três aplicativos mostrou baixa sensibilidade (21-72%) e especificidade altamente variável (27-100%) em comparação com dermatologistas.[62]

Os padrões que um dermatologista pode precisar reconhecer consistem em um grupo amplo que inclui erupções cutâneas e lesões, mas a identificação correta do câncer de pele é considerada o principal objetivo da IA na dermatologia. Esse é o caso específico da detecção precoce do melanoma, antes que ele se espalhe para os gânglios linfáticos e por todo o corpo, pois isso significa uma taxa de sobrevida em cinco anos muito melhor (99% se detectado precocemente *versus* 14% se detectado em estágios avançados).[63]

No geral, o câncer de pele é a neoplasia maligna humana mais frequente, com a maior incidência registrada na Austrália e na Nova Zelândia (cerca de 50 por 100 mil habitantes) e afetando 30 a cada 100 mil indivíduos nos Estados Unidos. Isso significa mais de 5,4 milhões de americanos com novos casos de câncer de pele a cada ano, a um custo de mais de 8 bilhões de dólares. Um em cada cinco norte-americanos desenvolverá câncer de pele durante a vida. Felizmente, os não melanomas são 20 vezes mais comuns do que os melanomas. A questão crítica é fazer a distinção entre um carcinoma de queratinócitos, o câncer de pele mais comum, que tem uma taxa de cura muito alta, e um melanoma maligno. Identificar erroneamente um tumor como sendo melanoma pode acarretar biópsias desnecessárias de lesões inocentes e benignas (sobretudo entre não dermatologistas). Deixar de diagnosticar um é ainda pior: o melanoma mata cerca de 10 mil americanos a cada ano.

A forma clássica de os dermatologistas diagnosticarem o melanoma é usando uma heurística, um acrônimo conhecido como ABCDE, que significa assimetria, borda irregular, mais de uma cor ou distribuição irregular dela, diâmetro grande (maior que 6 mm) e evidências de que o sinal está mudando (em evolução). Além de confiar em sua experiência e visão, os dermatologistas usam um dermatoscópio para ampliar e iluminar a lesão de interesse. Isso é bem diferente das fotografias de uma lesão cutânea tiradas sob diferentes condições de iluminação e a partir de distâncias e ângulos variáveis. A questão iminente na era da IA é esta: isso pode ser simulado ou mesmo superado com o aprendizado profundo?

Em 2017, um dos artigos mais impressionantes sobre aprendizado profundo no diagnóstico de câncer de pele foi publicado na *Nature*, rendendo inclusive a capa da edição, com a chamada "Lesions Learnt".[64] O algoritmo tinha dois objetivos: classificar com acurácia as lesões como benignas ou malignas e, se malignas, classificá-las ou não como melanoma. Andre Esteva e colaboradores da Universidade de Stanford usaram um algoritmo do Google CNN (GoogleNet Inception v3) que foi pré-treinado com 1,28 milhão de imagens não médicas da ImageNet contendo mais de mil classes de objetos. A rede neural foi treinada por meio de 129.450 imagens de lesões cutâneas, representando 2.032 doenças de pele (Figura 6.3). Porém, muitas dessas imagens eram fotografias, não biópsias, de modo que a validação definitiva foi realizada com diagnóstico baseado em biópsia em 1.942 lesões, o que resultou em uma classificação sim/não sobre se a imagem mostrava câncer e se o câncer era maligno (incluindo fotografias e imagens de dermatoscópio para a última tarefa). Os resultados foram testados com mais de 20 dermatologistas certificados em Stanford. Cada dermatologista, que não havia visto nenhuma das lesões anteriormente, foi questionado se faria uma biópsia da lesão ou tranquilizaria o paciente. O algoritmo superou todos eles na classificação do câncer em 135 imagens dermatoscópicas e foi melhor do que o dermatologista médio em 130 imagens fotográficas de melanoma e 111 imagens dermatoscópicas de melanoma (Figura 6.3).

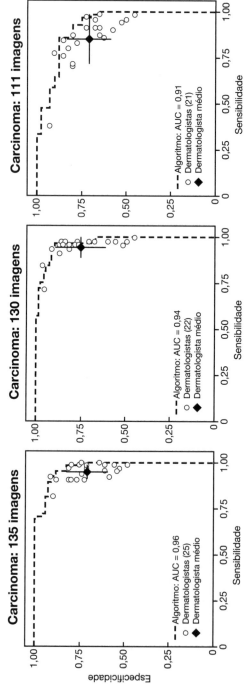

Figura 6.3 Cânceres de pele classificados por um algoritmo de aprendizado profundo e dermatologistas. Para cada classificação, o algoritmo teve um desempenho pelo menos tão bom quanto o grupo de mais de 20 dermatologistas. Fonte: Adaptada de A. Esteva et al., "Dermatologist-Level Classification of Skin Cancer with Deep Neural Networks," Nature (2017): 542(7639), 115–118.

O uso de um algoritmo de RNC no artigo de Stanford para avaliar o câncer de pele foi replicado pelo Watson da IBM, mostrando maior acurácia em comparação com oito dermatologistas especialistas em melanoma.[65] Um refinamento subsequente do algoritmo usado no estudo de Stanford (Google Inception v4 CNN) foi comparado com um grupo muito maior de 58 dermatologistas para o diagnóstico específico de melanoma e, novamente, superou a maioria dos humanos.[66]

Existem implicações e questões importantes sobre essa pesquisa. Os editorialistas dessa edição da *Nature* perguntam se os profissionais da área médica "se tornariam meros técnicos ao responderem às decisões de diagnóstico de uma máquina".[67] Essas são precisamente as implicações gerais que este livro pretende abordar, mas o editorial também reconhece, criticamente, que um *test drive* algorítmico não é o mesmo que usar uma tecnologia no mundo real. Até o momento, muito poucos pacientes de ascendência não europeia foram incluídos no treinamento algorítmico.[68] A RNC deve ser validada clinicamente. É por isso que foi uma surpresa ver um dos estudos sobre lesões cutâneas lançar seu algoritmo ao público para uso em dispositivos móveis sem essa validação.[69] Os dermatologistas avaliados nesses estudos não estavam examinando pacientes nem precisavam se preocupar com um possível diagnóstico incorreto. No mundo real da dermatologia, há mais coisas reveladoras, além de olhar para uma lesão. A história da lesão, os fatores de risco do indivíduo, uma avaliação mais extensa de toda a pele do paciente fazem parte do domínio das informações que os dermatologistas obtêm durante uma consulta. Além disso, não se trata apenas de uma escolha binária entre câncer ou não câncer, mas também da decisão de simplesmente monitorar a lesão ao longo do tempo antes de se fazer uma biópsia. Assim, podemos considerar o algoritmo como uma forma artificial e restrita de se fazer um diagnóstico e um plano de biópsia em comparação com o mundo clínico real. Contudo, está claro que o aprendizado profundo pode ajudar a promover a acurácia na detecção do câncer de pele. O que o estudo de Stanford mostrou inequivocamente foi que ele está pronto para testes adicionais. Outros algoritmos também estão em andamento. Empresas como a VisualDX, que se uniu ao grupo de aprendizado de máquina da Apple, estão ajudando a fazer diagnósticos de erupções cutâneas e lesões muito além do câncer a partir de um banco de dados de mais de 30 mil imagens.[70] Esses esforços coletivos podem, em última análise, ter implicações em qualquer lugar do mundo, a qualquer momento, onde haja uma pessoa com um *smartphone*, acesso à internet de banda larga e uma lesão cutânea de interesse.

Como observei, não há muitos dermatologistas nos Estados Unidos: são menos de 12 mil para cuidar de mais de 325 milhões de americanos. Portanto, a história aqui não é tanto a substituição de dermatologistas por máquinas, mas a capacitação dos médicos de família e clínicos gerais que são chamados a fazer a maior parte do trabalho dermatológico pesado. Um algoritmo totalmente validado e acurado teria um impacto impressionante no diagnóstico e tratamento das doenças de pele. Para os dermatologistas, isso reduziria o componente diagnóstico de seu trabalho e o transferiria mais para a excisão e o tratamento das lesões cutâneas. Isso traria mais acurácia para os médicos da atenção primária, que são a principal força de rastreamento dos problemas de pele. Para os pacientes que, de outra forma, poderiam estar sujeitos a biópsias ou remoções de lesões desnecessárias, alguns procedimentos poderiam ser evitados.

A partir dessa série de exames médicos, lâminas de patologia e lesões cutâneas, vimos o potencial que a IA tem para mudar a medicina, melhorando a acurácia do diagnóstico e tornando o processo mais eficiente. Esse é o "ponto ideal" da IA, os padrões de leitura. Mas certamente ainda não há dados sobre a substituição de médicos, mesmo nessas especialidades mais "vulneráveis". Agora, vamos recorrer aos médicos que não estão observando esses padrões clássicos em sua prática diária.

CAPÍTULO 7

MÉDICOS SEM PADRÕES

A IA de diagnóstico médico pode analisar anos de dados sobre pacientes com câncer ou diabetes e encontrar correlações entre várias características, hábitos ou sintomas para ajudar na prevenção ou diagnóstico da doença. Importa que nada disso "importe" para a máquina, desde que seja uma ferramenta útil?

—Garry Kasparov

Ao contrário dos especialistas em informação, a maioria dos médicos e enfermeiros clínicos não tem o que eu chamaria de práticas centradas em padrões. A maioria dos cuidados primários e especialidades envolve elementos com padrões pesados, como exames ou lâminas, sem dúvida, mas sua função predominante é fazer uma avaliação e formular um plano. Isso envolve integração, processamento cognitivo da história do paciente, dados físicos, laboratoriais e outros dados objetivos (como exames e lâminas interpretados por especialistas em informação), o *corpus* da literatura médica e comunicação com o paciente e a família. A prática desses médicos desafia um padrão simples. Embora o aprendizado profundo prospere com entradas e saídas, a maior parte da prática médica desafia o processamento algorítmico simples. Para esses "médicos sem padrões", a inteligência artificial (IA) apresenta oportunidades adicionais, compensando certas funções que são manejadas com mais eficiência pelas máquinas. O alcance é excepcionalmente amplo, desde a eliminação do uso de um teclado até o processamento de dados multimodais.

Uma área em que a IA foi amplamente preconizada foi a digestão da enorme produção de pesquisa em biomedicina. A cada ano, mais de 2 milhões de artigos revisados por pares são publicados – ou seja, um artigo a cada 30 segundos –, e não há um ser humano que possa acompanhar todas essas novas informações, muito menos médicos ocupados. Foi um pouco cômico em 2017 ver os anúncios do Watson da IBM alegando que, com o sistema, um médico poderia ler 5 mil estudos por dia e ainda atender pacientes. Nem o Watson nem qualquer outro algoritmo de IA pode dar conta disso, pelo menos ainda não. Na verdade, o Watson está lidando apenas com resumos, os breves apanhados que aparecem no início da maioria dos artigos publicados. Mesmo assim, esses dados não são estruturados, de modo que não há como a simples ingestão de todo o texto se traduzir automaticamente em uma base de conhecimento aumentada.

Isso pode parecer surpreendente, já que a habilidade do Watson de superar os humanos em *Jeopardy!* sugere que ele também seria mais esperto do que os médicos e capaz de trabalhar rapidamente com a literatura médica. Acontece que tudo o que Watson fez para vencer os humanos no *game show* foi essencialmente ingerir a *Wikipédia*, fonte de onde se originam mais de 95% das perguntas do programa. Coletar informações da literatura biomédica não é como entender as entradas da *Wikipédia*. Um computador lendo um artigo científico requer supervisão humana para escolher as palavras-chave e os achados. De fato, Andrew Su, membro do nosso grupo na Scripps Research, tem um grande projeto chamado Mark2Cure usando *crowdsourcing* baseado na *web*, com participantes de fora da comunidade científica, para fazer esse trabalho. Voluntários (nós os chamamos de cientistas cidadãos) exploram e comentam a literatura biomédica, representada pelos mais de 20 milhões de artigos no PubMed, um banco de dados de pesquisa administrado pelo National Institutes of Health. Atualmente, nenhum *software* tem os recursos de processamento de linguagem natural para realizar essa função vital. Mas sem dúvida isso está perto de acontecer. Em algum momento nos próximos anos, o Watson poderá fazer jus ao seu entusiasmo, permitindo que todos os médicos acompanhem a literatura médica relevante para sua prática, desde que seja devidamente filtrada e fácil de usar.

Antigamente, antes dos prontuários eletrônicos, a complexidade de um paciente podia ser avaliada rapidamente por um sintoma conhecido como sinal do prontuário volumoso. Apesar do advento dos prontuários médicos eletrônicos, o prontuário volumoso ainda é um fenômeno frequente para muitos novos pacientes ou consultas de segunda opinião, pois as cópias dos prontuários chegam por fax ou *e-mail*, em geral contendo dezenas ou centenas de páginas para revisão.

A manutenção de registros digitais deveria facilitar muito a vida dos médicos. Mas as versões amplamente usadas dos registros eletrônicos desafiam a simples organização ou a capacidade de pesquisa e contrariam nossa capacidade de compreender os principais dados sobre a pessoa que estamos prestes a ver. Só o fato de levar mais de 20 horas para ser treinado para usar prontuários eletrônicos (PEs) indica que a complexidade de trabalhar com eles geralmente supera a do paciente que está sendo avaliado. Talvez ainda pior do que a baixa capacidade de pesquisa seja a incompletude. Sabemos que há muito mais dados e informações sobre uma determinada pessoa do que os encontrados no PE. Há consultas médicas de outros sistemas e provedores de saúde. Existem doenças e problemas antecedentes de quando o indivíduo era mais jovem ou morava em outro local. Há dados de sensores, como pressão arterial, ritmo cardíaco ou glicose, que não são inseridos no prontuário. Existem dados genômicos obtidos por milhões de pessoas que não estão integrados ao registro. E há o conteúdo de mídia social de redes como o Facebook que também é ignorado. Mesmo que os médicos pudessem trabalhar bem com o PE do paciente, ele ainda fornece uma visão muito restrita e incompleta.

Os PEs também desafiam o poder das ferramentas de IA. Assim como acontece com a literatura médica relevante, o ideal é que a IA possa explorar e integrar todos os dados sobre um paciente, se eles fossem estruturados de forma abrangente, organizada e compacta. Ainda não vimos esse produto.

Se alguma vez o fizermos, isso representará não apenas um meio de promover a eficiência do fluxo de trabalho do médico, mas também uma ferramenta para uma avaliação mais significativa e completa de cada paciente. E, em última análise, provará ser imensamente valioso para cada indivíduo em sua jornada de vida através da saúde e da doença.

Se há uma coisa que médicos e pacientes odeiam em uma consulta, é o uso de teclados (Figura 7.1). Digitar em um teclado distrai o médico e desestimula o paciente. O contato face a face, a oportunidade de aprender a linguagem corporal e a essência da comunicação interpessoal estão todos perdidos. Isso acontece nos dois sentidos: o paciente não sabe se o médico tem alguma empatia; os médicos, frustrados com a carga dos PEs, sabem muito bem que suas habilidades de escuta e engajamento estão comprometidas. Esse ritual eletrônico moderno contribuiu para o pico de incidência de esgotamento e depressão observado entre os médicos.

Quando os PEs surgiram, uma nova indústria de escreventes humanos nasceu para preservar a interação humana entre paciente e médico, terceirizando a função do teclado. A ScribeAmerica é agora a maior das mais de

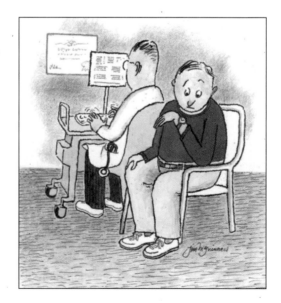

Figura 7.1 O médico e o paciente desconectados.
Fonte: Adaptada de "The Pharos," *The Pharos of Alpha Omega Alpha Honor Medical Society*, Summer Edition, 78 (2015).

20 empresas que fornecem serviços de transcrição para sistemas de saúde e clínicas nos Estados Unidos. Em 2016, havia mais de 20 mil escreventes empregados e uma projeção de que haveria uma demanda de mais de 100 mil até 2020, ou seja, um escrevente para cada sete médicos.[1] Ter um escrevente no teclado tem sido associado a vários relatos de maior satisfação tanto para pacientes quanto para médicos. Mas isso dificilmente seria uma solução completa. Adicionar um número substancial de funcionários em tempo integral exacerba os custos exorbitantes dos sistemas eletrônicos de informação de saúde, como Epic ou Cerner. Além disso, a presença de uma pessoa extra desconhecida na sala pode interferir na conversa íntima entre paciente e médico.

Até agora, adicionar computadores ao consultório médico representou a principal tentativa de digitalizar a prática médica, e muitos os consideram um fracasso completo. Ironicamente, talvez haja uma solução mecânica para o problema. Em um mundo de assistentes de voz como Alexa, faz sentido perguntar se a digitação é mesmo necessária. A fala é muito mais rápida. E a entrada de dados no pesado PE leva muito tempo. Por exemplo, inserir a história de tabagismo de um paciente – digamos, ele fumou três maços de cigarro por dia durante 20 anos e parou de fumar há cinco anos – pode levar vários minutos. Mas dizer isso levaria apenas alguns segundos.

Essa poderia ser uma solução para a IA. O processamento de fala por IA já supera o desempenho dos profissionais de transcrição humana. Por que não capturar e transcrever totalmente a parte de áudio da consulta e, em seguida, sintetizar essa conversa não estruturada em uma anotação clínica? A anotação autodocumentada pode ser editada pelo paciente e, em seguida, passar pelo processo de revisão médica e aprendizado de máquina (específico às preferências e ao estilo de anotação do médico). Depois de 50 ou mais anotações processadas dessa forma, haveria cada vez menos necessidade de uma revisão cuidadosa antes de ela ser depositada no registro eletrônico. Isso seria uma maneira perfeita e eficiente de usar o processamento de linguagem

158 Eric Topol

natural para substituir os escreventes humanos, reduzir custos e preservar a comunicação face a face entre paciente e médico.

Além disso, ao recrutar pacientes para editar suas anotações, alguns dos erros amplamente conhecidos que afetam as consultas médicas e os PEs poderiam ser corrigidos. Ter toda a consulta gravada e potencialmente transcrita criaria um arquivo que os pacientes teriam a oportunidade de revisar mais tarde – algo de particular utilidade, pois muito do que é discutido em uma consulta não será necessariamente compreendido ou retido em sua totalidade pelos pacientes. Sabemos que 80% das anotações do consultório são recortadas e coladas, com a propagação de erros de uma consulta para outra e de um médico para outro.[2] Há muitos casos de medicamentos que não estão ativos (ou nunca foram prescritos), mas que acabam sendo registrados no prontuário, ou ainda de condições médicas que são incluídas, mas que na verdade não são acuradas. A opinião do paciente não foi solicitada anteriormente, mas pode ser muito útil na limpeza dos dados. Alguns médicos continuam preocupados com a possibilidade de que isso leve a novas imprecisões, mas a compensação em comparação com nosso estado atual pode muito bem ser benéfica. Vejamos: um projeto-piloto de escrevente digital combinando processamento de linguagem natural (PLN) (para transcrever o discurso da consulta) e aprendizado de máquina (para sintetizar a anotação clínica) foi iniciado na Universidade de Stanford em conjunto com o Google, e o trabalho para desenvolver algoritmos com o intuito de produzir essas anotações da consulta está sendo ativamente realizado por empresas como Microsoft, Amazon, Google, Nuance e muitas *startups*, como Sopris Health, Orbita, CareVoice, Saykk Ara, Augmedix, Sensely, Suki e Notable.[3]

O registro de consultas por PLN ainda pode estar abaixo do ideal. Além do desafio técnico de transcrever a linguagem não estruturada em uma anotação sucinta, mas completa, temos peças faltando. Toda a comunicação não verbal seria perdida, por exemplo. O fato de se saber que tudo será gravado, arquivado e que partes serão incorporadas ao registro pode muito bem inibir

Medicina profunda **159**

uma conversa informal e livre. Há muito esforço ativo em andamento para que a IA alcance essa aplicação, embora não se saiba ao certo se isso, em última análise, será algo amplamente aceito.

Outros componentes de uma consulta médica são adequados para o aprendizado de máquina. A IA já forma a espinha dorsal das ferramentas conhecidas como sistemas de apoio à decisão clínica (SADCs). Esses algoritmos, que foram usados e atualizados nas últimas duas décadas, deveriam fornecer uma série de funções para facilitar o trabalho do médico e melhorar a qualidade do atendimento: revisar os dados do paciente; sugerir diagnósticos, exames laboratoriais ou de imagem; recomendar vacinas; sinalizar alergias e interações medicamentosas; e evitar possíveis erros de medicação. Eles ainda não cumpriram o papel esperado deles: uma revisão sistemática de 28 ensaios randomizados de SADCs não conseguiu mostrar um benefício em termos de sobrevida, mas demonstrou uma pequena melhora na prevenção de morbidade.[4] Uma grande preocupação com os SADCs até o momento tem sido a interrupção do fluxo de trabalho, com muitas solicitações e notificações. Além disso, os SADCs são primitivos em comparação com o progresso recente feito na IA. Uma coisa que os fará melhorar é a capacidade de ingerir toda a literatura médica. Embora ainda não seja possível, em algum momento isso acontecerá, trazendo uma vasta base de conhecimento ao local do atendimento de pacientes individuais e facilitando diagnósticos médicos e recomendações de tratamento ideais. Isso deve ser bem melhor do que o padrão atual – médicos pesquisando coisas no Google ou, com menos frequência (devido ao custo do acesso), verificando recomendações no UpToDate, *software* que compila evidências médicas e está incorporado aos SADCs de alguns sistemas de saúde.

Pesquisas biomédicas atualizadas a cada minuto seriam úteis, mas esse não é o objetivo. Ralph Horwitz e colegas escreveram uma perspectiva ponderada, "From Evidence Based Medicine to Medicine Based Evidence", onde citaram Austin Bradford Hill, um eminente epidemiologista inglês, discorrendo sobre o que a pesquisa não estava oferecendo aos médicos. "Ela não diz ao médico o que ele quer saber", disse Hill. "A pesquisa é constituída de forma a mostrar, sem qualquer dúvida, que o tratamento A é, em média, melhor do que o tratamento B. Por outro lado, isso não responde à pergunta do médico: qual é o resultado mais provável da administração desse medicamento em particular a um paciente em particular?"[5]

Com o objetivo de tomar a melhor decisão para um paciente em particular, um médico ou um sistema de IA incorporaria todos os dados do indivíduo – biológicos, fisiológicos, sociais, comportamentais e ambientais – em vez de confiar nos efeitos gerais obtidos em uma coorte grande. Por exemplo, uma grande quantidade de dados de ensaios randomizados para o uso de estatinas mostra que, para cada cem pessoas tratadas, duas a três terão uma redução nas taxas de infarto do miocárdio. O restante tomará o medicamento sem nenhum benefício clínico, a não ser um melhor resultado no exame de colesterol. Há décadas, conhecemos os fatores clínicos que representam um risco para as doenças cardíacas, como tabagismo e diabetes, e agora podemos combinar isso com dados genéticos a partir de uma pontuação de risco de uma matriz genética de baixo custo (dados que podem ser obtidos por 50 a 100 dólares via 23andMe, AncestryDNA e outras empresas). Essa pontuação, independente e adicional aos fatores de risco clínicos tradicionais, prevê a probabilidade de doença cardíaca de um indivíduo e a possibilidade de benefício que o uso de estatina lhe trará. Escores de risco genético semelhantes agora são validados para diversas condições, incluindo câncer de mama, câncer de próstata, fibrilação atrial, diabetes e doença de Alzheimer.

O detalhamento dos dados com ferramentas inteligentes de IA também incluiria o processamento dos exames laboratoriais de um indivíduo. Hoje, as pontuações de exames de laboratório também são consideradas em relação às escalas populacionais, com base em um método simplificado para verificar se uma determinada métrica está em uma faixa "normal". Essa abordagem reflete a fixação da comunidade médica no paciente comum, que não existe. Por exemplo, não há consideração sobre ancestralidade e especificidade étnica para exames laboratoriais, quando sabemos que os principais resultados – como a hemoglobina A1C, usada para monitorar diabetes, ou a creatinina sérica, usada para monitorar a função renal – são muito diferentes para pessoas de ascendência africana e para pessoas de ascendência europeia.[6] Além disso, muitas informações estão ocultas dentro da chamada faixa normal. Considere um paciente do sexo masculino cuja hemoglobina diminuiu constantemente nos últimos cinco anos, de 15,9 para 13,2 g/dL. Tanto o ponto inicial quanto o final estão dentro da faixa normal, portanto, essa mudança nunca seria sinalizada pelos laudos do laboratório, o que poderia passar despercebido pela maioria dos médicos ocupados, que não se dariam conta de olhar para trás por um período mais longo. Mas essa diminuição pode ser um sinal precoce de um processo de doença no indivíduo, seja sangramento oculto ou câncer. Estamos presos em um mundo binário de interpretação de dados – normal ou anormal – e estamos ignorando dados ricos, granulares e contínuos, os quais poderiam ser bem mais aproveitados. É aí que o aprendizado profundo sobre as informações abrangentes e perfeitamente atualizadas de um indivíduo pode desempenhar um papel importante, ao dizer aos médicos o que eles querem saber. Em vez de SADC, eu o chamaria de SMIP: suporte médico individualizado potencializado.

Até aqui, analisamos os impactos que a IA poderia ter sobre todos os médicos de modo geral. Agora, vamos dar uma olhada em algumas especialidades para as quais já existem iniciativas ou resultados de IA, a fim de avaliarmos seu progresso. Nenhum deles foi implementado na prática médica de rotina até o momento, mas todos são bons indicadores do rumo que estamos tomando.

OFTALMOLOGISTAS

Embora radiologia e patologia sejam as especialidades em que a IA vem fazendo seus primeiros e mais rápidos progressos, a excepcional evolução

162 Eric Topol

recente no diagnóstico de doenças oculares com IA me faz pensar que a oftalmologia pode tomar a dianteira com o tempo.

A principal causa global de perda de visão é a retinopatia diabética, que afeta mais de 100 milhões de pessoas em todo o mundo. Estima-se que nos Estados Unidos ela afete quase 30% das pessoas com diabetes.[7] A retinopatia diabética é um enorme problema de saúde pública para o qual se recomenda o rastreamento de rotina, mas este, na maioria das vezes, não é feito, apesar da existência de tratamentos eficazes que podem atrasar a progressão da doença e prevenir a cegueira.

Se todo rastreamento recomendado de pessoas com diabetes fosse realizado, haveria bem mais de 30 milhões de imagens da retina por ano que precisariam ser avaliadas.[8] Isso sem dúvida parece mais um trabalho para o aprendizado profundo. Um grupo liderado por pesquisadores do Google desenvolveu um algoritmo para detectar automaticamente a retinopatia diabética e o edema macular diabético.[9] Fora uma referência ao artigo de Christian Szegedy e colegas do Google e à arquitetura Inception-v2, há bem pouca informação técnica disponível sobre a rede neural convolucional (RNC) usada.[10] O que sabemos é que eles usaram 128.175 imagens da retina para treinamento e dois conjuntos de imagens de validação (9.963 e 1.748), envolvendo cumulativamente mais de 75 mil pacientes. As imagens da retina também foram avaliadas por mais de 60 oftalmologistas certificados, alguns dos quais leram milhares de imagens (variação média de 1.745 a 8.906). O *software* desenvolvido tinha uma impressionante sensibilidade de 87 a 90% e especificidade de 98%.[11] O Google não foi a única equipe a desenvolver um algoritmo de aprendizado profundo para retinopatia diabética. Usando mais de 35 mil imagens da retina, a IBM relatou uma acurácia de 86%.[12] Kavya Kopparapu, uma jovem de apenas 16 anos, também desenvolveu esse algoritmo adotando o ResNet-50 da Microsoft e usando dados de treinamento de 34 mil imagens disponíveis no National Eye Institute. Ela, o irmão e sua equipe formaram a empresa Eyeagnosis e desenvolveram um acessório de lente impresso em 3D para *smartphone* com o intuito de que o algoritmo pudesse ser usado para diagnosticar a retinopatia diabética em qualquer lugar.[13]

Há alguns fatores a serem considerados em relação a essas descobertas encorajadoras: diabéticos com retinopatia têm maior probabilidade de apresentar menor dilatação da pupila e catarata mais grave, o que pode obscurecer as imagens, tornando-as inadequadas para o algoritmo. Além disso, os resultados podem ser influenciados por quem está usando a câmera de retina – isso pode incluir não apenas oftalmologistas, mas optometristas e outros médicos. Essas questões foram abordadas no primeiro ensaio clínico prospectivo de IA em medicina. Uma empresa derivada do grupo de oftalmologia da Universidade de Iowa chamada IDx desenvolveu um algoritmo de aprendizado profundo que usou uma câmera de retina Topcon para detectar a retinopatia diabética. Em 10 locais nos Estados Unidos, um grupo de 900 pacientes com diabetes foi submetido prospectivamente a exames oftalmológicos com o algoritmo da máquina IDx nos consultórios de médicos de atenção primária. As imagens foram transferidas instantaneamente para a nuvem a fim de serem analisadas, e os resultados ficaram disponíveis em poucos minutos. A acurácia da retinopatia diabética foi alta, com sensibilidade de 87% e especificidade de 90%.[14] Observe que esse estudo prospectivo, o primeiro em ensaios clínicos desse tipo, por pouco não teve o mesmo nível de acurácia dos relatórios retrospectivos (em comparação com AUC = 0,99 em dois desses conjuntos de dados usando algoritmos diferentes). O IDx foi aprovado pela FDA em 2018. Embora sua aceitação possa ser limitada porque requer o sistema IDx, que custa mais de 20 mil dólares, a tecnologia representa um passo em direção ao diagnóstico acurado dessa condição por máquina sem a necessidade de oftalmologistas, como meu colega Pearse Keane e eu escrevemos no editorial anexo desse importante relatório.[15]

A outra causa proeminente de cegueira é a degeneração macular relacionada à idade (DMRI) e, como acontece com a retinopatia diabética, o tratamento oportuno em geral pode prevenir ou pelo menos retardar a doença. Em 2018, visitei o Moorfields Eye Hospital, em Londres, um dos centros oftalmológicos mais conceituados do mundo. Pearse Keane, um oftalmologista pioneiro de lá, fez em mim um exame oftalmológico com tomografia de coerência óptica (OCT) (Figura 7.2). Ao contrário das imagens frontais do fundo da retina, que foram usadas nos estudos de retinopatia diabética, as imagens de OCT são secções transversais do tecido retiniano. Isso parece sofisticado demais, mas para obter as imagens, tive apenas que apoiar a cabeça em uma máquina, que escaneou minha retina com uma série de luzes, um olho de cada vez. A imagem estava pronta para ser revisada em menos de um minuto. Keane estabeleceu uma parceria com a DeepMind AI para criar um algoritmo de aprendizado profundo que poderia ajudar com mais de 1 milhão de exames de OCT 3D de alta resolução por ano, realizados em Moorfields. Esse algoritmo pode diagnosticar com acurácia a maioria das doenças da retina, incluindo degeneração macular relacionada à idade, bem antes que os sintomas apareçam. Em um estudo colaborativo entre Moorfields e DeepMind, envolvendo mais de 14 mil imagens de OCT, a interpretação automatizada da OCT foi pelo menos tão acurada quanto a feita por especialistas em retina em termos de análise e triagem para encaminhamento urgente de mais de 50 tipos de doenças oculares, incluindo glaucoma, retinopatia diabética e degeneração macular relacionada à idade.[16] Não houve um único paciente com problema ocular grave em que o algoritmo tivesse recomendado apenas a observação. A área sob a curva (AUC) do algoritmo para alarme falso foi de 0,992. Em contraste, os médicos concordaram apenas com 65% das decisões de encaminhamento. Keane me disse que a OCT deveria fazer parte de todo exame oftalmológico. Esse certamente não é o caso nos Estados Unidos hoje, mas a validação prospectiva do algoritmo, que está em andamento em um ensaio clínico liderado por Keane, pode levar a essa prática padrão no futuro. Além disso, a acurácia do encaminhamento

Medicina profunda **165**

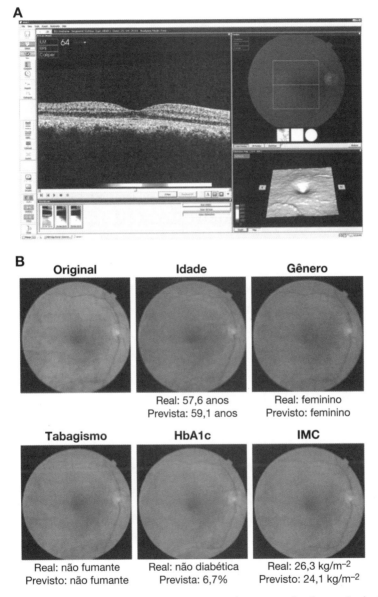

Figura 7.2 Imagens da retina. (A) Meu exame de tomografia de coerência óptica (OCT) no Moorfields Eye Hospital. (B) Imagens da retina que predizem as principais métricas. Fonte: Adaptada de R. Poplin et al., "Prediction of Cardiovascular Risk Factors from Retinal Fundus Photographs via Deep Learning," *Nature Biomedical Engineering* (2018): 2, 158–164. HbA1c, hemoglobina A1c; IMC, índice de massa corporal.

urgente de doenças oculares provavelmente melhorará de forma substancial com a RNP desenvolvida por sua equipe.

Da mesma forma, um algoritmo de interpretação de OCT desenvolvido por Kang Zhang e seus colegas da UCSD, com quase 110 mil imagens, foi comparado favoravelmente ao desempenho de oftalmologistas no diagnóstico preciso da DMRI.[17] Zhang e outros estão trabalhando em um acessório para *smartphone* que pode realizar a captura de imagem de maneira semelhante como fazem as máquinas de OCT especializadas.

As redes neurais de imagens da retina podem fornecer muito mais do que apenas *insights* para a DMRI. Como aprendemos em um estudo do Google com mais de 300 mil pacientes, imagens da retina podem predizer idade, sexo, pressão arterial, tabagismo, controle do diabetes (via hemoglobina A1c) e risco de eventos cardiovasculares graves do paciente, tudo isso sem o conhecimento dos fatores clínicos (Figura 7.2).[18] A acurácia preditiva foi muito boa para idade e sexo, e moderada para tabagismo, pressão arterial e desfechos adversos. Esse estudo mostra o grande potencial que os olhos têm como uma janela para monitorar o corpo dos pacientes. Se essas abordagens forem validadas prospectivamente, poderemos ver no futuro um uso mais difundido de autoexames periódicos de retina realizados com um *smartphone*. Com isso, seria possível estimar o controle da pressão arterial e do diabetes e o risco de desfechos, juntamente com o diagnóstico e rastreamento precoces da DMRI, retinopatia diabética, glaucoma e catarata e até mesmo sinais precoces da doença de Alzheimer.[19] Isso pode ser estendido até mesmo à refração ocular acurada para atualizar as prescrições de óculos. As pessoas não gostam de aplicar colírio para dilatar as pupilas, o que pode ser um obstáculo para a popularização dos exames oftalmológicos com *selfie* em *smartphones*. Mas existem soluções alternativas possíveis, como o uso de luz infravermelha. A combinação de baixo custo, facilidade de captura de imagens (não invasiva) e riqueza de dados pode algum dia se mostrar transformadora.

Também há oportunidades de ajudar as crianças e sua visão com a IA. Uma delas diz respeito a um diagnóstico muito desafiador: a retinopatia da prematuridade. Essa condição afeta dois a cada três bebês prematuros que pesam menos de 1.250 gramas ao nascer. Muitas vezes, ela passa despercebida; os neonatologistas não são oftalmologistas pediátricos, especialistas em fazer esse importante diagnóstico, e o exame na unidade de terapia intensiva neonatal é subjetivo e subótimo. É crucial que façamos melhor, pois a retinopatia da prematuridade, embora seja uma das principais causas de cegueira infantil, também é uma condição tratável. Foi demonstrado que o aprendizado profundo é excepcionalmente acurado, tão bom quanto ou melhor do que especialistas no diagnóstico da retinopatia da prematuridade, em um grande estudo retrospectivo de 6 mil imagens.[20]

A IA também pode beneficiar crianças com catarata congênita, condição que normalmente seria diagnosticada e tratada em centros especializados.[21] A catarata congênita é muito mais complexa do que a catarata senil típica no que diz respeito à classificação das imagens do cristalino, ao diagnóstico acurado e à melhor decisão sobre a cirurgia. Assim como no diagnóstico da retinopatia diabética, a intensidade da iluminação, o ângulo e a resolução da imagem variam entre máquinas e médicos, o que traz desafios para o diagnóstico. Um estudo na China usou imagens de 886 pacientes rotuladas por oftalmologistas para treinar uma rede de aprendizado profundo chamada agente CC-Cruiser. Usando 410 imagens oculares de crianças com catarata congênita e 476 imagens normais, foi usada uma RNC de sete camadas derivada do ImageNet, analisando 4.096 características. A rede neural diagnosticou com acurácia e prospectivamente 56 dos 57 pacientes que apresentavam essa condição rara e forneceu decisões de tratamento em um ensaio clínico multi-hospitalar na China, com achados semelhantes em outro estudo colaborativo baseado em plataforma de nuvem e *sites* da *web*. Isso fundamentou a alegação de que o algoritmo era capaz de atuar como um oftalmologista especializado. De forma mais ampla, as implicações desse esforço pioneiro

168 Eric Topol

para doenças raras são notáveis, tornando possível que algoritmos de aprendizado profundo sejam úteis fora dos centros de referência especializados. Além de promover o acesso, o agrupamento global desses dados pode ser bastante proveitoso para melhorar o desempenho futuro dos algoritmos de IA para catarata congênita.

CARDIOLOGISTAS

Existem muitos subtipos de cardiologistas: gerais, intervencionistas (também conhecidos como encanadores, pois desobstruem as artérias), eletrofisiologistas (também conhecidos como eletricistas, pois tratam distúrbios do ritmo cardíaco), especialistas em imagem (mais parecidos com radiologistas) e especialistas em insuficiência cardíaca. Portanto, não há uma atividade ou função principal que seja a mesma em todos os setores, mas existem duas tecnologias fundamentais – eletrocardiografia (ECG) e ecocardiografia (ECO) – nas quais todos confiam muito.

Os ECGs são lidos por máquinas há décadas. Um ECG tem 12 derivações, das quais seis rastreiam diferentes vetores da atividade elétrica do coração (classicamente obtidos a partir de eletrodos colocados em cada uma das quatro extremidades) e seis derivações aplicadas diretamente no tórax em locais diferentes e padronizados. Os sistemas automatizados foram aplicados pela primeira vez à leitura de ECGs na década de 1970 e se tornaram rotina na década de 1980, marco de adoção que pode ser considerado a primeira grande entrada da IA na prática da medicina. Porém, isso certamente não era IA de acordo com os padrões atuais. Na verdade, naquela época, não ouvíamos falar em inteligência artificial. O termo era simplesmente "auxiliado por computador".

Na época em que fazia meu estágio de cardiologia em 1981, durante minha formação em medicina interna na UCSF, eu ia todos os dias ao consultório de um experiente eletrofisiologista, Melvin Scheinman, para ler 40 a 50 ECGs empilhados em uma cesta. Cada um deles tinha um diagnóstico de computador impresso, para o qual eu não podia olhar ao ler o ECG, mas era difícil não dar uma espiada no que a máquina tinha a dizer. Eu achava especialmente divertido encontrar os erros, que não eram raros. Esse ainda é o caso hoje, porque os algoritmos de IA usados para interpretação de ECG não são muito inteligentes. Eles não aprendem. Em vez disso, eles são heurísticos, baseados em regras estáticas para distinguir padrões. Os algoritmos de ECG foram avaliados em 1991 em um grande estudo internacional. A acurácia geral foi de 69%.[22] Os mesmos algoritmos ainda são usados rotineiramente hoje em hospitais e clínicas dos Estados Unidos.

De fato, é surpreendente o quão pouco foi feito com ferramentas modernas de IA para melhorar a acurácia da interpretação automatizada do ECG. Uma rede neural usada para diagnosticar infartos, publicada em 1997, tinha uma camada de entrada, uma camada oculta de 15 neurônios e uma camada de saída.[23] Adicionar mais neurônios na única camada oculta ajudou a melhorar a acurácia.[24] Mas uma camada oculta não é profunda. Assim como todos os precedentes de leitura de máquinas de ECG de 12 derivações, ele era baseado em regras. O resultado líquido hoje é que, com mais de 300 milhões de ECGs feitos a cada ano, ao longo de 40 anos, dezenas de bilhões de ECGs devem ter sido lidos por meio de algoritmos baseados em regras. Os mesmos algoritmos são usados para ler os vários ECGs de 12 derivações obtidos durante um teste de estresse em esteira. Parece, pelo menos até agora, que as empresas envolvidas na aquisição de ECGs não se motivaram a melhorar a acurácia da máquina, o que deu uma vantagem notável aos humanos nessa que é uma das primeiras e duradouras entradas da IA na medicina. Essa é uma das razões pelas quais eu ainda adoro ler ECGs com estudantes e estagiários, para garantir que eles nunca confiem no diagnóstico da máquina.

Com o recente desenvolvimento de um algoritmo de rede neural profunda (RNP) que diagnostica com bastante acurácia o infarto (sensibilidade de 93%, especificidade de 90%) por um ECG de 12 derivações, é possível que estejamos começando a superar a estagnação na interpretação baseada em regras.[25]

Ao contrário do ECG de 12 derivações, houve progresso no diagnóstico do ritmo cardíaco por meio de uma única derivação usando abordagens modernas de aprendizado profundo. Isso se deve, em parte, a uma melhor tecnologia para registrar continuamente o ritmo cardíaco de uma pessoa. A ferramenta padrão é o monitor Holter, inventado por Norman Holter em 1949, apesar da necessidade de vários eletrodos com fios conectados. O adesivo iRhythm Zio, que descrevi no início do livro, é um tipo de *band-aid* que é enviado aos pacientes para diagnosticar o ritmo cardíaco. Ele é colocado no peito, registra uma única derivação e normalmente pode capturar todos os batimentos cardíacos por 10 a 14 dias sem atrapalhar a realização de exercícios ou o banho do paciente. O avanço da tecnologia criou um conjunto de dados no iRhythm 500 vezes maior do que qualquer coisa estudada antes para determinação do ritmo cardíaco. Uma RNC de 34 camadas foi usada pelo grupo da Universidade de Stanford, liderado por Andrew Ng, para analisar 64.121 traçados de ECG de 30 segundos de 29.163 pacientes, com respostas corretas estabelecidas por técnicos certificados em leitura de ECG.[26] Os testes então prosseguiram com 336 registros de ECG de 328 pacientes, e o algoritmo foi comparado com as leituras de seis cardiologistas certificados (e três outros para rotulagem correta). Ao todo, 12 ritmos anormais diferentes foram diagnosticados, incluindo fibrilação atrial e bloqueio cardíaco, juntamente com o ritmo sinusal normal (nosso marca-passo normal). Nesse estudo retrospectivo, o algoritmo superou os seis cardiologistas na maioria das categorias de arritmia. Mas houve erros tanto das máquinas quanto dos cardiologistas, com valores preditivos positivos agregados na faixa de 70 a 80%.

O diagnóstico da fibrilação atrial é especialmente importante. Ele é comum, tem um risco vitalício ao redor de 30% na população em geral, costuma ocorrer sem sintomas e acarreta um risco importante de acidente vascular cerebral (AVC). No final de 2017, a FDA aprovou um sistema desenvolvido pela AliveCor que combina um sensor montado na pulseira com um algoritmo de aprendizado profundo para diagnosticar fibrilação atrial. O sensor de

ECG de eletrodo único, que monitora a frequência cardíaca continuamente quando usado, se conecta ao Apple Watch. Um usuário pode gerar um ECG de 30 segundos a qualquer momento colocando o polegar na pulseira. O ECG é analisado por um algoritmo semelhante ao acessório do sensor do *smartphone* que está em uso há mais de cinco anos. A AliveCor também aproveitou os acelerômetros que rastreiam o movimento de uma pessoa para identificar distúrbios do ritmo cardíaco, identificando frequências cardíacas desproporcionais aos níveis de atividade. Uma rede neural de aprendizado não supervisionado funciona a cada 5 segundos e prevê a relação entre a frequência cardíaca de um indivíduo e a atividade física. Um padrão não linear é evidência de discordância, fazendo com que o dispositivo alerte o usuário para fazer um ECG durante a janela temporal precisa, quando uma possível arritmia está ocorrendo. Ao contrário de todas as outras tecnologias que analisei até agora, essa ferramenta é destinada aos consumidores, não aos médicos. O objetivo principal é registrar a atividade do paciente no mundo real, não no consultório médico, afinal de contas. Porém, os traçados que são gravados, arquivados e facilmente enviados a um cardiologista (ou a qualquer outro médico) podem ser muito úteis para fazer um diagnóstico.

Desconexões temporais entre a aquisição de um ECG e a discordância entre frequência cardíaca e atividade física podem explicar dificuldades com tecnologias semelhantes. Outra empresa que trabalhou no *smartwatch* para diagnóstico do ritmo cardíaco é a Cardiogram. Mais de 6 mil pessoas usaram o *smartwatch* da Apple com o aplicativo de algoritmo de aprendizado de máquina Deep Heart por uma média de quase nove semanas, mas a acurácia da fibrilação atrial foi baixa: apenas 67% de sensibilidade e especificidade.[27]

A ecocardiografia, outra tecnologia vital da cardiologia, é usada para avaliar a estrutura e função do coração. O movimento do coração, juntamente com a definição precisa das principais estruturas em circuitos de eco, como o endocárdio – a camada interna do coração – dificulta uma análise completa e automatizada de detecção de bordas, mas ainda há esforços contínuos com o intuito de implantar ferramentas de IA para processar exames ecocardiográficos, como na UC Berkeley e na Ultromics, uma *startup* em Oxford, Inglaterra (uma subsidiária da Oxford Universidade).[28] O grupo de Berkeley publicou a primeira RNP aplicada à ecocardiografia, comparando a interpretação da imagem da máquina com o trabalho de cardiologistas certificados pela UCSF. Embora o estudo retrospectivo tenha sido relativamente pequeno, com apenas algumas centenas de imagens de pacientes, a acurácia foi muito boa, com o algoritmo capturando mais de 90% do que os cardiologistas viram.[29] A Ultromics está focada na interpretação de imagens de ecocardiografia de estresse, que se refere à comparação do ecocardiograma no início do estudo, antes de qualquer exercício, com o obtido no pico do exercício. A empresa menciona em seu *site* uma acurácia de mais de 90% para o diagnóstico de doença arterial coronariana, mas os dados ainda não foram publicados.[30] Uma das novas empresas de ultrassom para *smartphones*, a Butterfly Network, usou a IA para detectar a posição da sonda de ultrassom e a saída da imagem, sugerindo o ajuste da posição da sonda por meio de um algoritmo de aprendizado profundo. Tendo em vista o papel proeminente do ecocardiograma no diagnóstico e tratamento cardíaco, há muito mais trabalho de IA a ser feito para automatizar sua interpretação. Uma análise rápida e precisa da máquina seria útil para a maioria dos médicos, já que eles não são treinados em ecocardiografia, e por todo o mundo, onde a experiência em geral não está disponível.

Outras ferramentas também estão sendo investigadas para cardiologia. Algoritmos de ressonância magnética cardíaca foram utilizados pela Arterys e pela Nvidia. Isso acelerará a interpretação desses exames, além de promover sua acurácia.[31] Mas, diferentemente dos ECGs e da ecocardiografia, a ressonância magnética não é usada com frequência no ambiente clínico. Além das imagens, até mesmo o PE convencional já foi submetido ao escrutínio de algoritmos de máquina para prever o risco de doenças cardíacas. O grupo de Nottingham usou dados de PEs de quase 380 mil pacientes, divididos em uma coorte de treinamento de mais de 295 mil e validação de quase 83 mil pessoas.[32] Quatro algoritmos diferentes, incluindo uma rede neural, superaram o padrão amplamente usado do American College of Cardiology/American Heart Association para risco previsto em 10 anos. A inclusão de classe socioeconômica e etnia pelos algoritmos de aprendizado de máquina, em parte, foi responsável pela clara vantagem. Da mesma forma, em vez dos clássicos fatores de risco clínicos de Framingham que foram usados para prever doenças cardíacas por várias décadas, um grupo da Universidade de Boston usou o processamento algorítmico mecânico de PE para obter mais de 80% de precisão em comparação com a precisão de 56% de Framingham – pouco melhor do que jogar uma moeda.[33]

ONCOLOGISTAS

Quando o Watson da IBM se lançou pela primeira vez em direção à área da saúde, não foi nenhuma surpresa que a oncologia estivesse no topo da lista. Com todas as formas de definir o câncer de uma pessoa, provavelmente não há nenhuma especialidade em medicina que seja tão rica em dados e para a qual os extensos conjuntos de dados estejam moldando o diagnóstico e o tratamento de última geração quanto a oncologia. Sabemos que o câncer de cada indivíduo é único e pode ser caracterizado em várias camadas. Isso inclui sequenciar o DNA nativo da pessoa, sequenciar o DNA do tumor, sequenciar o RNA do tumor, sequenciar o DNA tumoral circulante no plasma (conhecido como biópsia líquida), caracterizar o estado do sistema imunológico do tumor e do paciente e potencialmente cultivar as células cancerosas em uma placa para testar a resposta daquilo que chamamos de organoide a vários medicamentos. Recentemente, as camadas de informação foram estendidas à análise de células cancerosas vivas, isoladas em microfluidos de pacientes com câncer de mama ou de próstata e avaliadas pela visão mecânica de IA para prever o risco após a cirurgia.[34] Isso é único na avaliação histórica do câncer, que até agora se baseava em blocos de

174 Eric Topol

tecido fixados em formalina (o que sem dúvida pode ser considerado algo "morto"). Muitas dessas camadas biológicas de dados podem ou devem ser avaliadas em série: durante o tratamento, durante a vigilância ou se houver recorrência. Adicione a isso todas as informações de imagem e você terá *terabytes* de dados sobre a pessoa e seu processo de câncer. Além de haver Big Data para cada paciente, há mais de 15 milhões de americanos vivendo com câncer, junto com todas as informações demográficas, de tratamento e de resultados.[35] Para otimizar os resultados, espera-se que combinações de terapias de diferentes classes sejam necessárias, incluindo, por exemplo, tratamentos que visem mutações genômicas específicas no tumor e aqueles que acelerem o sistema imunológico do paciente. O número de permutações e combinações é incompreensível para os humanos. Hoje, existem muitos relatos de uso bem-sucedido de dois tratamentos imunoterápicos diferentes, e agora essa classe de medicamentos se expandiu ainda mais com a capacidade de criar células T próprias do paciente. Em resumo, o mundo do câncer é extremamente complexo e representa um desafio formidável para médicos especialistas, biólogos computacionais e IA.

Para o câncer de mama, analisei os esforços de IA de imagens e lâminas de patologia no Capítulo 6. Um estudo do Methodist Hospital de Houston mostrou como a IA acelerou significativamente a interpretação da mamografia;[36] em outro dos centros de Boston, o aprendizado de máquina de lesões de biópsia de alto risco previu que a cirurgia poderia ter sido evitada em 30% dos mais de mil pacientes.[37] Mas tais estudos estão longe de ser o desafio que a IA tem pela frente, o qual envolve o processamento de conjuntos de dados desordenados e a melhora dos resultados clínicos.

O Watson da IBM teve alguns tropeços com o MD Anderson, um dos principais centros de câncer nos Estados Unidos, mas esse foi apenas um dos mais de 50 hospitais nos cinco continentes que usaram o Watson for Oncology.[38] Sua colaboração com o UNC Lineberger Center acabou sendo a fonte da primeira publicação revisada por pares dos pesquisadores do Watson da IBM. Um ano depois de apresentarem suas descobertas no *60 Minutes* em um segmento intitulado "Artificial Intelligence Positioned to Be a Game-Changer",[39] eles forneceram os detalhes de 1.018 pacientes com câncer, que haviam sido previamente revisados pela comissão de oncologia molecular da UNC, cujos registros foram analisados pelo Watson da IBM.[40] O sistema encontrou 323 pacientes que tinham o que ele chamou de câncer acionável, o que significa que tinham mutações genéticas tumorais adequadas para testes de medicamentos que a equipe da UNC havia ignorado. Essa análise automatizada levou menos de 3 minutos por paciente, o que é surpreendente, mas a conclusão da equipe do Watson da IBM foi exagerada: "As comissões de oncologia molecular capacitadas pela computação cognitiva têm o potencial de melhorar o atendimento ao paciente, fornecendo uma abordagem rápida e abrangente para análise de dados e consideração da disponibilidade atualizada de ensaios clínicos".[41] Na verdade, isso não representa "computação cognitiva", um termo que a IBM gosta de usar porque, de acordo com Ashok Kumar, da IBM, "vai além do aprendizado de máquina e do aprendizado profundo".[42] Acho engraçado, já que o Watson simplesmente conseguiu uma curadoria automatizada em vez de manual, ou combinou mutações de pacientes com ensaios clínicos. Não havia camadas ocultas, nem aprendizado profundo. É pouco provável que essa abordagem tenha sido abrangente. Os resultados levaram Cory Doctorow, um atento especialista em tecnologia, a concluir que "o Watson for Oncology não é uma IA que combate o câncer; é um 'turco mecânico' sem comprovação".[43] Doctorow, para aqueles que não estão familiarizados com o turco mecânico original, estava se referindo a uma falsa máquina de jogar xadrez – ou, como ele elaborou, "um motor movido por humanos disfarçado de inteligência artificial" – que se tornou notória no século XVIII. Mais tarde, descobrimos que a orientação de "IA" do Watson for Oncology, que às vezes se desviava das diretrizes estabelecidas e gerava recomendações de tratamento errôneas e até perigosas, se baseava

176   Eric Topol

na experiência de um número limitado de oncologistas do Memorial Sloan Kettering.[44]

Eu já estava começando a achar que tínhamos muito caminho pela frente. Então, por acaso, conheci a Tempus Labs, empresa criada em 2015 por Eric Lefkofsky, fundador do Groupon, que faz pesquisas sobre câncer. Eu nunca teria associado os cupons do Groupon ao futuro do câncer. Mas depois que sua esposa teve câncer de mama em 2014, Lefkofsky descobriu que não havia nenhuma entidade clínica ou de pesquisa em condições de fazer a diferença. Ele disse: "Fiquei perplexo com a pouca quantidade de dados que permeavam o atendimento. Ficou claro que a única maneira de introduzir a medicina de precisão era consertar a infraestrutura de dados subjacente na área do câncer".[45] Lefkofsky, um multibilionário, decidiu intervir.

Lefkofsky não tem formação científica, mas você nem desconfiaria disso se passasse um tempo com ele. Em 2017, fiz uma visita guiada à sua empresa, partindo da perspectiva de que ela foi a primeira a adotar uma abordagem progressiva e abrangente do câncer. As instalações, alojadas junto com o Groupon nos 1,2 milhão de pés quadrados do que antes era a loja de departamentos Montgomery Ward, no centro de Chicago, eram impressionantes por si só. O grande andar de um armazém estava cheio do que parecia ser uma coorte interminável de jovens cientistas examinando dados, como anotações médicas não estruturadas, em grandes monitores em suas mesas. Lefkofsky me disse que já contava com mais de 100 funcionários com talento em IA e que não estava tendo dificuldade em atrair algumas das pessoas mais capacitadas do país. Durante a visita, vi as mais recentes máquinas de sequenciamento Illumina HiSeq e NovaSeq, uma sala para culturas organoides de células cancerosas, outra grande área para aprendizado de máquina de exames e relatórios de biópsia e uma sala de imagens onde lâminas de patologia eram ampliadas e mostradas em projeções enormes, com resolução notável. Aqui, os humanos, pelo visto, poderiam diagnosticar os achados da patologia muito melhor do que se estivessem apertando os olhos na lente de um microscópio. Na época dessa visita, a Tempus tinha dados de mais de 11 mil pacientes e mais de 2,5 *petabytes* de dados. Com sua plataforma baseada em nuvem, computação em *cluster*, processamento de linguagem natural e recursos de IA, havia a infraestrutura para criar "a maior biblioteca mundial de dados moleculares e clínicos e um sistema operacional para tornar esses dados acessíveis e úteis".[46]

A Tempus Labs, agora colaborando com mais de 40 centros do Instituto Nacional do Câncer nos Estados Unidos, realiza uma série de estudos, incluindo a lista antes citada, do sequenciamento à cultura. Além da avaliação abrangente do paciente, a Tempus fornece informações de "gêmeos digitais" junto com seu relatório gerado duas a três semanas após o recebimento das amostras, que consiste em informações de tratamento e resultados de pacientes não identificados mais semelhantes em relação às informações demográficas e biológicas. Ela também usa um método analítico avançado de IA para análise do vizinho mais próximo.

No geral, trata-se de um modelo baseado em fenotipagem profunda e análise profunda para ajudar os oncologistas a tomarem decisões baseadas em dados. Embora seja muito cedo para dizer que a Tempus é exatamente o que buscamos, em dois anos parece que a empresa transcendeu o que o Watson da IBM fez em mais de cinco anos com muito mais capital e recursos. Quando perguntei a Lefkofsky por que mais pessoas na comunidade médica não conhecem a Tempus e por que a própria empresa permanece discreta, ele respondeu que eles não tinham interesse em ser a próxima Theranos. A empresa tem como objetivo a transparência total e a publicação de seus dados em periódicos revisados por pares. Isso é louvável.*

---

*Em 2018, depois que o livro foi escrito, assumi uma função consultiva na Tempus Labs para ajudar a expandir seu modelo baseado em dados para outras doenças, como diabetes.

178 Eric Topol

Outras empresas, além da IBM Watson e da Tempus Labs, estão trabalhando para promover o uso da IA, integrando dados multimodais para o tratamento do câncer. Uma delas é a SOPHiA GENETICS, com sede na Suíça, que já está sendo usada em mais de 400 instituições em 55 países. Ela reúne dados clínicos, moleculares e de imagem para ajudar a orientar oncologistas.[47]

Há ainda um último lugar onde o câncer pode ser atacado pela IA: a gastrenterologia. O diagnóstico preciso dos pólipos do cólon e das lesões cancerosas durante a colonoscopia é mais difícil do que a maioria das pessoas imagina.[48] Vários estudos mostraram que essas lesões deixam de ser percebidas em pelo menos 20% dos pacientes, com alguns relatos consideravelmente maiores. As lesões têm mais chance de passarem despercebidas quando são planas, pequenas e situadas em determinados locais. Os olhos humanos, mesmo os de gastrenterologistas altamente treinados, podem não ser tão bons quanto a visão óptica computacional, como foi sugerido por um estudo auxiliado por computador de mais de 200 pequenos pólipos.[49] Recentemente, a ideia de usar IA para detectar essas lesões foi aprimorada em um estudo de aprendizado profundo que usou 300 características de 30 mil imagens de colonoscopia, ampliadas 500 vezes, e depois testou o algoritmo em 250 pacientes com 306 pólipos.[50] A acurácia de 86% alcançada é promissora em comparação com a literatura. No primeiro estudo prospectivo de colonoscopia com imagens processadas por IA em tempo real, os resultados de 325 pacientes foram muito encorajadores para o diagnóstico preciso de pólipos minúsculos (os chamados pólipos "diminutos").[51] O uso dessa alta ampliação e revisão de padrões de máquina sugere que, em última análise, pode ser um complemento muito útil para esse importante procedimento de rastreamento do câncer.

CIRURGIÕES

Pode parecer contraintuitivo pensar que a IA exerça alguma influência sobre as mãos e as habilidades dos cirurgiões. Realizar uma cirurgia talvez esteja o mais longe conceitualmente possível de uma entrada direta, como uma lâmina ou um exame. E é irônico que a cirurgia envolva o toque humano, embora o *Urban Dictionary* defina "toque humano" como "alguém que tem empatia para com os sentimentos das outras pessoas e compreende o lado humano das coisas, não se comportando como um robô". Por quase duas décadas, os cirurgiões têm usado robôs, principalmente o Da Vinci of Intuitive Surgical, para cirurgias assistidas por IA. Embora os dados de ensaios randomizados desses robôs tenham sido inexpressivos para melhorar os principais desfechos em comparação com a cirurgia padrão,[52] somente em 2016, mais de 4 mil desses robôs ajudaram a realizar 750 mil cirurgias em todo o mundo.[53] Ainda assim, isso é menos de 10% das mais de 8 milhões de cirurgias realizadas todos os anos. Tentativas recentes de aumentar a prevalência e o poder da cirurgia robótica incluem o Versius, um robô com braços muito mais parecidos com braços humanos, construído pela Cambridge Medical Robotics no Reino Unido.[54] Outras *startups* com novos robôs incluem a Medical Microinstruments, que tem pulsos minúsculos, sem a necessidade de um console de controle (adequado para microcirurgia), e a Auris Health, com aprovação da FDA em 2018, cujo robô funciona como um endoscópio.[55] Ele é colocado no corpo do paciente pela boca, traqueia e pulmão para obter uma biópsia de tecido com visão assistida por computador. A Medtronic adquiriu uma empresa alemã de robôs com sensores de toque hápticos, dando-lhes uma sensação de tato mais parecida com a de um cirurgião humano. Já existem robôs que podem colocar uma fileira de pontos sem intervenção humana e muitos contam com aplicações para detecção e desbridamento de tecidos mortos ou cancerosos. O recente progresso na construção de robôs com sensação tátil (não relacionada à realização de cirurgias) sugere que veremos um impacto adicional nas cirurgias daqui para frente.[56] Um pequeno ensaio randomizado sobre a primeira microcirurgia assistida por robótica dentro do olho humano produziu dados encorajadores para melhorar os desfechos desse tipo de cirurgia particularmente delicada.[57]

Enquanto todas essas empresas estão aprimorando robôs que exigem IA intrinsecamente, a Verb Surgical, formada em 2015 como uma *joint venture* entre Google e Johnson & Johnson, está levando a IA muito mais longe na sala de cirurgia. Todos os robôs da Verb Surgical estão conectados uns aos outros pela internet, registrando dados de cada procedimento e aplicando o aprendizado de máquina para determinar a melhor prática cirúrgica.[58] Chamando isso de "Cirurgia 4.0", o conceito da Verb de cirurgiões conectados à nuvem compartilhando experiências e acesso a dados é semelhante à democratização da prática cirúrgica. Em particular, o aprendizado de máquina que se baseia em imagens intraoperatórias, bem como em todos os dados relevantes de cada paciente, pode ajudar a redefinir a prática anterior e melhorar os resultados. Por exemplo, essa abordagem poderia identificar as principais etapas cirúrgicas para evitar as complicações graves e não incomuns da prostatectomia, que incluem disfunção sexual e incontinência urinária. Há também a integração da realidade virtual e da microscopia de vídeo 3D para fornecer uma visualização extraordinária da anatomia durante a cirurgia.

Portanto, por mais contraintuitivo que pareça imaginar a substituição de cirurgiões pela IA, isso parece cada vez mais possível. De acordo com o levantamento feito por um grupo de pesquisadores das universidades de Oxford e Yale sobre em que momento a IA superará o desempenho humano em vários campos (Figura 7.3), o consenso foi de aproximadamente 30 anos para a substituição de cirurgiões, o dobro do tempo necessário para a substituição dos vendedores de varejo, porém muito menos do que os 85 anos projetados para os pesquisadores de IA (representados pelos autores)![59]

OUTROS PROFISSIONAIS DE SAÚDE

Por fim, nenhum tipo de médico será poupado. Já vimos como os neurologistas podem diagnosticar AVC mais rapidamente com a IA de imagens cerebrais enviadas como mensagens de texto para seus *smartphones*.[60] Uma

Medicina profunda 181

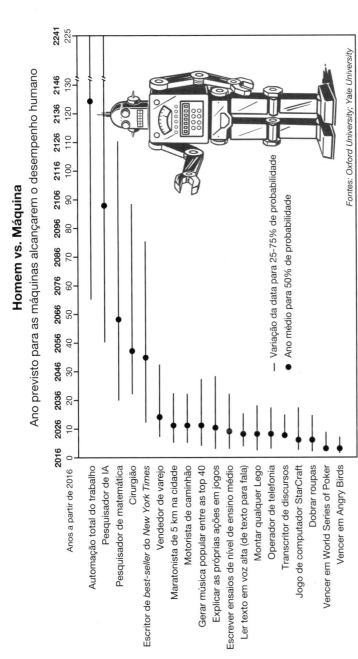

Figura 7.3 Projeções para várias profissões sobre o momento em que as máquinas alcançarão o desempenho humano. Observe a projeção para cirurgiões e pesquisadores de IA – e que essa pesquisa foi conduzida por cientistas da computação. Fontes: Adaptada de K. Grace et al., *When Will AI Exceed Human Performance? Evidence from AI Experts*, arXiv (2017): https://arxiv.org/abs/1705.08807; *The World in 2017, Economist*.

RNP para interpretação e triagem urgente de encaminhamento de mais de 37.000 tomografias computadorizadas de crânio demonstrou um potencial marcante de economia de tempo (150 vezes mais rápido: 1,2 segundo para o algoritmo em comparação com 177 segundos para radiologistas), mas sua acurácia não foi aceitável (AUC = 0,56 para o limite de triagem).[61] Não podemos sacrificar a acurácia em favor da velocidade, mas pelo menos um componente significativo foi aprimorado com o suporte da máquina. Tal qual o estudo de condições oculares de Moorfields, que avaliou imagens de OCT de pacientes para encaminhamento urgente, este estudo ampliou o uso de um algoritmo de aprendizado profundo para ajudar a fazer o contato para um encaminhamento urgente.[62] Embora a IA de aprendizado profundo ainda esteja assumindo apenas tarefas restritas, esses dois relatórios mostram que ela vai além de um único diagnóstico clínico, chegando a sugerir encaminhamentos urgentes para dezenas de possíveis diagnósticos. Mais adiante, abordaremos vários outros tipos de clínicos. Um grupo que acho difícil de imaginar que será substituído no futuro da medicina profunda são os enfermeiros, as pessoas reais que cuidam dos doentes. Tug, o robô auxiliar de enfermagem que entrega alimentos e administra medicamentos em muitos hospitais, certamente não é uma ameaça.[63] Isso não quer dizer que não haja oportunidades para a IA potencializar o trabalho dos enfermeiros. Por exemplo, a visão de máquina pode acompanhar os pacientes na unidade de terapia intensiva para prever e evitar que o paciente arranque o tubo endotraqueal, aquele dispositivo desconfortável, porém importante, que ajuda os pacientes a respirarem. A análise em tempo real dos sinais vitais, integrada com dados laboratoriais e de imagem relevantes, também pode ajudar a alertar os enfermeiros sobre um problema iminente. Além disso, robôs mais avançados e a IA serão capazes de captar e monitorar sinais vitais. E, assim como acontece com os médicos, haverá muitas ferramentas para auxiliar os enfermeiros, pois eles precisam lidar cada vez mais com grandes conjuntos de dados sobre seus pacientes. Porém, nenhuma dessas tarefas equivale a ouvir, entender, ter empatia ou simplesmente segurar a mão de alguém que está doente ou acabou de ficar sabendo que tem uma doença grave. Não sei se o aprendizado profundo ou os robôs algum dia serão capazes de reproduzir a essência do apoio entre seres humanos.

Mas a IA poderia, em última análise, reduzir a necessidade de enfermeiros, tanto em hospitais quanto em ambulatórios e consultórios médicos. Usar algoritmos de IA para processar dados do monitoramento remoto de pacientes em casa significará que os hospitais terão sua função drasticamente reduzida para a simples observação dos pacientes, seja para coletar dados ou para ver se os sintomas pioram ou reaparecem. Isso, por si só, tem o potencial de provocar uma grande redução na força de trabalho nos hospitais. Depender cada vez mais da telemedicina em vez das consultas presenciais terá um efeito semelhante.

Nossa última análise aprofundada de como a IA está mudando campos específicos será na saúde mental. É difícil imaginar o enorme desafio que seria digitalizar o estado de espírito de uma pessoa de forma a transformá-lo em algo que se assemelhe a um padrão simples. O tópico é tão extenso que requer um capítulo à parte. É isso que veremos a seguir.

CAPÍTULO 8

SAÚDE MENTAL

Depois de 40 anos de uma psiquiatria que negligencia a mente em favor do cérebro, talvez a fenotipagem digital ajude o pêndulo a mover-se na direção de uma nova visão do comportamento, da cognição e do humor.

—Tom Insel

Toda quinta-feira de manhã, eu tenho um ritual: ler a nova edição da revista *Economist*. Sua seção de ciências costuma abordar três ou quatro tópicos interessantes que não são muito discutidos de modo geral. Uma das matérias que achei mais marcantes nessa revista falava sobre humanos que preferiam confiar seus segredos mais íntimos às máquinas em vez de confiar em outros humanos, especificamente, médicos. Na verdade, a matéria fazia referência a um artigo que eu nunca teria visto em um periódico do qual não tinha ouvido falar – *Computers in Human Behavior*. A legenda capturou a essência: "Às vezes, um psiquiatra virtual pode ser melhor do que um psiquiatra real".[1] Isso não tinha me ocorrido antes. Mas a pesquisa descrita pela *Economist* claramente tem implicações profundas em uma época na qual a saúde mental representa uma enorme carga e há pouca disponibilidade de profissionais para fornecer apoio.

O estudo, liderado por Jonathan Gratch, foi parte de uma pesquisa inovadora com humanos virtuais no Institute of Creative Technologies em Los Angeles.[2] Gratch e sua equipe recrutaram 239 pessoas da Craigslist. O único critério de entrada era que os participantes tivessem entre 18 e 65 anos e tivessem boa visão. Todos os participantes do estudo foram entrevistados por um avatar humano chamado Ellie, que eles viam pela tela da TV. Metade dos participantes foi designada aleatoriamente para um grupo no qual eles eram informados de que Ellie não era humana, enquanto a outra metade foi informada de que Ellie estava sendo controlada remotamente por uma pessoa. As perguntas que Ellie fazia iam ficando cada vez mais íntimas e sensíveis, como "Quando foi a última vez em que você se sentiu realmente feliz".[3] Os rostos dos participantes foram monitorados e as transcrições das entrevistas foram revisadas por três psicólogos que não sabiam quais participantes haviam sido informados de que Ellie era controlada por computador e quais haviam sido informados de que ela era controlada por humanos. Esses dados foram usados para quantificar o medo, a tristeza e as outras respostas emocionais dos participantes durante as entrevistas, bem como sua abertura às perguntas.

Em todas as medidas, os participantes estavam inclinados a revelar muito mais quando pensavam que estavam se comunicando com um humano virtual do que com um humano real. Alguns dos participantes que interagiram com o humano virtual transmitiram isso muito bem: "Isso é bem melhor do que conversar com uma pessoa. Eu realmente não me sinto confortável falando sobre coisas pessoais com outras pessoas". E "Um ser humano seria crítico. Eu compartilhei muitas coisas pessoais, e foi por causa disso".[4]

As descobertas forneceram fortes evidências empíricas para uma ideia que foi introduzida pela primeira vez em 1965, quando as pessoas mostraram suas almas pela primeira vez para ELIZA (em homenagem a Eliza Doolittle, personagem de *Pigmalião* de George Bernard Shaw, e notaram a semelhança com Ellie nesse estudo), um programa de computador muito antigo de Joseph Weizenbaum do MIT que deveria imitar uma sessão de psicoterapia, transformando as respostas das pessoas em perguntas.[5] Porém, a evidência de que isso poderia funcionar usando um humano virtual levou muitas décadas para ser construída. Com o trabalho de Gratch, no entanto, parece que, para que pensamentos profundos sejam revelados, os avatares têm uma vantagem distinta sobre os humanos. De fato, em uma conferência de saúde promovida pelo *Wall Street Journal* em 2018 da qual participei, a maioria dos participantes entrevistados disse que ficaria feliz em – ou até preferiria – compartilhar seus segredos com uma máquina, e não com um médico. A propósito, uma interessante pesquisa no Twitter com quase 2 mil pessoas fez a seguinte pergunta: "Você tem uma condição médica embaraçosa. Você prefere contar e receber tratamento de (1) seu médico, (2) um médico/enfermeiro ou (3) um *bot*?". O *bot* venceu o médico por pouco: 44% a 42%.[6]

Embora o estudo de Gratch não tenha procurado pessoas com problemas de saúde mental, nos últimos anos têm sido desenvolvidas ferramentas digitais especificamente para pessoas com problemas mentais ou emocionais. Algumas delas conectam usuários a humanos que eles não conhecem. Digno de nota é o 7 Cups of Tea (agora chamado apenas de 7 Cups), lançado em 2013 e que oferece bate-papo *online* gratuito com ouvintes treinados por voluntários. Em 2017, mais de 230 mil ouvintes usando 140 idiomas ajudaram mais de 25 milhões de pessoas em 189 países. Cerca de metade estava nos Estados Unidos. Outros exemplos incluem o aplicativo Talkspace, que tem mais de meio milhão de usuários, e no Reino Unido, um estudo-piloto do National Health Service sobre um aplicativo similar recrutou 1,2 milhão de londrinos. Outras ferramentas conectam humanos a *chatbots* usando processamento de linguagem natural. Em 2017, 8 milhões de pessoas nos Estados Unidos conversaram com o Cleverbot apenas para ter algo com quem conversar, e os pesquisadores projetam que até 2025 mais de 1 bilhão de pessoas terão tido conversas regulares com ele.[7] Na China, a Microsoft lançou um *software* de bate-papo chamado Xiaoice, que chegou a mais de 20 milhões de usuários registrados em bem pouco tempo. Recentemente, as empresas começaram a desenvolver *chatbots* para apoio à saúde mental. Um exemplo importante, chamado Woebot, tem Andrew Ng como presidente. O Woebot teve mais usuários nos primeiros meses do que um psicólogo em 100 anos.[8]

Até os últimos anos, nossa avaliação do comportamento, humor e cognição era amplamente subjetiva, realizada durante breves consultas episódicas

188 Eric Topol

em um ambiente clínico artificial. Quando isso ocorria, em geral era para responder às dificuldades de saúde mental, em vez de evitá-las. A Tabela 8.1 lista algumas das várias e ainda difundidas maneiras pelas quais hoje podemos coletar dados objetivos para fenotipar profundamente o humor e o estado de saúde mental. O termo "fenotipagem digital" indica que cada recurso pode ser digitalizado e produzir uma variedade de métricas. A maioria delas pode ser obtida passivamente por meio de *smartphones* no mundo real do paciente. Com a adição de sensores conectados, muitos dos parâmetros fisiológicos podem ser coletados discretamente, em geral de forma contínua. Isso significa que para cada indivíduo existiria um grande conjunto de dados passível de processamento pela IA. Como disse Tom Insel, ex-chefe do National Institute for Mental Health, "Será que alguém poderia ter previsto essa revolução no processamento de linguagem natural e na inteligência artificial que está permitindo que a voz e a fala, coletadas em um *smartphone*, se tornem um possível sinal de alerta precoce para doenças mentais graves?".[9]

Essas métricas podem ser aplicadas a uma série de problemas. Pesquisadores da University of Southern California desenvolveram um *software* capaz de usar 74 recursos acústicos, incluindo qualidade de voz, brilho, altura, volume, instabilidade e prosódia para prever desavenças conjugais

Tabela 8.1 Fenotipagem digital do estado mental: a variedade de métricas que podem ser usadas para digitalizar o estado mental

Discurso	Prosódia, volume, espaço vocálico, escolha de palavras, comprimento das frases, coerência, sentimento
Voz	Valência, tom, altura, entonação
Teclado	Tempo de reação, atenção, memória, cognição
Smartphone	Atividade física, movimento, comunicação, sociabilidade, mídias sociais, *tweets*, emojis, Instagram
Rosto	Emoção, tiques, sorrisos e comprimento, olhar para o chão, movimentos oculares, contato visual
Sensores	Frequência cardíaca, variabilidade da frequência cardíaca, resposta galvânica da pele, temperatura da pele, pressão arterial, padrão respiratório, número de suspiros, sono, postura, gestos

tão bem quanto ou melhor do que os terapeutas.[10] Mais tarde, esse mesmo grupo de pesquisa comparou a codificação manual especializada de entrevistas com os dados acústicos. Os algoritmos de aprendizado de máquina baseados em voz, além de capturarem informações mais relevantes do que os especialistas, também previram resultados significativamente melhores.[11]

Um pequeno estudo com 34 jovens, com média de idade de 22 anos, realizou uma análise de "coerência" de muitas características da fala, como comprimento das frases, perturbação, confusão e escolha de palavras, para prever se pacientes com risco de esquizofrenia fariam a transição para psicose. A máquina superou as avaliações clínicas dos especialistas.[12] A NeuroLex Diagnostics foi criada com o objetivo de disponibilizar comercialmente uma ferramenta para médicos da atenção primária diagnosticarem esquizofrenia, transtorno bipolar e depressão, tendo desenvolvido um protótipo que funciona na assistente virtual Alexa, da Amazon.[13]

Até mesmo a forma como as pessoas usam o teclado em um *smartphone* pode ser um marcador útil. A empresa Mindstrong dividiu esse comportamento em 45 padrões, incluindo tempo de rolagem e latência entre os tipos de espaço e caracteres. Seus dados se correlacionaram com medidas padrão-ouro para função cognitiva e humor (Figura 8.1) em estudos iniciais.

Os cientistas da computação da Universidade de Illinois foram mais longe com esse conceito, associando-o ao aprendizado profundo e a um teclado personalizado, carregado com um acelerômetro. Usando sua criação – o algoritmo DeepMood –, eles previram a depressão com altíssima acurácia em um estudo-piloto, fornecendo uma prova independente do conceito para o rastreamento passivo do humor por meio da atividade do teclado de um indivíduo.[14]

Algumas empresas já estão fazendo incursões na prática clínica de saúde mental com suas ferramentas. Uma delas, chamada Cogito, foi cofundada por Alex "Sandy" Pentland, um talentoso polímata e professor do MIT, que conheci e respeito muito, e por Joshua Feast. Pentland tem atuado em

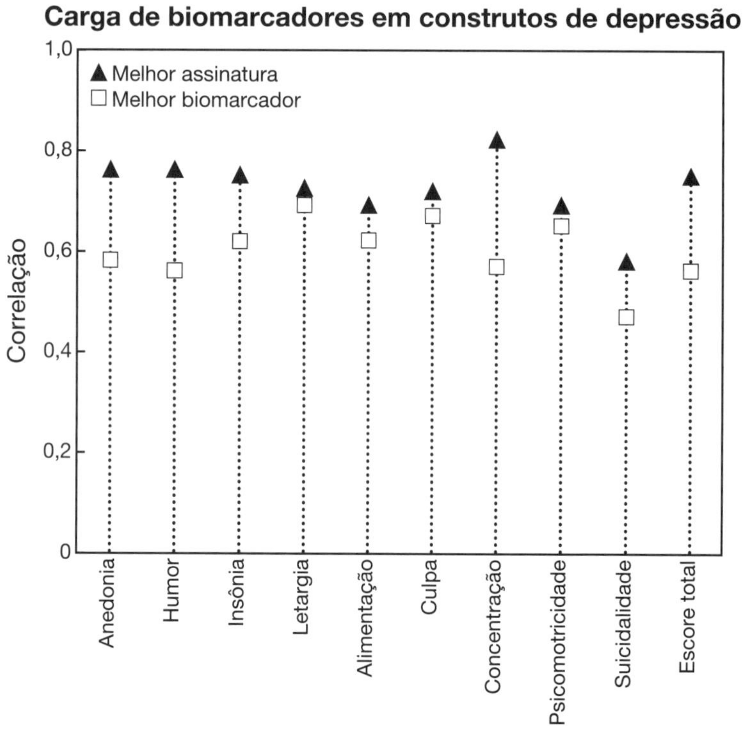

Carga de biomarcadores em construtos de depressão

▲ Melhor assinatura
☐ Melhor biomarcador

Figura 8.1 Correlação de biomarcadores com sentimentos da Mindstrong usando métricas de teclado, apresentada por Tom Insel, DigiMed Conference, La Jolla, Califórnia, 5 de outubro de 2017.

muitas áreas da revolução digital, principalmente na preservação da privacidade e segurança. (Só há pouco tempo descobri que ele "aprendeu a ler em uma instituição mental" onde sua avó trabalhava.) O laboratório Human Dynamics de Sandy estudou "sinais de honestidade", a forma como comunicamos verdades sobre nós mesmos de forma inconsciente e não verbal, durante décadas. Alguns exemplos de sinais honestos incluem nosso tom, fluidez, engajamento conversacional e energia enquanto falamos. A Cogito usou algoritmos de aprendizado profundo e sinais honestos para criar um aplicativo chamado Companion, usado por psicólogos, enfermeiros e assistentes sociais para monitorar a saúde mental de seus pacientes. Ao gravar e enviar uma entrada de áudio no diário, o aplicativo pode avaliar a condição dos pacientes, captando sinais de depressão e mudanças de humor, analisando a forma como eles falam. Ele também pode realizar análises em tempo real da conversa, que tem sido usada pelas seguradoras de saúde para lidar com chamadas de clientes.[15] O aplicativo Companion também foi usado pelo Department of Veterans Affairs dos Estados Unidos para monitorar a saúde mental de veteranos em risco com monitoramento telefônico 24 horas por dia, 7 dias por semana.[16]

Até as fotos do Instagram são instrutivas. Essa plataforma de mídia social é muito mais usada do que o Twitter, com mais de 100 milhões de novas postagens todos os dias, crescendo mais rápido que o Facebook. Em 2017, Andrew Reece e Christopher Danforth usaram o aprendizado profundo para ingerir 43.950 fotos do Instagram de 166 pessoas (que consentiram digitalmente em compartilhar sua história nas redes sociais), das quais 71 tinham histórico de depressão.[17] Todas as características fotográficas que você possa imaginar, e muitas outras, foram analisadas para se obter *insight* psicológico: presença ou não de pessoas; ambiente interno ou externo, noturno ou diurno; cor e brilho por *pixels*; comentários e curtidas das fotos; e frequência de postagem do usuário. As fotos do Instagram conseguiam diferenciar entre indivíduos deprimidos e saudáveis, podiam ser usadas para diagnosticar depressão antes que ela fosse diagnosticada clinicamente e não se correlacionavam com a autoavaliação da saúde mental da pessoa. Fato digno de nota é que recursos como o filtro do Instagram para remoção de cores conseguiram diferenciar entre pessoas com depressão e pessoas saudáveis mais do que era esperado (Figura 8.2). A acurácia da máquina para detecção de depressão foi de 70%, o que se compara favoravelmente aos médicos de clínica geral, conforme já havia sido publicado, que tinham uma taxa de diagnósticos falso-positivos de depressão de mais de 50%.[18] Os psiquiatras são melhores, mas a grande maioria das pessoas com depressão é atendida por um médico da atenção primária ou não é atendida por nenhum médico, muito menos por um psiquiatra.

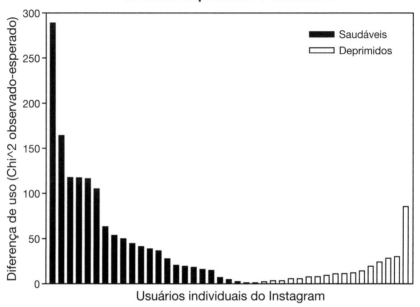

Figura 8.2 Uso do filtro do Instagram para indivíduos deprimidos e saudáveis, com barras indicando a diferença entre as frequências observadas e esperadas. Fonte: Adaptada de A. Reece and C. Danforth, "Instagram Photos Reveal Predictive Markers of Depression," *EPJ Data Science* 6 (2017): 15.

Abordagens como essas estão sendo aproveitadas para explorar novos meios de diagnosticar e tratar uma série de problemas psiquiátricos e emocionais, mas é importante ter em mente algumas ressalvas. Por um lado, vale ressaltar que muitos dos sensores não foram validados quanto à precisão e não estão necessariamente medindo o que pretendem medir. Por exemplo, a qualidade do sono – uma métrica importante para uma série de problemas de saúde mental – costuma ser avaliada por meio de uma pulseira ou relógio que simplesmente detecta os movimentos do usuário durante o sono. Mas para conhecer verdadeiramente o estado de sono do paciente, esses movimentos precisariam ter sido correlacionados com as ondas cerebrais, o que não foi feito.

Os biomarcadores também podem ser simples demais. Como disse Nunzio Pomara, professor da NYU, "A depressão é muito complexa para ser reduzida a um único biomarcador".[19] Temos muitos biomarcadores para saúde mental (Tabela 8.1) e não temos ideia de quais, ou quantos deles, são essenciais para fazer um diagnóstico acurado ou monitorar a resposta ao tratamento. Com 74 sub-recursos de voz e 45 sub-recursos de interação com o teclado, e assim por diante, precisaríamos de um computador apenas para descobrir os milhões de permutações e combinações. Os estudos realizados até o momento – aqueles que abordei aqui e outros que não abordei – foram pequenos e muito restritos, geralmente focando em um marcador específico. É provável que alguma combinação de marcadores possa ser bastante útil, mas neste momento não temos ideia de qual é a combinação certa ou se ela varia para cada indivíduo ou condição: o que funciona para o transtorno de estresse pós-traumático (TEPT) pode ser bem pouco acurado para a depressão. Também não temos ideia do que é necessário para atingir a saturação, o ponto em que adicionar mais marcadores não aumenta a acurácia. Com relação ao estabelecimento da acurácia, os parâmetros de verdades são complicados porque, historicamente, os transtornos de saúde mental foram amplamente definidos por características subjetivas e clínicas. Os aspectos pragmáticos de como coletar dados de forma discreta com *feedback* de baixo custo gerado por *software* ainda precisam ser abordados. Tendo apontado todas essas falhas, tenho esperança de que chegaremos lá algum dia e, para aqueles que desejam ver um progresso substancial, acho que não há razão para ficarem deprimidos. Mas agora vamos nos debruçar sobre o que sabemos a respeito da depressão.

A depressão é, de longe, o transtorno mental mais comum, com mais de 350 milhões de pessoas lutando contra ela todos os dias.[20] A depressão é responsável por mais de 10% da carga global total de doenças; em todo o mundo, mais de 76 milhões de anos de vida humana são perdidos por incapacidade a cada ano, o que supera em muito as doenças cardíacas, o câncer e todos os outros diagnósticos médicos.[21] A cada ano, 7% dos americanos (16 milhões de adultos) serão diagnosticados clinicamente com depressão, e o risco de um transtorno mental ao longo da vida fica ao redor de 30%. Dos mais de 200 bilhões de dólares por ano que os Estados Unidos gastam em saúde mental, a grande maioria está ligada à depressão – e mesmo com esse grande gasto, nem todo mundo é atendido por um médico, muito menos ajudado. Em 2016, dos mais de 16 milhões de adultos nos Estados Unidos que tiveram um grande surto de depressão, 37% não receberam tratamento.[22] Há muito espaço para melhorias.

Até a era dos biomarcadores, a depressão era diagnosticada pelo *Manual Diagnóstico e Estatístico de Transtornos Mentais* (DSM) quando um paciente preenchia cinco dos nove critérios, incluindo humor deprimido, mudanças no sono ou na atividade física, sentimentos de inutilidade e diminuição do prazer (anedonia). Muitos deles são difíceis de avaliar quantitativa ou objetivamente.

Diversas abordagens foram usadas na tentativa de tornar o diagnóstico mais quantitativo. Uma abordagem envolve a medição das ondas cerebrais, que também foram sugeridas como forma de diagnosticar vários outros problemas de saúde mental. Embora o uso de um equipamento na cabeça para fornecer atividade elétrica cerebral certamente não pareça uma forma escalável ou prática de monitorar o estado de espírito, alguns empregadores na China exigem que seus funcionários usem bonés para monitorar suas ondas cerebrais.[23] Não há dados de que tais instrumentos capturem ondas cerebrais de alta fidelidade, nem de que essas ondas determinem com precisão o estado emocional de uma pessoa. O que isso demonstra é a flagrante falta de respeito pela privacidade dos funcionários. Ainda assim, em longo prazo, seja por meio de um dispositivo vestível discreto ou de um *chip* implantado no cérebro, é teoricamente possível (mas nem um pouco atraente) que os dados das ondas cerebrais possam ser úteis.

A ressonância magnética cerebral, como ferramenta de pesquisa, demonstrou ser um biomarcador poderoso para caracterizar depressão. Usando medidas de ressonância magnética com tensor de difusão da substância branca do cérebro e aprendizado de máquina, indivíduos com transtorno de depressão maior mostraram-se bastante distintos dos controles saudáveis.[24] Conor Liston e colegas da Weill Cornell Medicine analisaram exames de quase 1.200 pessoas, das quais 40% foram diagnosticadas com depressão.[25] Quando as ressonâncias magnéticas foram submetidas ao processo de aprendizado de máquina das flutuações do sinal de 258 regiões do cérebro, quatro biotipos distintos foram identificados (Figura 8.3). Todos esses quatro padrões cerebrais de conectividade eram diferentes dos controles saudáveis e cada um tinha um complexo de sintomas associado, como fadiga, baixa energia, insônia ou anedonia. Os padrões também previram a resposta ao tratamento para pacientes submetidos à estimulação magnética transcraniana, o que beneficiou pessoas com os biotipos 1 e 3 (cerca de 70% eficazes) em comparação com os biotipos 2 e 4 (25% de resposta). Quando as ressonâncias magnéticas de pacientes com esquizofrenia ou transtorno de ansiedade generalizada (TAG) foram comparadas, houve pouca sobreposição no caso dos primeiros, mas a maioria dos indivíduos com TAG se encaixava em um dos quatro biotipos de depressão.

Da mesma forma, algoritmos de aprendizado de máquina foram usados em outros pequenos estudos com imagens cerebrais funcionais de ressonância magnética para identificar padrões relacionados ao transtorno de depressão maior em comparação com controles saudáveis.[26]

Além dos estudos sobre teclado e Instagram, vários estudos em andamento estão se concentrando em biomarcadores mais comuns, como voz e fala, para diagnosticar e caracterizar a depressão, incluindo os projetos da Sonde Health para depressão pós-parto[27] e de Charles Marmar da Universidade de Nova York para TEPT.[28] Usando redes neurais, Marmar identificou 30 características de voz que podem diferenciar veteranos com TEPT de veteranos

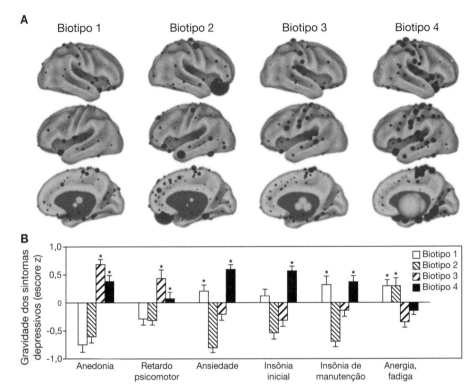

Figura 8.3 Marcadores funcionais de conectividade cerebral para diagnosticar biotipos neurofisiológicos de depressão, correlacionando sinais cerebrais de ressonância magnética (A) e sintomas do paciente (B). Fonte: Adaptada de A. Drysdale et al., "Resting-State Connectivity Biomarkers Define Neuro-physiological Subtypes of Depression," *Nat Med* (2017): 23, 28–38.

não afetados ou controles saudáveis, e elas estão sendo usadas em um grande estudo prospectivo de coorte com acompanhamento dos desfechos por cinco anos. Os algoritmos de aprendizado de máquina demonstraram que o espaço vocálico reduzido estava significativamente alterado em mais de 250 indivíduos com TEPT.[29] O uso de dados de voz para transtorno bipolar em sete estudos baseados em *smartphones* foi bem sintetizado no título do artigo de revisão: "High Potential, but Limited Evidence".[30] Saber se os pacientes responderão aos medicamentos para depressão é uma área de grande incerteza na saúde mental, tanto porque a eficácia dos medicamentos é irregular quanto porque há muitos medicamentos para escolher. Algoritmos de aprendizado de máquina associados a características clínicas têm sido usados para prever a resposta a medicamentos antidepressivos, mas até agora a acurácia está em 60%, o que não é muito encorajador (como tirar um 6 em um dado de 20 faces).[31]

Recentemente, tem havido um considerável interesse em usar a IA para prever e prevenir o suicídio. A taxa de suicídio vem aumentando nos Estados Unidos nos últimos 30 anos, representando mais de 44 mil mortes em 2017,[32] ou seja, mais de 120 suicídios por dia.[33] Esse número é maior do que as mortes por homicídio, Aids, acidentes de carro e guerras. O panorama geral dos dados globais é impressionante: há 25 milhões de tentativas de suicídio a cada ano e 140 milhões de pessoas têm intenção de cometê-lo. Quase 80% das pessoas que se matam esconderam sua ideação suicida de seus médicos e terapeutas em suas últimas consultas.[34] Uma enorme revisão de 365 estudos de pesquisa incluindo dados de 50 anos sobre suicídio de 2.542 artigos exclusivos que analisaram mais de 3.400 métricas diferentes descobriu que, na melhor das hipóteses, esses milhares de fatores de risco são preditores muito fracos de ideação suicida, tentativas ou conclusão de suicídio – apenas um pouco melhores do que suposições aleatórias.[35] Sem nenhuma categoria ou subcategoria que possibilite uma previsão acurada que seja melhor do que o acaso, Joseph Franklin e colegas concluíram: "Esses achados sugerem a necessidade de uma mudança no foco dos *fatores* de risco para os algoritmos de aprendizado de máquina".[36]

Em 2017, uma equipe de pesquisadores das universidades estaduais de Vanderbilt e da Flórida fez exatamente isso. Depois de analisar 2 milhões de prontuários eletrônicos não identificados de pacientes hospitalizados no Tennessee, os pesquisadores encontraram mais de 3 mil pacientes com tentativas de suicídio. A aplicação de um algoritmo de aprendizado não supervisionado aos dados previu com precisão as tentativas de suicídio em quase

80% das vezes (até uma janela de seis meses), o que se compara bastante favoravelmente aos 60% da regressão logística dos fatores de risco tradicionais.[37] Os pesquisadores apontaram que o algoritmo poderia ser aprimorado se eles tivessem acesso a informações relacionadas a eventos da vida, como divórcio ou perda de emprego, mudanças abruptas de humor ou comportamento e dados de mídias sociais.[38]

Outros estudos investigaram esses tipos de dados. Um algoritmo de aprendizado de máquina desenvolvido no Children's Hospital de Cincinnati por John Pestian, em 479 pacientes, alcançou 93% de acurácia na previsão de risco grave de suicídio.[39] Ele incorporou dados sobre interações do mundo real, como risadas, suspiros e expressão de raiva. Pesquisadores da Carnegie Mellon realizaram um estudo bem pequeno, mas estimulante, com imagens cerebrais funcionais de ressonância magnética de 17 pessoas com ideação suicida e 17 controles.[40] Os algoritmos de aprendizado de máquina podem detectar com acurácia assinaturas "neurossemânticas" associadas a tentativas de suicídio. Cada indivíduo, durante a ressonância magnética, recebeu três conjuntos de 10 palavras (como "morte" ou "melancolia"). Seis palavras e cinco localizações cerebrais determinaram um padrão diferenciador. O aprendizado de máquina classificou corretamente a resposta da imagem cerebral em 15 dos 17 pacientes do grupo suicida e em 16 dos 17 controles saudáveis. Esse estudo é interessante do ponto de vista acadêmico, porém limitado em termos de uso prático, porque é bem pouco provável que façamos exames de ressonância magnética para encontrar pessoas com risco de suicídio.

Os pesquisadores também aproveitaram as mídias sociais para identificar o risco de suicídio e o sofrimento emocional. Textos da popular plataforma chinesa Weibo foram analisados com aprendizado de máquina, tendo sido detectados alguns classificadores de palavras.[41] Em uma escala muito maior, o Facebook está "garimpando" suas postagens no mural de usuários que relatam risco de automutilação. Após o lançamento do Facebook Live em

2016, várias pessoas o usaram para transmitir seu suicídio. Mais consciente das chances que tinha para evitar tragédias deste tipo, em 2017, o CEO Mark Zuckerberg anunciou novos algoritmos que buscam padrões de postagens e palavras para análise rápida por funcionários aplicados do Facebook: "No futuro, a IA será capaz de entender mais as nuances sutis da linguagem e também será capaz de identificar outros problemas além do suicídio, inclusive identificando rapidamente mais tipos de *bullying* e ódio". Infelizmente – e perigosamente –, o Facebook se recusou a divulgar os detalhes algorítmicos, mas a empresa afirma ter intercedido em favor de mais de 100 pessoas cuja intenção era cometer automutilação.[42]

Os cientistas de dados agora estão usando o aprendizado de máquina nos 75 milhões de textos da Crisis Text Line[43] para tentar desvendar os fatores de risco presentes em textos ou emojis.[44] No geral, mesmo essas primeiras tentativas de usar a IA para detectar depressão e risco de suicídio mostram alguns sinais promissores de que podemos fazer bem mais do que os tradicionais fatores de risco clínicos e subjetivos. Algo particularmente interessante é que a tecnologia pode evoluir para um circuito fechado, por meio do qual dispositivos como um *smartphone*, além de poderem ser usados para facilitar o diagnóstico, também podem servir como canal para a terapia.

Uma abordagem é levar a terapia cognitivo-comportamental (TCC), uma forma de psicoterapia que tradicionalmente depende de sessões presenciais ativas, para nossos telefones. A TCC tem muitas definições. A principal delas é mudar os padrões de pensamento ou comportamento mal-adaptativos – "ajudar as pessoas a identificarem e mudarem padrões de pensamento negativos e autodestrutivos".[45] A versão digital da TCC é definida de forma mais simples: psicoterapia. Ela parece ter uma eficácia semelhante à das consultas presenciais ativas com um profissional de saúde mental no tratamento da depressão (pelo menos do tipo leve a moderado). Existem muitos aplicativos móveis para TCC, incluindo Lantern, Joyable, MoodGym e Ginger.io. Uma metanálise de 18 ensaios clínicos randomizados de mais de 3.400 pacientes usando 22 aplicativos de *smartphone* para tratar depressão mostrou uma melhora significativa, e esses aplicativos baseados em TCC foram particularmente eficazes.[46]

Todos os aplicativos estudados envolvem interações com seres humanos, mas nem todos os aplicativos dependem da interação humana. O Wysa, um *chatbot* de pinguins, atraiu 50 mil usuários que se envolveram em um milhão de conversas em apenas três meses; mais de 500 postaram comentários para dizer o quanto isso os ajudou com seu problema de saúde mental.[47] O Woebot usa um aplicativo de mensagens instantâneas para conduzir as sessões com os usuários. A sessão em geral começa com perguntas abertas, como "O que está acontecendo no seu mundo agora?" e "Como você está se sentindo?". O processamento de linguagem natural quantifica o estado de saúde mental do usuário e define o rumo da conversa para fornecer a TCC em resposta. Criado por Alison Darcy, ex-docente da Universidade de Stanford, esse agente conversacional baseado em texto e que monitora o humor foi testado em um pequeno estudo randomizado com 70 estudantes universitários que receberam TCC isoladamente ou com Woebot.[48] O envolvimento foi melhor com Woebot; além disso, havia menos sinais de depressão em comparação com a estratégia de TCC. Esse conselheiro virtual[49] foi avaliado como inteligente ou fofo por alguns, sendo que outras pessoas disseram que ele tinha "uma personalidade que é um cruzamento entre Caco, o Sapo, e Spock de Star Trek".[50] Outro *chatbot* projetado para psicoterapia é o X2AI; ele detecta dados abrangentes sobre fala, estilo, dicção, velocidade de digitação e voz gramatical para correlacioná-los com o estado emocional.[51]

Se mais estudos se basearem nas evidências iniciais e demonstrarem melhores desfechos em grande escala, as ofertas de TCC e *chatbot* podem ter bons resultados na área da saúde mental, que lamentavelmente sofre com a escassez de profissionais. Nos Estados Unidos e em países de renda mais alta, mais da metade das pessoas com transtornos mentais não recebem cuidados; essa proporção sobe para 85% em países de baixa e média renda.[52] Mais de

106 milhões de pessoas nos Estados Unidos vivem em áreas apontadas pelo governo federal como tendo carência de profissionais de saúde mental.[53] O número de psiquiatras nos Estados Unidos é inferior a 8 por 100 mil pessoas, mas na maioria dos países de baixa e média renda esse número é muito menor que 1 por 100 mil (pior caso, Afeganistão = 0,16).[54] Portanto, ainda que os conselheiros virtuais nunca cheguem a substituir totalmente os humanos reais, essa pode se tornar uma das funções de reforço mais importantes da IA na medicina. É um *software*, é barato e deve melhorar cada vez mais com o aprendizado profundo. Como indicou Nick Romeo, "os conselheiros de IA não precisam de passagens aéreas, comida, proteção ou salários. Eles podem lidar facilmente com dezenas de milhares de casos e podem estar disponíveis a qualquer momento, via mensagem de texto, para qualquer pessoa com um telefone celular".[55] E isso se aplica em especial aos jovens, que estão sempre grudados em seus *smartphones* e são o principal grupo de preocupação: 74% dos transtornos mentais têm início antes dos 24 anos.[56]

Um dos grandes receios em relação aos *chatbots* e aplicativos de *smartphones* para saúde mental diz respeito à privacidade e segurança dos dados. Na verdade, tendo em vista que este problema não está nem perto de ser resolvido, é curioso que os aplicativos de saúde mental sejam tão amplamente usados hoje em dia. Independentemente de quanto progresso tenha sido feito, os transtornos mentais ainda são estigmatizados, e as informações envolvidas são tão confidenciais que a maioria das pessoas está profundamente preocupada com a possibilidade de violação de dados ou perda de privacidade. A Woebot e o Facebook disseram que não veem nenhum dado nem vendem informações ou anúncios com base no conteúdo do usuário. Contudo, as preocupações com a privacidade, incluindo a invasão de dados e antecedentes psicológicos, seja para venda ou roubo, continuam sendo motivo de constante apreensão.

O fato de as pessoas conversarem com máquinas e compartilharem com elas suas experiências e emoções íntimas também desperta preocupação ética. Allison Pugh, em artigo para a *New Yorker*, comparou isso aos experimentos do "macaco de pano" conduzidos em 1959 pelo psicólogo Harry Harlow. Harlow exigia que os macacos do experimento fizessem uma escolha cruel – entre uma mãe substituta feita de tecido ou uma feita de arame mas que também fornecia leite.[57] O dilema simboliza as escolhas importantes para os humanos e suas máquinas. A propensão que as pessoas vulneráveis têm de compartilhar suas fraquezas com as máquinas pode, na verdade, impedir o cuidado humano. Alguns podem argumentar que essa forma de tratamento de IA pode, em última análise, revelar-se pior do que não receber nenhuma terapia.

Concluindo nossa discussão sobre o potencial da IA de influenciar a saúde mental por meio do tratamento de doenças, quero considerar seu potencial para aumentar a felicidade. Yuval Noah Harari sugere em seu livro *Homo Deus* que garantir a felicidade global será um dos três objetivos mais importantes daquilo que ele chama de revolução humanista (junto com a maximização do poder e da expectativa de vida humana) – argumentando até mesmo que mediremos as civilizações do futuro não pelo produto interno bruto, mas pela felicidade interna bruta.[58] Ele afirma que as pessoas na verdade não querem produzir; elas só querem ser felizes, e nossa tecnologia e conhecimento serão tão avançados que poderemos destilar o elixir da verdadeira felicidade (e nenhum deus nos impedirá de fazê-lo).

Estamos claramente muito, muito longe do mundo que Harari descreve, se é que um dia conseguiremos chegar lá. Mas, assim como com a depressão, também poderíamos usar a tecnologia para medir e melhorar a felicidade. Pascal Budner e colegas do MIT coletaram cerca de 17 mil dados, incluindo frequência cardíaca, localização e condições climáticas por meio de relógios inteligentes em um pequeno estudo com 60 pessoas durante dois meses. Os usuários inseriram seus dados de estado de espírito quatro vezes ao dia usando um "medidor de felicidade", escolhendo entre nove emojis.[59] Embora não seja fácil tirar maiores conclusões a partir desse estudo, ele representa um dos primeiros a usar a IA para entender e rastrear o outro lado da depressão. Na verdade, estamos apenas começando a definir a felicidade; sabemos qual é o principal motivo de sua ausência: transtornos mentais. O *Relatório Mundial da Felicidade* de 2017 analisou todos os fatores conhecidos, incluindo pobreza, educação, emprego, parceria, doenças físicas e mentais. Nos quatro países examinados, Estados Unidos, Austrália, Reino Unido e Indonésia, a doença mental era claramente o fator dominante ligado à miséria, prejudicando a felicidade.[60]

Honestamente, acho que nunca alcançaremos a felicidade mundial, mas me parece que aliviar a profunda carga global da depressão precisaria ser a prioridade. A revolução dos biomarcadores da digitalização da depressão, juntamente com as ferramentas da IA, nos deixou em uma boa posição para resolver esse problema.

Historicamente, priorizamos as doenças físicas em detrimento das mentais. Elas são mais fáceis de medir, mais fáceis de tratar e menos estigmatizadas. Mas agora é possível que estejamos presenciando uma revolução na saúde mental, com uma mentalidade mais aberta, biomarcadores novos e objetivos que permitem a "digitalização" da mente e terapias que não dependem totalmente de humanos treinados. Diante de uma crise global de saúde mental com o aumento de suicídios e uma enorme carga de depressão e doenças psiquiátricas não tratadas, a IA poderia ajudar a fornecer um remédio. A fenotipagem digital do comportamento e do estado de espírito também tem implicações que vão além do diagnóstico de doenças mentais. A dinâmica social e comportamental é fundamental para fornecer uma imagem holística e multimodal – incluindo dados fisiológicos, biológicos, anatômicos e ambientais – para cada indivíduo. A captura e o processamento contínuos desses dados podem ser úteis para entender a relação do estresse com condições médicas comuns, como hipertensão e diabetes.

No entanto, esses diferentes fatores se juntam em cada caso específico. Para cada paciente em particular, de uma forma ou de outra, os profissionais de saúde em geral serão influenciados pela IA. Se os radiologistas realizarem funções de controle do acesso limitando exames desnecessários, talvez precisemos de menos técnicos para realizar exames médicos. Quando dados de registros médicos, telas genômicas e sensores forem integrados e processados pela IA, os farmacêuticos poderão oferecer melhores orientações sobre as prescrições, como sugerir a falta de eficácia de um medicamento, uma interação inesperada, mas provável, ou um efeito colateral grave. Os fisioterapeutas, como aprendi em primeira mão, poderão oferecer programas mais personalizados que se alinhem ao perfil detalhado de cada paciente. Redes adversárias generativas de IA poderão fazer coroas dentárias para pacientes individuais com mais precisão do que especialistas humanos, facilitando restaurações em odontologia.[61] Paramédicos em Copenhague já foram ajudados por um assistente de IA feito pela Corti, uma empresa que usa reconhecimento de fala e dados de chamadas de emergência para diagnosticar infartos com acurácia.[62] Com análises e resultados avançados que incluem recomendações para cada paciente, é provável que a IA capacite enfermeiros clínicos e assistentes médicos a assumirem mais responsabilidades. Seja qual for o tipo de médico que imaginarmos, fica cada vez mais claro o potencial impacto transformador que a IA tem. Mas não são apenas os médicos que sentirão esse impacto; ele também será sentido pela soma das partes – as pessoas – que compõem um sistema de saúde.

Chegou a hora de irmos adiante: além de poder beneficiar diretamente pacientes e médicos, a IA e suas ferramentas podem mudar a face dos sistemas de saúde, assunto a ser abordado no próximo capítulo.

CAPÍTULO 9

INTELIGÊNCIA ARTIFICIAL E SISTEMAS DE SAÚDE

*As enfermeiras usam uniforme, mas o uniforme é muito, muito
limpo. Os pacientes estão em outro patamar.*

—Arthur Allen

Há alguns anos, em uma tarde quente e ensolarada, meu sogro de 90 anos
estava varrendo o pátio quando foi repentinamente acometido por uma sensação de fraqueza e tontura. De joelhos, ele se arrastou para dentro de casa,
direto para o sofá. Quando Susan, minha esposa, apareceu lá minutos depois,
já que morávamos a apenas um quarteirão de distância, ele tremia, porém
não estava confuso. Eu estava no trabalho, terminando minhas consultas,
quando recebi a mensagem dela me pedindo que eu fosse encontrá-la.

Quando cheguei lá, ele estava fraco e não conseguia se levantar sozinho,
e não estava claro o que havia causado esse mal-estar. Um exame neurológico rápido não mostrou nada: a fala e a visão estavam boas, e as funções musculares e sensoriais estavam bem, exceto por alguns tremores musculares.
Tanto o ecocardiograma quanto o eletrocardiograma do *smartphone* estavam
normais. Mesmo sabendo que não ia ser algo fácil, sugeri que o levássemos
ao pronto-socorro para descobrir qual era o problema.

John, um veterano da Segunda Guerra Mundial condecorado com Purple
Heart, nunca ficou doente. Inclusive, já o havíamos inscrito em nosso programa de pesquisa de sequenciamento genômico Wellderly na Scripps Research
para pessoas com 85 anos ou mais que tinham uma expectativa de saúde notável, sem doenças crônicas e que não tomavam medicamentos como

206 Eric Topol

estatinas para colesterol alto ou outras condições crônicas. Uma leve hipertensão arterial havia aparecido nos últimos meses, para a qual seu internista prescreveu clortalidona, um diurético fraco. Fora isso, seu único remédio ao longo dos anos havia sido uma aspirina infantil preventiva todos os dias.

Após um pouco de insistência, ele se convenceu e concordou em ser visto, de modo que fomos até o pronto-socorro local, ambos acompanhados por nossas esposas. O médico de lá achou que ele poderia ter tido algum tipo de derrame, mas a tomografia computadorizada de crânio não mostrou nenhuma anormalidade. Mas então chegou o resultado do exame de sangue, que, para nossa surpresa, mostrou um nível criticamente baixo de potássio: 1,9 mEq/L – um dos mais baixos que já vi. Não parecia que o diurético sozinho pudesse ser o responsável por isso. Mesmo assim, John foi internado e passou a noite no hospital para suplementação intravenosa e oral de potássio.

Depois disso, as coisas ficaram bem por algumas semanas, quando de repente ele começou a vomitar sangue vermelho-vivo. Ele estava com tão pouca vontade de ficar doente que disse à esposa que não telefonasse para Susan. Mas a esposa, em pânico, ligou para Susan de qualquer jeito. Mais uma vez, minha esposa chegou rapidamente ao local. Havia sangue por toda parte, no quarto, na sala e no banheiro. Seu pai estava totalmente alerta, apesar do vômito e das fezes pretas e alcatroadas, ambos indícios claros de que ele estava tendo uma grande hemorragia gastrintestinal. Ele precisava ir ao pronto-socorro novamente. No hospital, algumas horas mais tarde, após uma avaliação e uma consulta com um gastrenterologista, uma endoscopia de urgência revelou que meu sogro tinha varizes esofágicas, que eram responsáveis pelo sangramento.

Para fazer o procedimento de localização da fonte do sangramento, John foi anestesiado e recebeu fentanila e, quando finalmente foi liberado da sala de recuperação para o quarto à noite, mal conseguia dizer algumas palavras. Logo depois, ele entrou em coma profundo. Enquanto isso, chegaram os resultados dos exames laboratoriais: os testes de função hepática estavam marcadamente anormais e seu nível de amônia no sangue estava extremamente alto. A ultras-sonografia mostrou um fígado cirrótico. Logo percebemos que as varizes esofágicas eram secundárias a uma doença hepática em estágio terminal. Aquele homem, perfeitamente saudável por 90 anos, de repente estava em coma com um fígado apodrecido. Ele não estava recebendo suporte intravenoso ou nutricional; somente enemas de lactulose para reduzir o nível de amônia no sangue devido à insuficiência hepática. Seu prognóstico em termos de qualquer recuperação significativa era nulo, e o médico assistente e os médicos-residentes sugeriram que estabelecêssemos uma ordem de não ressuscitação.

Nos dias seguintes, tomamos providências para que meu sogro ficasse em nossa casa com apoio hospitalar, de modo que ele pudesse morrer em casa. No final da noite de domingo, na véspera de o levarmos para morrer em casa, minha esposa e minha filha foram visitá-lo. Ambas haviam aprendido o "toque curativo" e, como expressão de seu profundo amor, passaram algumas horas conversando com ele e administrando esse tratamento espiritual enquanto ele seguia em coma.

Na segunda-feira pela manhã, minha esposa se encontrou com uma enfermeira fora do quarto do hospital e lhe disse que, antes de resolverem os detalhes da transferência, ela gostaria de ver o pai. Quando Susan o abraçou e disse: "Pai, se você pode me ouvir, quero que saiba que vamos levá-lo para casa hoje", o peito de John se levantou; ele abriu os olhos, olhou para ela e exclamou: "Ohhhhhhh". Ela perguntou se ele sabia quem ela era, e ele disse: "Sue".

Se alguma vez houve uma história de Lázaro na família, foi essa. Tudo virou de cabeça para baixo. O plano para deixá-lo morrer foi abandonado. Quando a equipe de transporte chegou, eles foram informados de que o plano de transferência havia sido abortado. Um acesso intravenoso foi inserido pela primeira vez. O restante da família na Costa Leste foi avisado sobre a surpreendente reviravolta da morte para a vida, para que pudessem vir nos visitar. No dia seguinte, minha esposa até recebeu uma ligação do pai no celular pedindo que ela trouxesse algo para ele comer.

Eric Topol

A lembrança que tenho daqueles dias é de um passeio que fiz com ele de cadeira de rodas na área externa do hospital. Àquela altura, ele já estava no hospital há 10 dias e, conectado a vários acessos intravenosos e a um cateter de Foley de demora, estava tão pálido quanto os lençóis. Contrariando as enfermeiras, eu o arrumei e o levei para a frente do hospital em uma linda tarde de outono. Descemos a calçada e subimos uma pequena colina em frente ao hospital; o vento trouxe até nós o maravilhoso aroma dos eucaliptos das redondezas. Estávamos conversando e ambos começamos a chorar. Acho que ele chorava de alegria por estar vivo e poder ver sua família. John foi meu pai adotivo desde que meu pai morreu, 20 anos antes, e sempre fomos muito chegados durante nossos quase 40 anos de convivência. Nunca imaginei que o veria doente, pois ele sempre foi uma fortaleza, o autêntico retrato da saúde. E agora que ele havia voltado à vida, *compos mentis*, eu me perguntava quanto tempo isso duraria. A doença hepática em estágio terminal não fazia sentido, já que sua história de consumo de álcool era moderada, na pior das hipóteses. Alguns anticorpos em um resultado de exame de sangue sugeriam a possibilidade remota de cirrose biliar primária, uma doença rara que não fazia muito sentido em um homem de 91 anos (a família inteira veio comemorar seu aniversário no hospital). As incertezas eram muitas.

Ele não viveu muito mais. Foi considerada a possibilidade de injetar e esclerosar as varizes esofágicas para evitar um novo sangramento, mas isso exigiria outra endoscopia, procedimento que quase o matou. Ele estava prestes a receber alta uma semana depois, quando teve outro evento hemorrágico e sucumbiu.

PREVER, PREVER, PREVER

O que isso tem a ver com mudanças profundas na IA? A história do meu sogro se cruza com vários problemas na área da saúde, todos centrados na forma de interação entre hospitais e pacientes.

O mais óbvio é a forma como lidamos com o fim da vida. Os cuidados paliativos enquanto área da medicina já estão passando por um crescimento significativo. Eles serão radicalmente remodelados: novas ferramentas em desenvolvimento vêm usando os dados dos prontuários eletrônicos para prever a hora da morte com acurácia sem precedentes, ao mesmo tempo em que fornecem ao médico um relatório que detalha os fatores que levaram à previsão.[1] Se validados ainda mais, este e outros esforços relacionados de aprendizado profundo poderão influenciar equipes de cuidados paliativos em mais de 1.700 hospitais norte-americanos, cerca de 60% do total. Existem apenas 6.600 médicos de cuidados paliativos certificados nos Estados Unidos, ou apenas 1 para cada 1.200 pessoas sob cuidados, situação esta que exige uma eficiência muito maior para que o atendimento não seja comprometido. Menos da metade dos pacientes internados em hospitais que precisam de cuidados paliativos de fato os recebem.[2] Enquanto isso, dentre os americanos que experimentam cuidados de fim de vida, 80% prefeririam morrer em casa, mas apenas uma pequena fração consegue fazê-lo – 60% morrem no hospital.[3]

A primeira questão é prever quando alguém vai morrer – fazer isso da maneira certa é fundamental para saber se alguém que quer morrer em casa realmente vai conseguir fazê-lo. Os médicos têm tido muita dificuldade em prever o momento da morte. Ao longo dos anos, uma ferramenta de triagem chamada Surprise Question foi usada por médicos e enfermeiros para identificar pessoas que estão chegando ao fim da vida. Para usá-la, eles refletem sobre o paciente, perguntando a si mesmos: "Eu ficaria surpreso se esse paciente morresse nos próximos 12 meses?". Uma revisão sistemática de 26 artigos com previsões para mais de 25 mil pessoas mostrou que a acurácia geral foi inferior a 75%, com notável heterogeneidade.[4]

Anand Avati, cientista da computação de Stanford, junto com sua equipe, publicou um algoritmo de aprendizado profundo baseado no prontuário eletrônico de saúde para prever o momento da morte. Isso pode não ter ficado muito claro no título do artigo, "Improving Palliative Care with Deep Learning", mas não se engane, esse era um algoritmo moribundo.[5] Houve muita angústia em torno dos "painéis da morte" quando Sarah Palin usou o termo pela primeira vez em 2009 em um debate sobre a legislação federal de saúde, mas isso envolvia médicos. Agora estamos falando sobre máquinas. Uma rede neural profunda (RNP) de 18 camadas aprendendo com os prontuários eletrônicos de saúde de quase 160 mil pacientes foi capaz de prever o tempo até a morte em uma população testada de 40 mil pacientes com notável acurácia. O algoritmo captou características preditivas que os médicos não usariam, incluindo o número de exames, sobretudo da coluna vertebral ou do sistema urinário, que se mostraram tão estatisticamente poderosos, em termos de probabilidade, quanto a idade da pessoa. Os resultados foram bastante poderosos: mais de 90% das pessoas com previsão de morte nos 3 a 12 meses seguintes realmente morreram, assim como foi o caso das pessoas cuja previsão era de que viveriam mais de 12 meses. Vale ressaltar que as verdades fundamentais usadas para o algoritmo foram os dados concretos definitivos – o momento real das mortes dos 200 mil pacientes avaliados. E isso foi feito apenas com os dados estruturados nos prontuários eletrônicos, como idade, tipos de procedimentos e exames realizados e duração da hospitalização. O algoritmo não usou resultados de ensaios de laboratório, nem relatórios de patologia ou resultados de exames, tampouco outros descritores holísticos de pacientes individuais, como estado psicológico, vontade de viver, marcha, força da mão ou muitos outros parâmetros associados à expectativa de vida. Imagine a acurácia se isso tivesse sido feito – ela teria aumentado vários níveis.

Um algoritmo de IA para prever a morte prenuncia grandes mudanças no campo dos cuidados paliativos, e há empresas que buscam esse objetivo de prever o momento exato da morte, como a CareSkore, mas prever se alguém morrerá em um hospital é apenas uma dimensão do que as redes neurais podem predizer a partir dos dados nos prontuários eletrônicos de um sistema de saúde.[6] Uma equipe do Google, em colaboração com três centros médicos acadêmicos, usou informações de mais de 216 mil hospitalizações de 114 mil pacientes e quase 47 bilhões de pontos de dados para fazer muitas previsões de RNP: se um paciente morreria, tempo de permanência, reinternação hospitalar inesperada e diagnósticos finais de alta foram todos previstos com uma faixa de acurácia boa e bastante consistente entre os hospitais estudados.[7] Um grupo alemão usou aprendizado profundo em mais de 44 mil pacientes para prever morte hospitalar, insuficiência renal e complicações hemorrágicas pós-cirúrgicas com notável precisão.[8] A DeepMind está trabalhando com o Department of Veterans Affairs dos Estados Unidos para prever os desfechos médicos de mais de 700 mil veteranos.[9] A IA também tem sido usada para prever se um paciente sobreviverá após um transplante cardíaco[10] e para facilitar o diagnóstico genético combinando prontuários eletrônicos de saúde e dados sequenciais.[11] A modelagem matemática e a regressão logística foram aplicadas a esses dados de desfechos no passado, é claro, mas o uso de aprendizado de máquina e profundo, junto com conjuntos de dados muito maiores, melhorou a acurácia.

As implicações são amplas. Como refletiu Siddhartha Mukherjee, "Não consigo me livrar do desconforto inerente ao pensamento de que um algoritmo pode entender os padrões de mortalidade melhor do que a maioria dos humanos".[12] Claramente, os algoritmos podem ajudar os pacientes e seus médicos a tomarem decisões sobre o curso dos cuidados, tanto em situações paliativas quanto naquelas em que a recuperação é o objetivo. Eles podem influenciar a utilização de recursos para sistemas de saúde, como unidades de terapia intensiva, reanimação ou ventiladores. Da mesma forma, o uso desses dados de previsão pelas seguradoras de saúde para reembolso é uma preocupação iminente.[13]

Os hospitais são o item número 1 dos custos de saúde nos Estados Unidos e respondem por quase um terço dos gastos anuais de 3,5 trilhões de dólares. Embora o fator que mais aumenta seus custos seja o gasto com os

212 Eric Topol

funcionários, a necessidade de evitar hospitalizações, independentemente de serem a primeira ou a reinternação, tem sido o centro das atenções de muitas iniciativas de IA. A economia desempenha um papel importante aqui, uma vez que a reinternação dentro de 30 dias após a hospitalização pode não ser reembolsável. Há preocupações, e inclusive algum debate, sobre se essa tentativa de restringir as hospitalizações teria um efeito adverso nos desfechos dos pacientes.[14]

Vários estudos aceitaram o desafio de tentar prever se um paciente hospitalizado precisará ser reinternado no mês seguinte à alta hospitalar, principalmente encontrando características que não são captadas pelos médicos. Por exemplo, um estudo conduzido pelo Monte Sinai, na cidade de Nova York, usou prontuários eletrônicos, medicamentos, exames laboratoriais, procedimentos e sinais vitais e demonstrou 83% de acurácia em uma coorte relativamente pequena.[15] Um conjunto muito maior, de 300 mil pacientes, foi usado para treinar e validar a RNP DeepR Analytics,[16] que se comparou favoravelmente com outros esforços, incluindo DoctorAI[17] e DeepCare. Muitas *startups* e centros acadêmicos vêm perseguindo esse objetivo junto com a IA para manejo de casos. Notavelmente, a Intermountain Healthcare, o Centro Médico da Universidade de Pittsburgh e a Sutter Health estão entre os pioneiros que trabalham na implementação de tais algoritmos.

Entre os objetivos mais ousados está o de prever doenças em pacientes sem nenhum sintoma clássico. Um grupo estabelecido na Universidade Tsinghua, em Pequim, coletou dados de mais de 18 mil prontuários eletrônicos do mundo real para diagnosticar com acurácia seis doenças comuns: hipertensão, diabetes, doença pulmonar obstrutiva crônica (DPOC), arritmia, asma e gastrite.[18] Usando apenas 18 exames laboratoriais, certas condições, como doenças renais, poderiam ser previstas com acurácia por uma RNP em uma grande coorte de quase 300 mil pacientes acompanhados por oito anos.[19] O grupo do Monte Sinai estudou prontuários eletrônicos de 1,3 milhão de pacientes para prever cinco doenças – diabetes, demência, herpes-zóster (também conhecido como cobreiro), anemia falciforme e transtorno do déficit de atenção – com altíssima acurácia. A prevenção dessas doenças exigiria que duas variáveis fossem verdadeiras: que esses algoritmos usando prontuários eletrônicos, exames laboratoriais e outros dados sobrevivessem a testes adicionais, mostrando que eles podem de fato prever o início dessas doenças, e que tratamentos eficazes estão disponíveis. Se ambas forem verdadeiras, os algoritmos podem se tornar úteis não apenas para reduzir a carga humana de doenças, mas também para ajudar empregadores e seguradoras em sua busca pela redução de custos. Entretanto, neste momento, toda a previsão ocorreu *in silico* – a partir de conjuntos de dados preexistentes em máquinas, e não em um ambiente clínico do mundo real. Para uma amostra de 15 estudos que analisaram a previsão de uma variedade de resultados (Tabela 9.1), houve deficiências metodológicas estatísticas significativas na maioria, junto com considerável variabilidade no tamanho da amostra e no nível de acurácia.[20] Simplesmente ainda não sabemos até que ponto a IA será capaz de prever desfechos clínicos.

Voltando ao caso do meu sogro, sua grave doença hepática, que foi completamente ignorada, poderia ter sido prevista por seus exames laboratoriais, realizados durante a primeira hospitalização dele, os quais mostraram um nível criticamente baixo de potássio. Os algoritmos de IA poderiam até ter sido capazes de identificar a causa subjacente, que permanece indefinida até hoje. A história do fim da vida do meu sogro também traz muitos elementos que nunca serão capturados por um algoritmo. Com base em seus exames, insuficiência hepática, idade e falta de resposta, seus médicos disseram que ele nunca acordaria do coma e provavelmente morreria em alguns dias. Em última análise, um algoritmo preditivo teria acertado ao dizer que meu sogro não sobreviveria à sua internação hospitalar. Mas isso não nos diz tudo sobre o que devemos fazer durante o tempo em que meu sogro, ou qualquer paciente, ainda viveria. Quando pensamos em questões de vida ou morte humana, é difícil depender de máquinas e algoritmos – na verdade,

Tabela 9.1 Uma amostra de 15 estudos usando IA para prever desfechos clínicos

Predição	N	AUC	Referência
Mortalidade hospitalar, reinternação não planejada, hospitalização prolongada, diagnóstico final de alta	216.221	0,93* 0,75 + 0,85 #	Rajkomar et al., Nature NPJ Digital Medicine, 2018
Mortalidade por todas as causas em 3-12 meses	221.284	0,93 ^	Avati et al., arXiv, 2017
Reinternação	1.068	0,78	Shameer et al., Pacific Symposium on Biocomputing, 2017
Sepse	230.936	0,67	Horng et al., PLOS One, 2017
Choque séptico	16.234	0,83	Henry et al., Science, 2015
Sepse grave	203.000	0,85 @	Culliton et al., arXiv, 2017
Infecção por *C. difficile*	256.732	0,82 +	Oh et al., Infection Control and Epidemiology, 2018
Desenvolvimento de doenças	704.587	variação	Miotto et al., Scientific Reports, 2018
Diagnóstico	18.590	0,96	Yang et al., Scientific Reports, 2018
Demência	76.367	0,91	Cleret de Langavant et al., J Internet Med Res, 2018
Doença de Alzheimer (+ imagem amiloide)	273	0,91	Mathotaarachchi et al., Neurobiology of Aging, 2017
Mortalidade após quimioterapia para câncer	26.946	0,94	Elfiky et al., JAMA Open, 2018
Início da doença em 133 condições	298.000	variação	Razavian et al., arXiv, 2016
Suicídio	5.543	0,84	Walsh et al., Clinical Psychological Science, 2017

AUC, área sob a curva (uma métrica de acurácia); N, número de pacientes (conjuntos de dados de treinamento + validação); *mortalidade hospitalar; +reinternação não planejada; #hospitalização prolongada; ^todos os pacientes; @dados estruturados e não estruturados; ++para o *site* da U of Michigan.

isso não é suficiente. Apesar da previsão dos médicos, ele voltou à vida e pôde comemorar o aniversário com toda a sua família, compartilhando reminiscências, risadas e afeto. Não tenho como afirmar que o "toque curativo" humano tenha tido algum papel no seu restabelecimento, mas minha esposa e minha filha certamente têm uma opinião sobre seu efeito. Porém, abandonar qualquer esforço para manter sua vida teria impedido que ele visse, se despedisse e expressasse seu profundo amor pela família. Não temos um algoritmo para dizer se isso é significativo.

A FORÇA DE TRABALHO E O FLUXO DE TRABALHO DA ÁREA DE SAÚDE

Há diversos usos da IA em hospitais e sistemas de saúde que vão muito além da previsão de morte e desfechos importantes. Em 2017, a área de saúde se tornou o setor número um dos Estados Unidos em número de empregos pela primeira vez, superando o varejo.[21] Mais de 16 milhões de pessoas trabalham em serviços de saúde, com mais de 300 mil novos empregos criados durante todo o ano de 2017 e novamente em 2018. Quase um em cada oito americanos trabalha no setor de saúde.[22] Projeções do Bureau of Labor Statistics dos Estados Unidos para os próximos 10 anos indicam que a maioria dos empregos com a maior taxa de crescimento esperado está relacionada à saúde, incluindo auxiliares de cuidados pessoais (754 mil), auxiliares de saúde domiciliar (425 mil), assistentes médicos (40 mil), enfermeiros (56 mil) e assistentes de fisioterapia (27 mil). Como os recursos humanos são, de longe, o fator mais importante dos custos de saúde, agora ultrapassando 3,5 trilhões de dólares nos Estados Unidos por ano, você pode imaginar que as pessoas estejam pensando em como a IA pode automatizar as operações e aliviar esse crescimento desenfreado e os custos relacionados. Como disse Katherine Baicker, de Harvard, "A meta de aumentar os empregos na área da saúde é incompatível com a meta de manter a assistência médica acessível".[23]

216 Eric Topol

Alguns economistas sugeriram que o crescimento de novos tipos de emprego na área da saúde igualará ou superará a velocidade com que a IA pode substituí-los. Porém, Kai-Fu Lee, uma autoridade líder em IA, pensa o contrário: "Em breve ficará óbvio que metade de nossas tarefas pode ser feita melhor e quase sem nenhum custo pela IA. Essa será a transição mais rápida que a humanidade já experimentou, e não estamos prontos para isso".[24]

Hospitais, clínicas e sistemas de saúde empregam pessoas para analisar registros médicos e criar os códigos de cobrança corretos para as seguradoras, e empregam um número significativo de funcionários responsáveis pela cobrança de pagamentos e gerenciamento de sinistros. A American Academy of Professional Coders tem mais de 175 mil membros com um salário médio anual de 50 mil dólares para fazer a codificação das contas médicas. É impressionante que o custo de fazer a cobrança de uma consulta médica nos Estados Unidos seja superior a 20 dólares, ou 15% do seu custo total. É ainda pior para uma consulta em pronto-socorro, pois o custo do faturamento representa mais de 25% da receita.[25] De modo geral, nos Estados Unidos, mais de 20% dos gastos com saúde estão relacionados à administração.[26] O agendamento manual e humano das salas de cirurgia ou a contratação de pessoal para todas as unidades de internação e ambulatório de um hospital levam a ineficiências notáveis. Grande parte do trabalho envolvido em atender ligações de pacientes para agendamento de consultas poderia ser realizada com processamento de linguagem natural, usando a interface humana como retaguarda. Algoritmos já estão sendo usados em alguns sistemas de saúde para prever o não comparecimento às consultas clínicas, uma fonte significativa de ineficiência porque as consultas perdidas deixam muitos funcionários ociosos. Até mesmo o uso de assistentes de voz para substituir ou complementar os botões para chamar os enfermeiros em hospitais pela AIVA da Inovia pode ajudar a melhorar a produtividade.[27]

Todas essas posições operacionais aguardam atualizações de engajamento e eficiência de IA. Alguns esforços já estão sendo feitos. Um exemplo é a Qventus, que usa dados multimodais – oriundos de prontuário eletrônico, pessoal, agendamento, sistemas de cobrança e luzes de chamada de enfermagem – para prever procedimentos no departamento de emergência, nas salas de cirurgia ou na farmácia de um hospital. A empresa afirma ter alcançado uma redução notável no número de pacientes que sofrem quedas em um hospital,[28] na porcentagem de pacientes que saem do pronto-socorro sem serem atendidos e no tempo que um médico leva para ver um paciente.[29] Empresas como Conversa Health, Ayasdi, Pieces Tech e Jvion também estão usando a IA para realizar essas tarefas logísticas, juntamente com muitas necessidades não atendidas para melhorar a eficiência e o engajamento do paciente.[30]

A forma como a IA pode facilitar o fluxo de trabalho médico é exemplificada por um programa que a MedStar Health, o maior sistema de saúde da região de Washington, DC, iniciou em seus departamentos de emergência. O paciente típico do pronto-socorro tem cerca de 60 documentos em seu histórico médico, o que demanda dos médicos um tempo considerável para sua revisão e processamento. A MedStar desenvolveu um sistema de aprendizado de máquina que escaneia rapidamente o prontuário completo do paciente e fornece recomendações sobre os sintomas apresentados pelo paciente, liberando médicos e enfermeiros para cuidar de seus pacientes.[31] Outro exemplo é a automação de imagens médicas por IA, o que não significa apenas ler ressonâncias magnéticas. O algoritmo Arterys aprovado pela *Food and Drug Administration* (FDA), chamado Deep Ventricle, permite uma análise rápida do fluxo sanguíneo do coração, reduzindo o tempo para sua realização de uma hora, quando o sangue é coletado e medido manualmente, para uma varredura de apenas 15 segundos.

Uma grande melhoria no fluxo de trabalho dos exames de imagem está começando a ocorrer. Usando algoritmos de aprendizado profundo para reconstrução de imagens, vários relatórios indicaram que o tempo necessário para aquisição e processamento das digitalizações diminuiu, melhorando a qualidade das imagens produzidas e reduzindo substancialmente a dose de radiação ionizante. Quando essas melhorias forem implementadas, esta pode muito bem ser uma das primeiras maneiras pelas quais veremos a IA promovendo segurança, conveniência e o potencial de reduzir custos.[32] Outra é com radioterapia para câncer. Pesquisadores da University College London e da DeepMind usaram um algoritmo automatizado de aprendizado profundo para acelerar significativamente o processamento de segmentação dos exames, alcançando um desempenho semelhante ao de oncologistas radioterapeutas experientes para pacientes com câncer de cabeça e pescoço, com notável economia de tempo.[33] O uso de algoritmos de aprendizado profundo para segmentação de imagens traz consigo uma promessa considerável de melhorar a acurácia e o fluxo de trabalho das digitalizações, em comparação com nossa dependência anterior de algoritmos tradicionais e da supervisão de especialistas humanos.

Os esforços de IA têm se direcionado também para uma melhor previsão de um diagnóstico importante em tempo real, como vimos, e esse problema é de grande importância nos hospitais, pois um dos principais desafios que os hospitais enfrentam é tratar infecções que os pacientes contraem enquanto estão internados. A sepse, uma infecção letal comum em hospitais, é responsável por 10% das internações em unidades de terapia intensiva nos Estados Unidos. Tratá-la custa mais de 10 bilhões de dólares por ano, e o tratamento geralmente falha: a sepse é responsável por 20 a 30% de todas as mortes entre pacientes hospitalizados nos Estados Unidos. O diagnóstico oportuno é essencial, pois os pacientes podem piorar muito rapidamente, em geral antes que se possa definir os antibióticos adequados a serem administrados e muito antes ainda de eles poderem fazer qualquer efeito. Um estudo retrospectivo realizado por Suchi Saria, da Johns Hopkins Medicine, usou dados de 53 mil pacientes hospitalizados com sepse documentada, junto com seus sinais vitais, prontuários eletrônicos, exames laboratoriais e dados demográficos, para verificar se a condição poderia ser detectada mis cedo do que antes. Infelizmente, a acurácia do algoritmo (ROC ~ 0,70) não foi muito encorajadora.[34] Outra infecção letal adquirida no hospital, *Clostridium difficile*, também é alvo da IA. Os dados até o momento parecem um pouco mais positivos. Entre os mais de 450 mil pacientes diagnosticados com *C. difficile* a cada ano nos Estados Unidos, cerca de 30 mil morrem em decorrência da infecção.[35] Erica Shenoy e Jenna Wiens desenvolveram um algoritmo para prever o risco de 374 mil pacientes hospitalizados em dois grandes hospitais usando mais de 4 mil variáveis estruturadas de prontuário eletrônico para cada um. Suas ROCs foram de 0,82 e 0,75 para os dois hospitais, com muitas características específicas de cada instituição.[36] Ao gerar alertas automatizados sobre alto risco de *C. difficile* para os médicos, espera-se que a incidência dessa infecção letal possa ser reduzida no futuro.

A prevenção de infecção hospitalar, transmitida por um cuidador ou pelo ambiente a uma taxa de 1:25 pacientes, também é um desafio importante para os hospitais. Por exemplo, sabemos que deixar de lavar as mãos ou lavá-las de forma inadequada é um determinante significativo das infecções adquiridas no hospital. Em um artigo intitulado "Towards Vision-Based Smart Hospitals", Albert Haque e colegas da Universidade de Stanford usaram aprendizado profundo e visão de máquina para monitorar discretamente a higiene das mãos de médicos e cirurgiões do hospital da Universidade de Stanford com imagens de vídeo e sensores de profundidade. A tecnologia foi capaz de quantificar o quão limpas estavam as mãos deles com níveis de acurácia superiores a 95% (Figura 9.1).[37] Esses sensores, que usam luz infravermelha para desenvolver imagens de silhueta com base na distância entre os sensores e seus alvos, poderiam ser instalados em corredores de hospitais, salas de cirurgia e leitos de pacientes no futuro para explorar a vigilância da visão computacional.

Na verdade, a visão de máquina é particularmente promissora para padrões de aprendizado profundo no mundo dinâmico e visual dos hospitais. A unidade de terapia intensiva (UTI) é outro alvo principal do suporte à visão de máquina. O aprendizado por reforço tem sido usado como um meio baseado em dados para automatizar o desmame de pacientes da ventilação

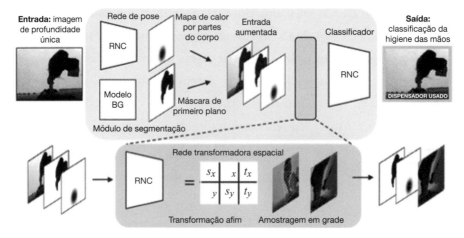

Figura 9.1 Atividade de lavagem das mãos classificada por visão de máquina. Fonte: Adaptada de A. Haque et al., *Towards Vision-Based Smart Hospitals: A System for Tracking and Monitoring Hand Hygiene Compliance*, arXiv (2017): https://arxiv.org/abs/1708.00163. RNC, rede neural convolucional.

mecânica, que antes era um processo trabalhoso e irregular manejado clinicamente.[38]

Vídeos de vigilância de pacientes podem ajudar a determinar se há risco de um paciente arrancar o tubo endotraqueal (respiratório) e outros parâmetros não capturados pelos sinais vitais, reduzindo a carga de detecção por parte da enfermagem. A RNP ICU Intervene do CSAIL, no MIT, ajuda os médicos a preverem quando um paciente precisará de ventilação mecânica ou vasopressores e *bolus* de fluido para manter a pressão arterial, além de outras intervenções.[39] Outro algoritmo CSAIL ajuda a determinar o momento ideal de alta da UTI, com o objetivo de reduzir a permanência hospitalar e evitar a mortalidade.[40] Outros esforços centrados na UTI reduzem a carga da enfermagem ao implementar a vigilância automatizada com câmeras ou o processamento algorítmico dos sinais vitais.

Ainda estamos nos primórdios da visão de máquina com sensores de ambiente, mas tudo indica que essa forma de IA poderá ser útil para melhorar a segurança do paciente e a eficácia dos cuidados. Outra atividade hospitalar comum em que a visão de máquina provavelmente acarretará mudanças é na colocação de cateteres venosos centrais, também conhecidos como linhas centrais, em um paciente. Como esses dispositivos são muito invasivos, eles representam um risco significativo de infecção e complicações, como colapso pulmonar ou lesão em artérias importantes. Ao monitorar a técnica adequada, com relação às condições estéreis e ao posicionamento do cateter, a segurança pode melhorar. As salas de cirurgia podem mudar à medida que os sistemas de visão de máquina rastreiam continuamente o pessoal e os instrumentos junto com o fluxo de trabalho.[41] A prevenção de quedas no hospital, por meio da detecção de movimentos arriscados ou instabilidade do paciente, também tem sido estudada neste campo da visão de IA.

Uma história parecida, sobre alertas automatizados para acelerar o diagnóstico e o tratamento de acidente vascular cerebral (AVC), está em andamento. A FDA aprovou algoritmos, desenvolvidos pela Viz.ai, que analisam imagens de tomografia computadorizada do cérebro em busca de sinais de AVC, permitindo que neurologistas e equipes de saúde saibam rapidamente se e que tipo de derrame ocorreu em um paciente submetido a tal exame. Os tratamentos para reduzir o número de danos cerebrais, incluindo dissolução ou remoção de coágulos (trombectomia), foram validados e, portanto, essa ferramenta de IA está ajudando a acelerar o tempo de tratamento de certos AVCs passíveis de intervenção. Essa é uma meta importante: cerca de 2 milhões de células cerebrais são perdidas a cada minuto que um coágulo continua obstruindo o suprimento de sangue.[42] Antes ainda do diagnóstico de AVC, os paramédicos podem utilizar o Lucid Robotic System, aprovado pela FDA em 2018; trata-se de um dispositivo colocado na cabeça do paciente que transmite ondas de ultrassom (pelo ouvido) ao cérebro e, por meio do reconhecimento do padrão de IA, ajuda a diagnosticar o AVC para alertar o hospital receptor a respeito de uma possível remoção de coágulos.[43]

Outra grande mudança que ocorrerá no fluxo de trabalho médico, dentro e fora dos hospitais, é como a IA poderá capacitar os não médicos a assumirem mais funções no trabalho. Existem cerca de 700 mil médicos praticantes nos Estados Unidos, número complementado por cerca de 100 mil assistentes médicos e 240 mil profissionais de enfermagem – quase 50% da força de trabalho médica. Com o desenvolvimento de tantos algoritmos de IA para apoiar os médicos, é natural supor que haja condições de concorrência mais equitativas no futuro para esses três grupos diferentes e que os assistentes médicos e os profissionais de enfermagem tenham um papel maior nos próximos anos.[44] A avaliação crítica da implantação da IA nos sistemas de saúde merece menção; ela exigirá pesquisas com usuários, sistemas bem projetados e uma tomada cuidadosa de decisões com base em modelos que incluem risco e benefício. Isso é diferente do que ocorreu com a implantação de prontuários eletrônicos na medicina clínica, quando muitas dessas etapas vitais não foram incorporadas e tiveram um sério impacto adverso no cuidado diário dos pacientes.

TORNANDO OS LEITOS HOSPITALARES OBSOLETOS

Ficamos ainda mais ousados com a planejada "extinção" do hospital, pelo menos da forma como o conhecemos hoje.[45] Embora claramente precisemos de unidades de terapia intensiva (UTIs), salas de cirurgia e departamentos de emergência, o leito normal do hospital, que compõe a maior parte dos hospitais na atualidade, é altamente vulnerável à substituição. O Virtual Care Center do Mercy Hospital em St. Louis oferece um vislumbre do futuro.[46] Há enfermeiros e médicos; eles estão conversando com os pacientes, vendo monitores que apresentam gráficos de todos os dados de cada paciente e respondendo aos alarmes. Mas não há leitos. Esse é o primeiro hospital virtual dos Estados Unidos, construído e inaugurado em 2015 a um custo de 300 milhões de dólares. Os pacientes podem estar na UTI ou no próprio leito, sob observação simples e cuidadosa ou escrutínio intenso, mas todos são monitorados remotamente. Mesmo que o paciente não tenha nenhum sintoma, os algoritmos de vigilância de IA podem captar um aviso e alertar o médico. O uso de algoritmos de alta tecnologia para detectar de forma remota uma possível sepse ou descompensação cardíaca, em tempo real, antes que essas condições sejam diagnosticadas, é atraente. Embora ser observado à distância possa parecer frio, na prática não tem sido assim; o conceito de gerar "calor sem toque" se consolidou. Os enfermeiros do Virtual Care Center interagem regularmente e de forma individualizada com muitos pacientes por longos períodos, de modo que para eles é como se "tivessem 50 avós agora".[47]

Além de tratar pacientes idosos com doença aguda, a IA tem concentrado esforços no sentido de melhorar a capacidade dos idosos de permanecerem e viverem bem em suas próprias casas, em vez de terem que se mudar para instalações de vida assistida ou até precisarem de visitas frequentes de seus cuidadores. Há uma variedade extraordinária de *startups* desenvolvendo sensores e algoritmos que monitoram a marcha, o pulso, a temperatura, o humor, a cognição, a atividade física e muito mais. Além disso, as ferramentas de IA para melhorar a visão e a audição podem até mesmo aumentar a percepção sensorial dos idosos, o que promoveria sua segurança e melhoraria sua qualidade de vida. Por exemplo, com o aplicativo Aipoly, um idoso com deficiência visual significativa pode simplesmente apontar para um objeto com um *smartphone* e a IA entrará em ação rapidamente com uma identificação de resposta de voz. Ele faz o mesmo para descrever as cores. Sensores que podem detectar se alguém caiu podem ser embutidos no chão. E assistentes de robôs na forma de animais de estimação, bem como assistentes de voz semelhantes à Alexa, especialmente projetados, como o ElliQ (da Startup Robotics), são exemplos de IA de *hardware* que buscam promover uma vida independente.[48]

O uso do monitoramento remoto tem um grande potencial no futuro. Com a diária hospitalar custando em média 4.700 dólares, a justificativa econômica para fornecer equipamentos e planos de dados aos pacientes não é difícil de explicar. Some-se a isso o conforto da própria casa sem o risco de contrair uma infecção hospitalar ou passar uma noite sem dormir por causa de alarmes apitando constantemente. No entanto, o centro de St. Louis é praticamente único no momento, e há pouca movimentação no sentido de tornar esse o caminho preferido para pacientes que não precisam de um leito de UTI. Há vários problemas nos impedindo. Alguns são tecnológicos e regulatórios. Embora os sistemas para monitorar todos os sinais vitais automaticamente, como o dispositivo Visi da Sotera Wireless, tenham sido aprovados e estejam sendo usados hoje por muitos sistemas de saúde, ainda não existe um dispositivo aprovado pela FDA para uso doméstico. Enquanto não tivermos dispositivos aprovados pela FDA para uso doméstico que sejam automáticos, acurados, de baixo custo e integrados às instalações de monitoramento remoto, estaremos frente a um obstáculo. Talvez o mais importante a curto prazo seja a falta de modelos de reembolso para esse monitoramento e a grande demora na criação e aprovação de novos códigos pelo Medicare e pelas seguradoras privadas.

SEGURADORAS E EMPREGADORES

Mesmo que haja problemas de reembolso atrapalhando o caminho da IA médica em casa, as forças dominantes que estão no controle – as seguradoras de saúde e os empregadores – têm muito a ganhar com a incorporação da IA. A motivação deles é simples: reduzir custos. O público tem um sentimento muito negativo em relação às seguradoras porque elas, muitas vezes, não autorizam o acesso dos pacientes a determinados serviços que eles consideram necessários ou então oferecem uma cobertura de seguro lamentavelmente incompleta para os cuidados fornecidos. Com certeza não precisamos de novos algoritmos para negar o pagamento ou reduzir os benefícios dos segurados, mesmo que a IA possa encontrar seu lugar nesse domínio.

Como consultor da Blue Cross Blue Shield Association, a sede nacional que supervisiona todos os 37 planos regionais nos Estados Unidos, vi a IA começar a ser adotada para funções selecionadas. Isso inclui a criação de algoritmos mais inteligentes para pacientes com diabetes que, além de serem baseados em regras (como são os únicos em operação atualmente), tenham também capacidade de prever e levem em consideração o aprendizado profundo para o indivíduo, incluindo covariáveis importantes, como peso diário, sono, nutrição, estresse e atividade física da pessoa. Sua colaboração com a Onduo, uma empresa dedicada ao desenvolvimento desses algoritmos para combater o diabetes, reflete esse interesse. De fato, como o diabetes é a mais comum das doenças crônicas caras, alguns planos contrataram outras empresas que fornecem serviços de treinamento virtual para obter o controle e o manejo ideais do diabetes, como Virta ou Livongo (ver Capítulo 11).

Quando conversei com a liderança do UnitedHealth Group no final de 2017, David Wichmann, o novo CEO, me mostrou como a organização estava adotando a IA para muitas aplicações específicas. A empresa estava usando o processamento de linguagem natural para substituir a digitação durante as consultas em uma iniciativa ativa, e eu vi uma demonstração que me convenceu de que isso seria possível. O Amazon Echo da marca UnitedHealth para várias funções relacionadas à saúde foi outro exemplo do uso pretendido da plataforma de voz de IA, o mesmo caso da Blue Cross. Em paralelo, a United investiu pesadamente em empresas avançadas de manejo do diabetes, adquirindo a Savvysherpa no final de 2017, a qual desenvolveu algoritmos para o manejo do diabetes tipo 2 usando sensores contínuos de glicose, com melhores resultados (no que diz respeito à regulação da glicose) e custos mais baixos.

A Blue Cross e a UnitedHealth são as duas maiores seguradoras de saúde dos Estados Unidos. Devido ao seu vasto tamanho, cobrindo quase 170 milhões de americanos, elas tendem a adotar novas tecnologias mais lentamente. Embora sem dúvida estejam usando ferramentas de IA para fazer com que as próprias operações comerciais funcionem com mais eficiência, bem como as de seus serviços subsidiários de saúde e esforços de Big Data

226 Eric Topol

(como a Optum Health), as seguradoras estão mais interessadas na forma como a IA é implementada na área de saúde real, e não em seus escritórios. Certamente, porém, as funções de escritório aumentarão ainda mais no futuro. A Accolade Health está mudando a forma de lidar com o atendimento ao cliente, por exemplo, com um aplicativo para *smartphone* chamado Health Assistant, que fornece navegação personalizada pelo sistema de saúde, o que envolve desde encontrar um profissional para uma consulta até tratar de questões relativas a cobrança e seguro.

Há preocupações reais de que a IA traga problemas aos pacientes à medida que a tecnologia vai se tornando parte das operações de seguro.

O que é particularmente preocupante é o uso potencial da análise de IA para dividir as populações de pacientes de acordo com o risco à saúde de cada indivíduo e aumentar as taxas individuais de cobertura. Na era da melhoria da previsão da saúde, precisaremos de uma regulamentação para evitar a discriminação contra indivíduos baseada no risco. Passaram-se muitos anos até chegarmos a uma legislação federal que protegesse os indivíduos contra a discriminação genética por empregadores e seguradoras de saúde, e mesmo isso ainda não está concluído, pois o seguro de vida e os planos de invalidez de longo prazo podem discriminar com base em informações genéticas. E embora o Affordable Care Act tenha estabelecido disposições para excluir condições preexistentes com fins de cobertura, isso não é imutável, como o governo Trump deixou claro.[49] Nesse sentido, a previsão de risco, por indivíduo, é a próxima fronteira de assuntos que ainda precisam ser abordados.

Talvez menos perniciosa, mas ainda assim preocupante, seja a dependência de programas de "bem-estar" que a maioria dos empregadores de médio a grande porte nos Estados Unidos tem, apesar do fato de que, em geral, eles não tenham sido validados para promover desfechos de saúde. Normalmente, um programa de bem-estar combina contagem de passos, leituras de peso e pressão arterial e exames de colesterol, além de algum incentivo para que os funcionários participem (como uma sobretaxa sobre a contribuição de um funcionário para o custo do seguro). Mas o bem-estar está mal definido e a relação custo-eficácia de tais estratégias tem sido seriamente questionada.[50] Uma maneira pela qual esses programas poderiam ser aprimorados, no entanto, é por meio do uso de treinadores médicos virtuais, que poderiam reunir e fazer uso de informações muito mais granulares e profundas sobre cada indivíduo. Aqui aparece mais uma vez a preocupação de que os empregadores, por meio de suas seguradoras, possam usar esses dados para prejudicar financeiramente os indivíduos, o que pode representar um grande desestímulo para o uso dessa tecnologia pelos pacientes.

Olhando para outros países, uma seguradora relativamente pequena que vem ganhando alguma experiência com dados mais abrangentes é a Discovery Limited, originária da África do Sul, mas que agora também está disponível em países como Austrália, China, Singapura e Reino Unido. Seu programa Vitality usa uma abordagem de Big Data para capturar e analisar atividade física, nutrição, exames laboratoriais, pressão arterial e, mais recentemente, sequências completas do genoma de alguns indivíduos. Ainda não há publicações sobre a melhoria dos desfechos de saúde com essa camada adicional de dados, mas isso pode representar uma tendência para as seguradoras no futuro.

INTELIGÊNCIA ARTIFICIAL MÉDICA EM NÍVEL NACIONAL

A IA na medicina não atraiu o mesmo nível de atenção ou ambição que a IA nos campos militar, cibernético e de superpotências globais, a respeito do que Vladimir Putin declarou: "Quem se tornar o líder nesta esfera se tornará o governante do mundo".[51] O objetivo é melhorar a saúde e reduzir os custos para os cidadãos, e não dominar o mundo. Isso ainda está acontecendo em todo o mundo. O Canadá tem sido um epicentro do aprendizado profundo, contando com Geoffrey Hinton e colegas da Universidade de Toronto e

228 Eric Topol

dezenas de ex-alunos que agora têm cargos proeminentes de liderança em IA em empresas como Google, Uber, Facebook, Apple e outras líderes de tecnologia. Hinton acredita que a IA revolucionará a saúde, e sua empresa Vector está usando redes neurais para grandes conjuntos de dados em hospitais em Toronto. O Peter Munk Cardiac Center, seu centro focado em cuidados cardiovasculares, usa IA para realizar o monitoramento remoto dos pacientes. A Deep Genomics, fundada por Brendan Frey, um dos alunos de Hinton, está usando a IA para interpretações genômicas.[52] Essas são apenas algumas das iniciativas e empresas na área de assistência à saúde de IA no Canadá.

É provável que as grandes mudanças relacionadas à IA na medicina ocorram bem mais facilmente fora dos Estados Unidos, e países como Índia e China têm maior chance de serem importantes pioneiros. Na Índia, a proporção médico-paciente é de apenas 0,7 por 1.000 pessoas, o que representa menos da metade da China (1,5) e um número substancialmente menor que o dos Estados Unidos (2,5). A engenhosidade da IA na Índia se reflete em empresas como a Tricog Health, voltada para o diagnóstico de doenças cardíacas baseado na nuvem, a Aindra Systems, que se dedica à detecção automatizada do câncer do colo do útero por meio de amostras coletadas, a Niramai, direcionada para detecção precoce do câncer de mama, e a Ten3T, especializada em monitoramento remoto. O trabalho pioneiro na maior rede de atendimento oftalmológico do mundo – Aravind Eye Hospitals – em colaboração com o Google foi a base para a criação de algoritmos de aprendizado profundo que detectassem a retinopatia diabética – condição que coloca em risco mais de 400 milhões de pessoas, mas para qual a maioria delas não é rastreada.[53]

Mas é a China que parece estar em melhor posição para assumir a liderança em IA na medicina. Há um alinhamento de vários fatores importantes: quantidade incomparável de coleta de dados (os cidadãos não podem optar por não participar da coleta de dados), grandes investimentos governamentais e de fundos de risco, grandes programas de IA na maioria das principais universidades e um ambiente regulatório muito favorável.[54] Além de todas essas características, existe a necessidade. Como disse Lin Chenxi, da Yitu, uma empresa chinesa de reconhecimento de imagens médicas: "Na China, os recursos médicos são muito escassos e distribuídos de forma desigual, de modo que os principais recursos estão concentrados nas capitais das províncias. Com esse sistema, qualquer coisa que puder ser usada nos hospitais das cidades do interior tornará a experiência médica muito melhor".[55] Existem apenas 20 oftalmologistas para cada milhão de pessoas na China, o que resume a tendência geral do país, onde as proporções de vários especialistas em relação à população como um todo são inferiores a um terço das proporções encontradas nos Estados Unidos. A China está usando mais de 130 empresas médicas de IA para promover a eficiência e expandir o acesso em seu sistema de saúde.[56]

Por trás de tudo isso existe uma grande base de apoio. Em 2018, o governo chinês emitiu seu manifesto com a intenção de se tornar o líder mundial em IA, transformando essa iniciativa em sua própria versão para a foto lunar da Apollo 11.[57] Embora tenha havido uma lacuna de talentos entre a China e os Estados Unidos, com os Estados Unidos tendo muito mais cientistas da computação com experiência em IA, essa lacuna vem diminuindo rapidamente. Desde 2014, mais trabalhos de pesquisa foram publicados sobre RNP na China do que nos Estados Unidos. A China ocupa agora o segundo lugar, atrás dos Estados Unidos, em pedidos de patentes e em investimento privado em IA.[58] Os paralelos no oligopólio de titãs tecnológicos entre a China e os Estados Unidos são impressionantes. A Tencent é como o Facebook, o Baidu seria o Google e o Alibaba, semelhante à Amazon. Embora as conquistas da IA chinesa possam não atrair tanta publicidade internacional como nos Estados Unidos, os avanços da China no reconhecimento de imagem e fala têm sido notáveis.

Até agora, os resultados na medicina são impressionantes. O Hospital de Guangzhou está usando IA, treinada a partir de 300 milhões de registros (não é à toa que a *Economist* caracterizou a China como "a Arábia Saudita dos dados") de pacientes de todo o país, em quase todas as partes de sua operação: organização de registros de pacientes, sugestão de diagnósticos por meio de uma interação com o *bot* WeChat, identificação de pacientes por meio de reconhecimento facial, interpretação de tomografias computadorizadas e fluxo de trabalho da sala de cirurgia.[59] A Tencent é muito ativa no diagnóstico por imagens médicas e na descoberta de medicamentos, e apoiou o WeDoctor Group, uma iniciativa de hospital do futuro. A VoxelCloud, uma empresa de interpretação de imagens oculares também apoiada pela Tencent, está implantando o rastreamento amplo de IA para retinopatia diabética a fim de combater a principal causa de cegueira entre a população em idade ativa da China. A empresa de IA que mais se dedicou à medicina até o momento é a iFlytek, uma importante empresa global em reconhecimento de fala. Em 2018, ela lançou um robô movido a IA chamado Xiaoyi, que passou no exame de licenciamento médico da China para médicos humanos (com uma pontuação de 456, 96 pontos acima do nível exigido).[60] Com a capacidade do robô da iFlyTek de ingerir e analisar dados individuais de pacientes, ela planeja integrar esses recursos com clínicos gerais e oncologistas em toda a China. A *startup* PereDoc, fundada pelo radiologista oncológico Chongchong Wu, já instalou seus algoritmos de IA de imagens médicas em 20 hospitais chineses.[61] A empresa Ant Financial tem um *chatbot* que superou o desempenho humano para a satisfação do cliente.[62] A Ant Financial também adquiriu a empresa norte-americana EyeVerify (agora renomeada Zoloz), que fabrica algoritmos de IA de reconhecimento ocular. Com essa amostra da IA da área de saúde chegando à China, também foi manifestada uma preocupação com o estado de vigilância e a possível violação da privacidade de dados. Por exemplo, a pontuação de crédito de três dígitos da Ant Financial pode estar vinculada a dados médicos. Além das câmeras de vídeo onipresentes instaladas a cada cem metros na maioria das cidades, o número de identificação de cada cidadão pode estar vinculado ao reconhecimento facial, informações de DNA, escaneamento da íris e outros dados biométricos.[63] Essas amplas medidas de reconhecimento e vigilância da IA ainda precisam ser associadas com qualquer melhoria dos desfechos de saúde.

A Índia e a China não estão sozinhas na promoção da IA médica. A França e o Reino Unido destinaram recursos significativos para promover a IA e elencaram prioridades e objetivos para a IA na área da saúde. Logo após emitir uma declaração política do governo francês "For a Meaningful Artificial Intelligence" e fazer um investimento significativo (cerca de 2 bilhões de dólares) em 2018, Emmanuel Macron deu uma entrevista à revista *Wired*.[64] O editor, Nicholas Thompson, perguntou ao presidente francês: "O que mais o impressionou em termos do funcionamento da IA a ponto de fazê-lo pensar: 'Ok, isso vai ser muito, muito importante'?". Macron respondeu: "Provavelmente foi a área da saúde, com medicamentos e tratamentos personalizados e preventivos. Há algumas inovações que vi várias vezes na medicina que envolvem a previsão, por meio de uma melhor análise, das doenças que você pode ter no futuro, além da prevenção e do seu melhor tratamento (...) A inovação que a inteligência artificial traz aos sistemas de saúde pode mudar totalmente as coisas: ela traz novas maneiras de tratar as pessoas, prevenir várias doenças e uma forma não de substituir os médicos, mas de reduzir o risco potencial".[65]

O Reino Unido também está apostando alto no futuro da IA e dando ênfase à saúde. Quando o governo do Reino Unido lançou quatro Grandes Desafios, um deles centrado na medicina, Theresa May declarou: "O desenvolvimento de tecnologias inteligentes para analisar grandes quantidades de dados rapidamente e com um maior grau de acurácia do que o possível por seres humanos abre um campo totalmente novo de pesquisa médica e nos dá uma nova arma em nosso arsenal na luta contra doenças".[66] Em 2018, fui contratado pelo Reino Unido para trabalhar com o National Health Service no planejamento do futuro de seus cuidados de saúde, liderando particularmente uma análise sobre o impacto da IA e de outras tecnologias médicas em sua força de trabalho nas próximas duas décadas.[67] A oportunidade de trabalhar com líderes de IA, medicina digital, genômica e robótica, juntamente com especialistas em ética, economistas e educadores, foi uma experiência extraordinária no contexto de um sistema de saúde de pagador único com um desejo palpável de mudar e se adaptar. O relatório completo foi publicado em 2019, onde projetamos grandes impactos em todos os níveis: os pacientes, os médicos e os sistemas de saúde em todo o país.

Embora eu tenha adotado uma abordagem de país por país aqui, meu sonho é reunir algum dia dados médicos em todos os países. Tornar-se global é a melhor maneira de alcançar o maior potencial da IA médica: um recurso de conhecimento sobre saúde planetária, que representa o melhor sistema de aprendizagem em saúde. Isso compensaria o fato de a maioria das pesquisas biomédicas realizadas até o momento ter sido feita com indivíduos de ascendência europeia, o que significa que os médicos muitas vezes não conseguem extrapolar suas descobertas para indivíduos de outras origens. Ter dados abrangentes de todos os membros da espécie sobre esse recurso, com seus tratamentos e desfechos, permitiria que a análise de IA do vizinho mais próximo encontrasse "gêmeos digitais". Esses são os indivíduos que mais se assemelham, em todos os critérios demográficos, biológicos, fisiológicos e anatômicos, à pessoa em risco ou com um novo diagnóstico importante. Conhecer os desfechos de gêmeos permitiria uma melhor prevenção ou tratamento do indivíduo e da próxima geração. A probabilidade de reunir esse recurso para a população mundial é muito baixa, sendo especialmente prejudicada por preocupações com privacidade, segurança de dados e considerações de compartilhamento intercultural. Mas estamos vendo isso em menor escala com os esforços como os da Tempus Labs no câncer (Capítulo 7). É preciso "pensar grande" para poder imaginar o que nos espera a longo prazo em termos de todas as condições médicas e na ausência de limites geográficos. Porém, mesmo que as chances sejam pequenas agora, espero que o reconhecimento das possibilidades ajude a melhorá-las. Assim que os desfechos dos pacientes mostrarem uma melhora indiscutível baseada nas informações sobre o melhor tratamento obtidas com os gêmeos digitais, é provável que haja compromissos substanciais em todos os sistemas de saúde para desenvolver e priorizar essa infraestrutura.

Com essa análise das oportunidades no nível dos sistemas de saúde, é hora de nos voltarmos para o lado da descoberta de medicamentos e da ciência que leva a melhores tratamentos e *insights* mecanicistas sobre saúde e doença. A IA também está começando a ter um grande impacto nessa área, o que, com o tempo, pode melhorar ainda mais os desfechos e a eficiência da prática médica.

CAPÍTULO 10

DESCOBERTA PROFUNDA

As pessoas pensam que tecnologia + big data + aprendizado de máquina = ciência. E não é.

—John Krakaeur

Os enormes conjuntos de dados que estão surgindo hoje na biomedicina criaram a necessidade de adotar o aprendizado de máquina e a inteligência artificial (IA). Veja, por exemplo, o Atlas do Genoma do Câncer de dados biológicos multidimensionais, compreendendo várias "ômicas" (genômica, proteômica e assim por diante). Ao todo, o Atlas contém mais de 2,5 *petabytes* de dados gerados por mais de 30 mil pacientes.[1] Nenhum ser humano poderia vascular tantos dados. Como disse Robert Darnell, oncologista e neurocientista da Rockefeller University: "Enquanto biólogos, o máximo que podemos fazer é mostrar o que está por trás de doenças como o autismo. O poder das máquinas de fazer um trilhão de perguntas quando um cientista pode fazer apenas 10 é um divisor de águas".

Dito isso, ao contrário das mudanças imediatas e contínuas que a IA vem provocando nos médicos em áreas médicas repletas de padrões, como patologia e radiologia, a IA ainda não está desafiando o *status quo* dos cientistas de uma forma significativa; a IA está aqui apenas para ajudar. Como disse Tim Appenzeller na revista *Science,* a IA ainda é "a aprendiz dos cientistas". Mas a ajuda que a IA pode dar é muito poderosa; em 2017, a *Science* declarou em sua capa: "A IA transforma a ciência". Além de "gerar a neurociência da IA" (como veremos em breve), ela "turbinou o processo de descoberta". De fato, a *Science* viu algo mais no horizonte: "a perspectiva de uma ciência totalmente automatizada", e a revista afirmou que "o aprendiz incansável poderá em breve se tornar um colega com igualdade de direitos".[2]

Ter a IA como colega ainda me parece uma perspectiva distante, mas independentemente de que a IA venha a substituir os cientistas, a ciência e os esforços de descoberta da IA estão avançando rapidamente. De fato, o desenvolvimento da IA para aplicações de ciências biológicas vem ocorrendo em um ritmo muito mais rápido do que para a prestação de serviços de saúde. Afinal, a ciência básica não exige necessariamente a validação de ensaios clínicos. Ela também não requer a aceitação e implementação pela comunidade médica ou a supervisão por agências reguladoras. Mesmo que toda a ciência ainda não tenha chegado à clínica, em última análise, esses avanços terão um grande impacto na forma como a medicina é praticada, seja pela descoberta mais eficiente de medicamentos ou pela elucidação das vias biológicas responsáveis pela saúde e pela doença. Vejamos o que esse aprendiz tem feito.

A ÔMICA BIOLÓGICA E O CÂNCER

No campo da genômica e da biologia, a IA representa cada vez mais para os cientistas uma parceria que tira partido daquilo que as máquinas podem ver, e que os pesquisadores não conseguiam visualizar, e que permite que conjuntos de dados ricos sejam vasculhados de maneiras não humanamente possíveis.

A ajuda das máquinas é particularmente adequada para o campo da genômica, rico em dados. Cada um de nós é um tesouro de dados genéticos, visto que todos temos 6 bilhões de letras – A, C, G e T – em nosso genoma diploide (cópias maternas e paternas), 98,5% das quais não codificam proteínas. Bem, mais de uma década depois de termos o primeiro mapa sólido do genoma humano, a função de todo esse material permanece indefinida.

Uma das primeiras iniciativas genômicas de aprendizado profundo, chamada DeepSEA, dedicou-se a identificar a função do elemento não codificador. Em 2015, Jian Zhou e Olga Troyanskaya, da Universidade de Princeton, publicaram um algoritmo que, tendo sido treinado a partir das descobertas de grandes projetos que haviam catalogado dezenas de milhares de letras de DNA não codificantes, foi capaz de prever como uma sequência de DNA interage com a cromatina. A cromatina é composta de moléculas grandes que ajudam a empacotar o DNA para armazenamento e desvendá--lo para transcrição em RNA e, por fim, tradução em proteínas; portanto, as interações entre a cromatina e as sequências de DNA conferem a essas sequências um importante papel regulador. Xiaohui Xie, cientista da computação da UC Irvine, chamou isso de "um marco na aplicação do aprendizado profundo à genômica".[3]

Outra prova inicial desse conceito foi uma investigação acerca da genômica do transtorno do espectro autista. Antes deste trabalho, apenas 65 genes haviam sido associados a um grau de evidência forte ao autismo. Os algoritmos identificaram 2.500 genes com probabilidade de contribuir ou até causar os sintomas do espectro do autismo. O algoritmo também foi capaz de mapear as interações genéticas responsáveis.[4]

O aprendizado profundo também está ajudando na tarefa fundamental de interpretar as variantes identificadas em um genoma humano após o seu sequenciamento. A ferramenta mais usada tem sido o *kit* de ferramentas de análise de genoma, conhecido como GATK. No final de 2017, o Google Brain lançou o DeepVariant para complementar o GATK e outras ferramentas existentes até então. Em vez de usar abordagens estatísticas para identificar mutações e erros e descobrir quais letras são suas e quais são artefatos, o DeepVariant cria visualizações conhecidas como "imagens acumuladas" de genomas de referência básicos para treinar uma rede neural convolucional e, em seguida, gera visualizações de genomas recém-sequenciados cujas variantes os cientistas desejam identificar. A abordagem superou o GATK em termos de acurácia e consistência da sequência. Infelizmente, embora o DeepVariant seja de código aberto, ele não é eminentemente escalonável

238 Eric Topol

neste momento devido ao custo de sua pesada carga computacional, que requer o dobro das horas de núcleo da CPU em comparação com o GATK.[5]

Determinar se uma variante é potencialmente patogênica é um desafio; quando ela está em uma região não codificadora do genoma, é um desafio ainda maior. Embora existam hoje mais de uma dezena de algoritmos de IA para ajudar nessa tarefa árdua, identificar variantes causadoras de doenças continua sendo uma das necessidades não atendidas mais importantes. A mesma equipe de Princeton mencionada antes deu mais um passo à frente no aprendizado profundo da genômica ao prever os efeitos de variantes de elementos não codificantes na expressão gênica e no risco de doenças.[6] Uma equipe liderada pela empresa de genômica Illumina usou o aprendizado profundo de genomas de primatas não humanos para melhorar a acurácia da previsão de mutações causadoras de doenças humanas.[7]

A genômica (DNA) não é o único campo ômico pronto para o aprendizado profundo e de máquina. O aprendizado profundo já foi aplicado a todas as camadas de informações biológicas, incluindo expressão gênica, fatores de transcrição e proteínas de ligação ao RNA, proteômica, metagenômica (especialmente o microbioma intestinal) e dados de uma única célula.[8] DeepSequence e DeepVariant são ferramentas de IA para entender o efeito funcional das mutações ou indicar com precisão as variantes genômicas, respectivamente, ambas superando o desempenho dos modelos anteriores.[9] O DeepBind é usado para prever fatores de transcrição. O DeFine quantifica a ligação entre o fator de transcrição e o DNA e ajuda a avaliar a funcionalidade de variantes não codificantes. Outros esforços previram especificidades de proteínas de ligação a DNA e RNA, estruturas proteicas de sequências de proteínas e hipersensibilidade à DNase I em vários tipos de células.[10] O epigenoma foi analisado pelo DeepCpG para estados de metilação de uma única célula,[11] marcas de cromatina e estados de metilação foram previstos,[12] e as redes neurais de aprendizado profundo melhoraram a análise desafiadora de dados de sequência de RNA de célula única.[13] Dentro de e entre cada camada ômica, as interações são aparentemente infinitas, e o aprendizado de máquina vem sendo cada vez mais aplicado para ajudar a entender as inúmeras maneiras pelas quais os genes interagem mesmo dentro de uma única célula.[14]

A combinação da IA com a edição do genoma mostrou-se especialmente formidável. A Microsoft Research desenvolveu uma abordagem algorítmica chamada Elevation, que demonstrou prever efeitos fora do alvo no genoma humano ao tentar editar DNA e, com isso, prever o local ideal para editar uma fita de DNA e projetar RNAs guia para edição CRISPR (a sigla significa trechos de DNA ou, mais formalmente, "repetições palindrômicas curtas agrupadas e regularmente interespaçadas").[15] Ela superou vários outros algoritmos de *design* CRISPR, muitos dos quais usam aprendizado de máquina. Embora essenciais para a precisão na biologia experimental, esses algoritmos desempenharão um papel fundamental nos muitos ensaios clínicos futuros que usam a edição do sistema CRISPR para doenças como hemofilia, anemia falciforme e talassemia.

Talvez sem maiores surpresas, visto que é um dos principais pontos fortes do aprendizado de máquina, o reconhecimento de imagens está desempenhando um papel fundamental na análise celular: categorizar a forma, classificar o tipo, determinar a linhagem, identificar células raras no sangue ou distinguir se as células estão vivas ou mortas.[16] O funcionamento interno das células tem sido o foco do DCell, um algoritmo de aprendizado profundo que prevê crescimento, interações gene-gene e outras funções.[17]

O câncer é uma doença genômica, então não é de admirar que essa injeção de IA tenha beneficiado em particular a oncologia. Além da ajuda na interpretação de dados de sequenciamento de tumores, como foi feito para o glioblastoma, um câncer cerebral, vimos novos *insights* sobre a gênese e a biofísica do câncer.[18]

Os dados de metilação do DNA de um tumor também mostraram ser dados de entrada muito úteis para a classificação da IA no câncer.

Os patologistas costumam usar amostras histológicas em lâminas para diagnosticar tumores cerebrais. Fazer isso traz desafios: há muitos cânceres raros, o que por si só já representa um obstáculo caso o patologista nunca os tenha visto antes; as células de um tumor são um mosaico de tipos diferentes; uma biópsia em geral é uma amostra incompleta dos tipos de células em um tumor; e a inspeção visual de uma lâmina é algo inevitavelmente subjetivo. Em um estudo seminal de 2018 realizado por David Capper no hospital Charité em Berlim e colegas, a metilação do genoma completo de amostras tumorais demonstrou ser 93% acurada na classificação de todas as 82 classes de câncer cerebral, o que superou em muito a acurácia dos patologistas. O *status* de metilação do DNA determinado por máquina levou à recategorização de mais de 70% dos tumores rotulados em humanos, o que poderia significar previsões significativamente diferentes sobre o prognóstico e as decisões relativas ao tratamento.[19] Essas descobertas têm implicações importantes tanto para os experimentos laboratoriais de biologia do câncer quanto para a prática médica.

Aprendemos muito sobre a evolução do câncer com a ajuda da IA. Um algoritmo de aprendizado por transferência conseguiu reconhecer sinais ocultos da trajetória evolutiva do câncer em 178 pacientes, o que teve implicações no prognóstico deles.[20] Porém, no mundo da propaganda da IA, a primeira página do *Express,* no Reino Unido, onde a pesquisa foi conduzida, colocou isso em outros termos: "Guerra dos Robôs contra o Câncer".[21] As ferramentas de IA ajudaram na descoberta de mutações somáticas do câncer[22] e na compreensão da complexidade das interações dos genes do câncer.[23]

Um último exemplo notável da exploração do câncer com IA usou um sistema biológico complexo para prever se as células se tornariam cancerosas. Usando um modelo de desenvolvimento tumoral em rãs e girinos, os pesquisadores trataram populações de girinos com uma combinação de três reagentes para encontrar combinações que fizessem os melanócitos de algumas larvas de rãs desenvolverem uma forma semelhante ao câncer. Embora em nível populacional nem todos os girinos tenham desenvolvido câncer, os pesquisadores ficaram surpresos com o fato de que todos os melanócitos de um mesmo girino se comportaram da mesma maneira: ou todos se tornavam cancerosos ou todos se desenvolviam normalmente. Os pesquisadores procuraram identificar uma combinação de reagentes que causaria o desenvolvimento de uma forma intermediária, na qual somente algumas células de um organismo se tornariam cancerosas.

Depois de realizar alguns estudos para desenvolver a verdade fundamental, eles usaram modelos de IA para a execução de 576 experimentos virtuais, simulando computacionalmente o desenvolvimento do embrião sob uma variedade de combinações de reagentes. Todos falharam, menos um. No palheiro da IA, havia um modelo que previa um fenótipo semelhante ao câncer, no qual nem todas as células se desenvolviam da mesma maneira, e isso foi totalmente validado de forma prospectiva. O autor do estudo, Daniel Lobo, da Universidade de Maryland, Condado de Baltimore, disse: "Mesmo com o modelo completo descrevendo o mecanismo exato que controla o sistema, um cientista humano sozinho não teria sido capaz de encontrar a combinação exata de medicamentos que resultaria no desfecho desejado. Isso fornece uma prova de conceito de como um sistema de inteligência artificial pode nos ajudar a encontrar as intervenções exatas necessárias para obter um resultado específico".[24]

DESCOBERTA E DESENVOLVIMENTO DE MEDICAMENTOS

A identificação e validação bem-sucedida de um novo candidato a medicamento é um dos maiores desafios da biomedicina e, certamente, um dos mais caros. O impressionante custo e o alto risco de falha incentivam a rápida adoção de qualquer tecnologia que prometa reduzir as despesas ou a dificuldade de desenvolver medicamentos. Há uma década, investia-se muito em *hardware* e robótica para realizar a triagem de moléculas de alto rendimento

242 Eric Topol

e em massa; hoje, a ênfase está na automação algorítmica. Em 2018, havia mais de 60 *startups* e 16 empresas farmacêuticas usando IA para descobrir medicamentos.[25] Assim como os pesquisadores que investigaram o câncer em girinos, esses grupos utilizam várias ferramentas de IA para encontrar a agulha no palheiro, seja vasculhando a literatura biomédica, minerando milhões de estruturas moleculares *in silico*, prevendo efeitos e toxicidade fora do alvo ou analisando ensaios celulares em grande escala. O desenvolvimento cada vez mais rápido de moléculas mais potentes está em andamento (automação do *design* de moléculas). Há até mesmo esperança e dados preliminares de que a triagem química de IA reduza de maneira significativa a necessidade de testes pré-clínicos em animais.[26] A estratégia de IA para essas empresas é bastante heterogênea, de modo que analisarei brevemente uma amostra delas para que você possa ver o impacto potencial da IA (ver Tabela 10.1).[27]

O uso do processamento de linguagem natural para ingerir tudo o que se sabe sobre medicamentos e moléculas por meio da literatura biomédica e bancos de dados químicos é um começo. Outra vantagem é analisar todos esses dados sem interferência de hipóteses ou vieses humanos (como é o caso das teorias preferidas de cada um).

Ouvimos dizer que há mais estrelas no céu do que grãos de areia na Terra. A escala galáctica também se aplica a pequenas moléculas. Existem cerca de 10^{60} compostos químicos com características semelhantes a fármacos que podem ser produzidos e uma quantidade de pequenas moléculas muito maior do que o número de átomos no sistema solar (Figura 10.1).[28] Esse é o substrato perfeito para a IA; empresas como a Exscientia estão desenvolvendo catálogos completos desses compostos, e a Epiodyne reuniu 100 milhões de compostos que ainda não foram criados, mas que seriam fáceis de sintetizar. Esse trabalho não está sendo feito apenas por *startups*. Brian Shoichet, da UCSF, liderou um projeto para descobrir analgésicos que reduziu a lista de 3 milhões de compostos para apenas 23. Químicos orgânicos da

Tabela 10.1 Lista de empresas selecionadas que trabalham com IA para descoberta de medicamentos

Empresa de inteligência artificial	Tecnologia	Parceiro	Indicação(ões)
Atomwise	AP da estrutura molecular	Merck	Malária
BenevolentAI	AP e PLN da literatura de pesquisa	Janssen	Múltiplas
BERG	AP de biomarcadores a partir de dados de pacientes	Nenhum	Múltiplas
Exscientia	Compostos bioespecíficos via modelos bayesianos de atividade de ligantes	Sanofi	Doenças metabólicas
GNS Healthcare	Inferência probabilística bayesiana para eficácia	Genentech	Oncologia
Insilico Medicine	AP de bancos de dados de medicamentos e doenças	Nenhum	Doenças relacionadas à idade
Numerate	AP a partir de dados fenotípicos	Takeda	Oncologia, SNC e gastrenterologia
Recursion	Fenotipagem celular via análise de visão de máquina	Sanofi	Doenças genéticas raras
twoXAR	Triagem de AP a partir de dados da literatura e de ensaios	Santen	Glaucoma

AP, aprendizado profundo; PLN, processamento de linguagem natural; SNC, sistema nervoso central. Fonte: Adaptada de E. Smalley, "AI-Powered Drug Discovery Captures Pharma Interest," *Nat Biotechnol* (2017): 35(7), 604–605.

Universidade de Münster, na Alemanha, têm usado o aprendizado profundo para tornar a síntese de compostos muito mais preditiva, rápida e fácil.[29] Um robô chamado Eve, da Universidade de Cambridge, dotado de recursos de triagem de bibliotecas de IA, encontrou várias linhas de evidência da ação de um medicamento antimalárico.[30] Jean-Louis Reymond, da Universidade de Berna, na Suíça, reuniu um banco de dados, conhecido como GDB-17, de 166 bilhões de compostos, representando todas as moléculas quimicamente

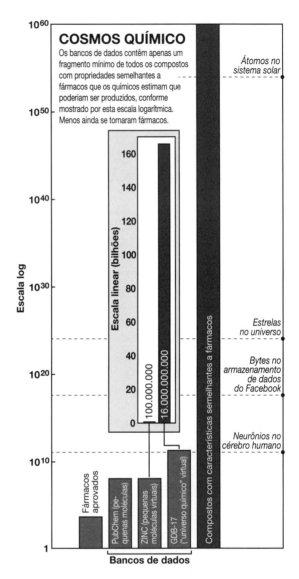

Figura 10.1 Comparação de bancos de dados químicos com outras métricas em uma escala logarítmica. Fonte: Adaptada de A. Mullard, "The Drug-Maker's Guide to the Galaxy," *Nature* (2017): 549(7673), 445–447.

viáveis compostas por até 17 átomos. A análise algorítmica do vizinho mais próximo pode vasculhar todo o banco de dados em apenas alguns minutos para encontrar novas moléculas que tenham efeitos semelhantes aos de medicamentos conhecidos. Diversos compostos no banco de dados de

Reymond se mostraram muito difíceis de sintetizar, de modo que ele os reduziu a uma "lista curta" de 10 milhões de compostos fáceis de fabricar. Apenas 10 milhões!

A previsão de reações químicas por meio de aprendizado de máquina avançou, conforme exemplificado por um estudo publicado por Abigail Doyle, da Universidade de Princeton, e colaboradores, em 2018. Ela fez parecer tão simples: "Você desenha as estruturas – os materiais iniciais, os catalisadores, as bases – e o *software* descobrirá descritores compartilhados (características químicas comuns) entre todas elas. Essa é sua entrada. O desfecho é o rendimento das reações. O aprendizado de máquina combina todos esses descritores com os rendimentos, com o objetivo de que você possa inserir qualquer estrutura, e ele lhe dirá o resultado da reação".[31]

A Insilico Medicine está trabalhando na descoberta de medicamentos contra o câncer, examinando mais de 72 milhões de compostos de um banco de dados público, usando de forma criativa um par de redes neurais adversárias generativas. O primeiro objetivo é identificar moléculas potencialmente terapêuticas e o segundo é excluir aquelas que são baseadas em compostos já patenteados.[32]

A BenevolentAI, uma das maiores empresas privadas de IA da Europa, criou um processamento de linguagem natural que vasculha a literatura biomédica e os bancos de dados químicos. Um dos artigos mais impressionantes sobre a descoberta de medicamentos para IA até o momento vem de Marwin Segler, químico orgânico da BenevolentAI.[33] Ele e seus colegas da Universidade de Munster projetaram um algoritmo de aprendizado profundo para aprender por si só como as reações ocorrem, a partir de milhões de exemplos. Ele foi usado para criar pequenas moléculas orgânicas a partir de mais de 12 milhões de reações químicas orgânicas de etapa única conhecidas.[34] Eles chegaram a testar químicos em dois institutos de prestígio para ver, de forma duplo-cega, se conseguiam distinguir entre IA e rotas de reação sintética humana. E não conseguiram. Da mesma forma, Leroy Cronin e sua equipe da Universidade de Glasgow projetaram um robô de síntese orgânica que usava aprendizado de máquina para pesquisar novas reações químicas.[35] O robô pode fazer 36 reações por dia; um químico, apenas três ou quatro. Além disso, o robô fez reações em que o resultado não pôde ser previsto de antemão.[36] Derek Lowe refletiu sobre esse progresso: "A ideia de que tarefas intelectuais sejam categorizadas como trabalho pesado automatizável provavelmente soará como um insulto para muitos químicos e, sem dúvida, parecerá uma ameaça. Mas o uso da IA, na verdade, liberará tempo para que eles possam pensar mais sobre questões de alto nível a respeito de quais moléculas devem ser feitas e por quê, em vez de se concentrarem nos detalhes de como fazer moléculas".[37]

A Recursion Pharmaceuticals, uma empresa de processamento de imagens, usa algoritmos e microscópios automatizados para avaliar testes de fármacos de alto rendimento em células humanas, de modo a obter detalhes granulares, como tamanho e forma da célula e do núcleo. Mais de 2 mil moléculas foram modeladas para ver quais delas poderiam transformar células doentes, via modelagem de doenças genéticas, em células com aparência saudável.[38] A empresa identificou pelo menos 15 novos tratamentos potenciais por meio dessa estratégia, e um deles já está na fase de testes clínicos para malformação cavernosa cerebral.

Como o próprio nome indica, a Deep Genomics adota uma abordagem de ancoragem genômica para o aprendizado profundo. Em 2014, o grupo com sede em Toronto, liderado por Brendan Frey, publicou um artigo impressionante sobre o código de *splicing* humano, produzindo milhares de alvos potenciais para pacientes com doenças como transtorno do espectro autista e atrofia muscular espinal.[39]

A Atomwise usa algoritmos de aprendizado profundo para rastrear milhões de moléculas, o que, no final de 2017, levou a mais de 27 projetos de descoberta de medicamentos que tratam doenças que vão do ebola à esclerose múltipla.[40] A rede neural da empresa, junto com modelos 3D, fornece uma lista de 72 medicamentos com maior probabilidade de interagirem favoravelmente com as bases moleculares de uma doença específica.[41] Como apontou Gisbert Schneider, do Instituto Federal de Tecnologia da Suíça, "O conceito de descoberta automatizada de medicamentos pode ajudar a reduzir consideravelmente o número de compostos a serem testados em um projeto de química medicinal e, ao mesmo tempo, estabelecer uma base racional imparcial de *design* molecular adaptativo".[42]

Essas novas abordagens estimularam novas parcerias público-privadas. Uma delas, conhecida como ATOM, de Accelerating Therapeutics for Opportunities in Medicine, reúne vários centros acadêmicos (universidades de Duke e Tulane) e empresas farmacêuticas (incluindo Merck, AbbVie, Monsanto) com a finalidade de "desenvolver, testar e validar uma abordagem multidisciplinar para a descoberta de medicamentos contra o câncer na qual ciência, tecnologia e engenharia modernas, simulações de supercomputação, ciência de dados e inteligência artificial sejam altamente integradas em uma única plataforma de descoberta de medicamentos que, em última análise, possa ser compartilhada com a comunidade de desenvolvimento de medicamentos em geral".[43] O objetivo da ATOM é reduzir o tempo entre a identificação de um potencial alvo de medicamento até o desenvolvimento de um candidato a medicamento que atinja o alvo.[44] Isso normalmente representa um gargalo de quatro anos. A ATOM busca diminuir esse intervalo para 1 ano. O Project Survival é um consórcio público-privado financiado pela BERG Health que coleta amostras biológicas de pacientes com câncer e, em uma iniciativa de sete anos, extrai os dados integrados às informações clínicas de cada paciente para promover a descoberta de biomarcadores e a detecção precoce.[45]

O uso da IA nesse campo, além de facilitar a descoberta de medicamentos, pode prever a dose certa para medicamentos experimentais. Como a dose ideal do medicamento pode depender de muitas variáveis para cada indivíduo, como idade, sexo, peso, genética, proteômica, microbioma intestinal e muito mais, esse é um assunto ideal para modelagem e algoritmos de aprendizado profundo. O desafio de obter a dose certa é potencializado pela possibilidade de interações medicamentosas. Vários centros acadêmicos já usaram essa abordagem, incluindo UCLA, Stanford, UCSF, Virginia Tech e a University of Kansas. Como disse Josep Bassaganya-Riera, da Virginia Tech, "Cada pessoa terá o próprio conjunto de parâmetros, e precisamos entender o que essa combinação única de características significa, em vez de analisar cada característica individual. O aprendizado de máquina nos ajuda a fazer isso".[46]

Sem dúvida, há muita propaganda envolvendo a IA e a descoberta de medicamentos, o que rende manchetes do tipo "A IA promete revolucionar o que se sabe sobre medicamentos para Alzheimer",[47] ou afirmações como a da BenevolentAI de que ela irá "reduzir os prazos de desenvolvimento de medicamentos em quatro anos e melhorar a eficiência em 60% em comparação com as médias da indústria farmacêutica".[48] Só o tempo dirá se o potencial de transformação de todas essas diferentes tentativas de acelerar a descoberta de medicamentos se tornará realidade.

NEUROCIÊNCIA

A interseção da IA com as ciências do cérebro é tão rica que eu poderia representá-la na forma de um diagrama de fiação complexo. Mas não vou fazê-lo! A neurociência tem sido uma grande fonte de inspiração para os pesquisadores de IA desde a origem conceitual da IA, especialmente as redes neurais artificiais, ainda tão comuns em todo o campo. Porém, como veremos, a relação entre neurociência e IA – sem falar na ciência da computação em geral – foi e continua sendo aquela em que o conhecimento e as descobertas em um campo mudam o outro. Mais do que por apenas uma razão, se um dia o que se entende por "cientista da computação" chegar a significar "computador cientista" em vez de "cientista que estuda computador", terá sido por causa dessa relação autorreflexiva e até mesmo simbiótica.

O uso da IA na neurociência está realmente decolando. Talvez isso possa surpreender, mas muito do trabalho na área tem se dedicado mais aos cérebros das moscas do que aos dos humanos. Fiquei muito impressionado com o trabalho de Alice Robie no Instituto Médico Howard Hughes.[49] Começando com vídeos de 400 mil moscas, ela usou a metodologia de aprendizado de máquina e visão de máquina para mapear a tríade de expressão gênica, características e sua base anatômica precisa. Por fim, ela gerou mapas de todo o cérebro que correlacionavam movimentos, como andar para trás, e comportamentos sociais, como agressão das moscas fêmeas, com mais de 2 mil populações de células cerebrais geneticamente direcionadas.

Compreender o cérebro também nos ajuda a entender os problemas da ciência da computação. Surpreendentemente, mais uma vez a mosca-da-fruta mostrou-se fundamental para entendermos o problema computacional fundamental da "busca por similaridade" – identificar imagens ou documentos semelhantes em um sistema de recuperação em grande escala.[50] Nesse caso, não foi uma recuperação de imagem ou documento, mas de um odor. O sistema olfativo da mosca usa três estratégias computacionais não tradicionais, por meio das quais o aprendizado a partir da marcação de um odor facilita o reconhecimento de um odor semelhante. Quem teria imaginado que as pesquisas computacionais do vizinho mais próximo teriam linhas comuns com o algoritmo do olfato da mosca?

Uma conquista impressionante da IA para entender o cérebro foi modelar a navegação espacial, a complexa tarefa de mapeamento cognitivo-perceptivo, que integra informações sobre a velocidade e a direção do movimento do nosso corpo – nosso lugar no espaço. Para fazer isso, o cérebro depende principalmente de três tipos de neurônios: primeiro, existem as células de lugar, que disparam quando estamos em uma posição específica. Em segundo lugar, existem as células de direção da cabeça, que sinalizam a orientação da cabeça. Em terceiro lugar, e talvez as mais dignas de nota, estão as células de grade, dispostas em uma forma perfeitamente hexagonal no hipocampo. O hipocampo costuma ser chamado de GPS do cérebro, e as células de grade deixam claro o porquê. Elas disparam conforme um conjunto de pontos, que forma um padrão de grade hexagonal, tal qual um mapa dentro de nossa cabeça que o cérebro impõe à nossa percepção do ambiente.[51]

Porém, antes de os pesquisadores da DeepMind se aprofundarem nisso, não estava claro como as células de grade de fato funcionavam. Uma questão importante era saber se as células de grade poderiam ajudar a calcular a distância e a direção entre dois pontos, permitindo que nosso cérebro selecionasse a rota mais curta de um para o outro. Isso é conhecido como navegação baseada em vetores e era uma teoria que carecia de suporte empírico. Para descobrir se a navegação baseada em vetores era realmente o que nosso cérebro fazia, a DeepMind e cientistas da computação colaboradores treinaram uma rede neural recorrente para localizar roedores simulados em um ambiente virtual. Isso levou ao surgimento espontâneo de representações hexagonais em forma de grade, semelhantes aos padrões de atividade neural em mamíferos, confirmando a navegação por caminhos. Na sequência, usando ambientes complexos de jogos de realidade virtual e uma rede neural de reforço profundo, o agente artificial exibiu um desempenho sobre-humano, superando os jogadores profissionais, adotando atalhos e novas rotas e demonstrando navegação baseada em vetores. Quando as células de grade na rede foram silenciadas, a capacidade de navegação do agente foi afetada adversamente.

Esse estudo das células de grade nos dá uma amostra da empolgação e dos avanços da neurociência que estão sendo influenciados e desvendados pela IA. Christof Koch, que dirige o Instituto Allen, forneceu a contextualização histórica mundial da empreitada: "Embora o século XX tenha sido o século da física – pense na bomba atômica, no *laser* e no transístor –, este será o século do cérebro. Em particular, este será o século do cérebro humano – a peça mais complexa de matéria altamente excitável do universo conhecido".[52] Também estamos vendo como os avanços na ciência da computação podem nos ajudar a entender melhor nosso cérebro, não apenas classificando a mecânica pela qual ele funciona, mas fornecendo as ferramentas conceituais para entender seu funcionamento. No Capítulo 4, analisei a retropropagação, a forma como as redes neurais aprendem comparando sua saída com a saída desejada e fazendo ajustes na ordem inversa de execução. Esse conceito fundamental não foi considerado biologicamente plausível. Trabalhos recentes confirmaram a maneira como o cérebro usa a retropropagação para implementar algoritmos.[53] Da mesma forma, a maioria dos neurocientistas pensava que as redes neurais biológicas, em comparação com as redes neurais artificiais, só faziam aprendizado supervisionado. Mas esse não é o caso, como indica o amplo suporte ao aprendizado por reforço no córtex pré-frontal do cérebro. A linha entre as redes neurais biológicas e artificiais foi borrada com a ampliação das redes neurais baseadas em DNA que reconhecem padrões moleculares, expandindo-se marcadamente do reconhecimento apenas das quatro moléculas de DNA distintas para a classificação de nove categorias e criando o potencial de aprendizado incorporado em sistemas moleculares autônomos.[54]

Usar a IA para reconstruir circuitos neurais a partir da microscopia eletrônica representa outro exemplo da interação. Para a "conectômica" – o campo do mapeamento abrangente de redes neuronais biológicas em nosso sistema nervoso –, pesquisadores do Google e do Instituto Max Planck automatizaram o processo, melhorando a precisão em uma ordem de magnitude.[55]

Não é apenas a IA que está desempenhando um papel importante na forma como fazemos pesquisas neurocientíficas: a neurociência há muito tempo desempenha um papel importante no desenvolvimento da IA; à medida que progredimos no funcionamento do cérebro, essa influência só aumenta. Tanto o Perceptron, inventado por Frank Rosenblatt, quanto seu herdeiro, a rede neural artificial, desenvolvida por David Rumelhart, Geoffrey Hinton e colaboradores, foram inspirados no funcionamento de neurônios biológicos e suas redes, como o cérebro humano. A arquitetura e a funcionalidade de muitos sistemas recentes de aprendizado profundo foram inspiradas pela neurociência.

Certamente existem alguns paralelos arquitetônicos de neurônios e sinapses (Figura 10.2) e circuitos separados para entrada, saída, processamento central e memória. Mas as diferenças também são bastante impressionantes (Tabela 10.2). Nosso cérebro energeticamente eficiente usa apenas cerca de 10 watts de energia, menos do que uma lâmpada doméstica, em um espaço minúsculo inferior a 2 litros ou menor que uma caixa de sapatos. O supercomputador K no Japão, por outro lado, requer cerca de 10 megawatts de energia e ocupa um espaço de mais de 1,3 milhão de litros.[56] Enquanto nosso cérebro tem cerca de 100 bilhões de neurônios e 100 trilhões de conexões que lhe conferem uma alta tolerância a falhas – sem mencionar a incrível capacidade de aprender com e sem um professor, a partir de pouquíssimos exemplos –, até mesmo os computadores mais potentes têm baixa tolerância

Tabela 10.2 As diferenças nas propriedades entre computadores e o cérebro humano

Propriedades	Computador	Cérebro humano
Número de unidades básicas	Até 10 bilhões de transistores	100 bilhões de neurônios 100 trilhões de sinapses
Velocidade de operação básica	10 bilhões/s	< 1.000/s
Precisão	1 em 4,2 bilhões (para um processador de 32 bits)	1 em 100
Consumo de energia	100 watts	10 watts
Modo de processamento de informações	Principalmente em série	Em série e massivamente paralelo
Entrada/saída para cada unidade	1-3	1.000

Fonte: Adaptada de L. Luo, "Why Is the Human Brain So Efficient?" *Nautil.us* (2018): http://nautil.us/issue/59/connections/why-is-the-human-brain-so-efficient.

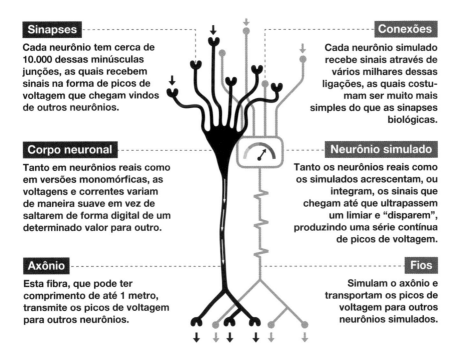

Figura 10.2 A homologia entre neurônios biológicos e neurônios artificiais. Fonte: Adaptada de M. Waldrop, "Neuroelectronics: Smart Connections," *Nature News* (2013):503(7474), 22–24.

a falhas para qualquer circuito perdido e, sem dúvida, exigem muita programação antes de começarem a aprender, o que acontece somente a partir de milhões de exemplos. Outra grande diferença se refere ao fato de nosso cérebro ser relativamente lento, com velocidades de computação 10 milhões de vezes mais lentas do que as máquinas, de modo que uma máquina pode responder a um estímulo muito mais rapidamente do que nós. Por exemplo, quando vemos algo, transcorrem cerca de 200 milissegundos desde o momento em que a luz atinge a retina até que ela passe pelo processamento cerebral e chegue à percepção consciente.[57]

Outra diferença importante entre computadores e humanos é que as máquinas geralmente não sabem como atualizar suas memórias e substituir informações que não são úteis. A abordagem que nosso cérebro adota é chamada de aprendizado hebbiano, seguindo a máxima de Donald Hebb de que "células que disparam juntas se conectam".[58] O princípio explica o fato de que, se usarmos o conhecimento com frequência, ele não será apagado. Isso funciona graças ao fenômeno da neuroplasticidade sináptica: o circuito cerebral de disparos repetitivos e sincronizados torna esse comportamento mais forte e difícil de substituir.

Até bem pouco tempo atrás, os computadores nunca tinham funcionado dessa maneira. Hoje, redes neurais artificiais têm sido projetadas para imitar o funcionamento dessas "sinapses sensíveis à memória",[59] o que se conseguiu por meio de sequências de tarefas de reconhecimento de objetos, como treinar uma rede para reconhecer cachorros correndo e, em seguida, uma pessoa praticando esportes. De forma não supervisionada, a medida de importância de cada parâmetro da rede é acumulada. Então, seu desempenho pode ser estabelecido com um novo teste para ver cachorros correndo. Dessa forma, a IA está aprendendo o que precisa lembrar e o que pode esquecer.

Essa não é a única maneira pela qual nosso crescente conhecimento do cérebro está remodelando nossa compreensão da IA e dos computadores. Da mesma forma que Hinton se inspirou em nosso sistema nervoso para desenvolver os primeiros algoritmos de redes neurais artificiais, os pesquisadores estão usando nosso conhecimento do cérebro para reconstruir os próprios computadores.

Por muito tempo, quase tudo o que sabíamos sobre o cérebro humano derivava do estudo de tecidos mortos desprovidos de qualquer atividade elétrica. O Instituto Allen de Ciência do Cérebro publicou dados de cerca de 300 células cerebrais humanas vivas derivadas de amostras cirúrgicas que, com a permissão de 36 pacientes, foram colocadas em suporte de vida para fins de estudo de sua estrutura e função. Os mapas tridimensionais resultantes e uma melhor compreensão de como os neurônios interpretam os sinais de entrada e geram os de saída revelaram semelhanças impressionantes com o funcionamento dos neurônios de computador.[60]

Embora essa habilidade recém-descoberta de ampliar e reconstruir células cerebrais humanas únicas e vivas seja empolgante, nem todo mundo está pronto para aceitar isso como um grande avanço. David Marr, neurocientista britânico, é autor da famosa frase: "Tentar entender a percepção entendendo os neurônios é como tentar entender o voo de um pássaro estudando apenas suas penas. Isso simplesmente não pode ser feito". Nosso conhecimento real acerca do funcionamento interno de nossos cérebros ainda é bastante limitado, apesar da intensificação dos esforços continuados para desconstruí-lo, como o Human Brain Project na Europa e o BRAIN nos Estados Unidos.

Isso não atrapalhou a fabricação de *chips* que imitassem estruturalmente o cérebro. Esse campo, conhecido como computação neuromórfica, teve início com o trabalho de Carver Mead na Caltech na década de 1980, quando ele buscava não criar computadores melhores, mas descobrir "como diabos o cérebro pode fazer o que faz?".[61] A engenharia reversa do cérebro em *chips* incluiu neurônios de silício que usam menos energia e, tal qual o cérebro, descentralizam a arquitetura de *chips* únicos que fazem tudo para *chips* mais simples e dedicados que distribuem o trabalho e diminuem a potência. Os *chips* neuromórficos aprimoraram nossa compreensão dos circuitos cerebrais e abriram o caminho em direção a sistemas de *hardware* para interfaces cérebro-máquina e neuropróteses no futuro. De fato, em pacientes com implantes cerebrais profundos para epilepsia, a IA tem sido usada com o objetivo de desenvolver modelos individuais de como cada pessoa (entre outros 25 indivíduos) se lembra das coisas. Os eletrodos do implante permaneceram silenciosos, mas foram estimulados por algoritmos treinados que detectaram a necessidade de memória e, portanto, forneceram um impulso.[62] Talvez a melhor demonstração de uma fusão de IA e neurociência seja o trabalho que vem sendo feito para criar computadores "bio-híbridos" integrando neurônios de silício com redes neurais biológicas.[63]

Mais esforços têm se concentrado na indústria de *chips* com o intuito de explorar o conhecimento dos circuitos do cérebro para projetar *chips* especiais. Como disse John Hennessy, ex-presidente da Universidade de Stanford, "A abordagem atual perdeu força e as pessoas estão tentando rearquitetar o sistema".[64] Ao transferir o treinamento de redes neurais, que têm centenas de algoritmos, para esses *chips* dedicados de baixo consumo de energia, a eficiência é aprimorada e o poder de computação pode ser conservado.

A maior parte do trabalho de IA em neurociência para redes neurais tem envolvido o desenvolvimento de *software* e algoritmos. A IBM Research empreendeu uma abordagem mista de *hardware* e *software* para sinapses artificiais, criando uma rede neural com mais de 200 mil sinapses de duas camadas (curto e longo prazo) para reconhecimento de imagem, exigindo cem vezes menos energia e, ao mesmo tempo, gerando uma eficiência de mais de 28 bilhões de operações por segundo por watt (o que, em comparação com as unidades de processamento gráfico atuais, é mais de duas ordens de magnitude maior). Essa conquista representa um bom presságio para futuros saltos na eficiência e redução dos requisitos de energia para redes neurais artificiais.[65]

Portanto, conforme avançam nossos esforços para repetir o funcionamento do cérebro humano nos computadores – na verdade, para torná-los mais poderosos –, voltamos à questão que abriu este capítulo: a ciência algum dia será feita apenas pelos computadores?

AS NOVAS FERRAMENTAS DA CIÊNCIA E O APRENDIZ DE CIENTISTA

Apesar do claro poder da IA para ajudar os cientistas a fazer novas descobertas, ela não foi adotada universalmente. Mesmo quando Xiaohui Xie elogiou o trabalho de Jian Zhou e Olga Troyanskaya, ele reconheceu que "as pessoas são céticas. Mas acho que, no futuro, cada vez mais pessoas adotarão o aprendizado profundo". Obviamente, eu concordo com isso. Porém, para aqueles que duvidam, o muito que está por vir deve fazê-los mudar de ideia, já que a IA promete revolucionar a prática da ciência, seja discutindo as ferramentas que os cientistas usam ou a fonte das ideias que testamos.

O microscópio é uma ferramenta icônica dos cientistas biomédicos há séculos. Ele passou por uma revolução com o desenvolvimento de uma técnica chamada microscopia de fluorescência, que rendeu um Prêmio Nobel para seus inventores em 2014. A microscopia de fluorescência consiste na preparação complexa de amostras que anexa moléculas fluorescentes às células, características subcelulares e moléculas para torná-las visíveis através de um microscópio. Além do problema envolvendo a demora na sua preparação, essa rotulagem prejudica e mata as células, o que transforma as amostras em artefatos e impossibilita sua avaliação longitudinal e seriada.[66] É aqui que entra o aprendizado profundo. Eric Christiansen e colegas do Google, com colaboradores do Instituto Gladstone e de Harvard, desenvolveram algoritmos de código aberto que podem prever com acurácia a forma como as amostras fluorescem sem a necessidade de qualquer preparação fluorescente. Eles treinaram a rede neural profunda (RNP) combinando imagens fluorescentes rotuladas com imagens não rotuladas, repetindo o processo milhões de vezes. Esse método, conhecido como marcação *in silico* e microscopia aumentada, foi considerado "uma nova época na biologia celular".[67] Tal afirmação foi rapidamente seguida por outro relatório de microscopia sem rótulos por cientistas do Instituto Allen.[68] Além das células inteiras, a classificação acurada das imagens subcelulares em grande escala foi alcançada com a utilização de duas abordagens diferentes, ambas modelos de aprendizado profundo e envolvendo mais de 320 mil cientistas cidadãos. A complementaridade do aprendizado de máquina e do processamento do cérebro humano na obtenção de altos níveis de acurácia foi notável.[69]

Igualmente, o aprendizado de máquina levou à "citometria fantasma". Pode ser extremamente difícil identificar, classificar ou capturar células raras no sangue. Pesquisadores da ThinkCyte no Japão desenvolveram algoritmos que detectam o movimento celular para permitir uma

258 Eric Topol

classificação altamente sensível, acurada e ultrarrápida de células que não exigiam a produção de imagens.[70] Da mesma forma, a Universidade de Tóquio liderou o desenvolvimento da RNP da "classificação inteligente de células ativadas por imagem"[71] para classificação em tempo real de vários tipos de células.

Além dessas descobertas sem imagens e sem rótulos, foi demonstrado que o aprendizado profundo para microscopia ajuda a lidar com imagens subótimas e fora de foco[72] e acelera a super-resolução, reconstruindo imagens de alta qualidade a partir de dados de microscopia óptica subamostrados.[73] O mesmo tem sido feito na detecção de câncer metastático em tempo real, agilizando a leitura de lâminas de patologia.[74]

Por mais radicais que sejam essas mudanças na microscopia, elas ficam apagadas diante dos planos que alguns pesquisadores têm para a automação da ciência. Aqui, as máquinas não estão apenas executando experimentos (testes de bateria, reagentes químicos): elas estão se preparando para criá-los. Para mim, o conceito de ciência totalmente automatizada e a ideia de uma máquina como colega parece tão distante quanto estranho. Mas quando li o subtítulo do artigo da *Bloomberg* "Professores da Carnegie Mellon planejam terceirizar gradualmente seu trabalho químico para a IA", me perguntei se isso realmente está tão longe assim.[75] Fiquei com a sensação de que estamos tomando medidas nesse sentido ao ler sobre máquinas desenvolvidas pela Zymergen, uma das muitas empresas que estão trabalhando para mudar o repertório atual de robôs de laboratório, extremamente silenciosos como grilos cantando e praticamente imperceptíveis trabalhando:

> Em vez de usar uma pipeta para aspirar e esguichar microlitros de líquido em cada reservatório – um maremoto de volume na escala celular – o robô nunca o toca. Em vez disso, um pulso de ondas sonoras, 500 vezes por segundo, faz com que o próprio líquido se agite e lance uma gotícula mil vezes menor do que aquela que um ser humano pode transferir.[76]

Automatizar uma função mecânica dos cientistas é uma tática bem aceita. Mas a IA promete fazer mais. Há muitas funções nas quais a IA pode ajudar como aprendiz de cientista, incluindo conduzir pesquisas bibliográficas muito melhores (como com Iris.ai e Semantic Scholar), projetar ou executar experimentos (como com Zymergen e Transcriptic), interpretar dados (como Nutonian, que produz uma teoria matemática baseada na ingestão de dados) e redigir artigos (com Citeomatic, que encontra citações faltantes no rascunho do manuscrito).[77] Na biologia celular e molecular, o trabalho manual de revestimento de células e contagem de colônias pode ser evitado. A acurácia e a eficiência da execução de certos experimentos foram aprimoradas. Alguns pesquisadores adotaram a IA devido à sua abordagem baseada em dados para "projetar" (muitos questionaram esse termo, pois envolve a intuição humana) o próximo conjunto de experimentos. O conceito de "acelerar o método científico" já foi validado por muitos dos avanços que resumi e por muitos outros em andamento.[78] Mas é justo dizer que há muitas restrições para os tipos de trabalho de laboratório que podem ser automatizados por ferramentas de IA mesmo parcialmente.

Oportunidades de aprendizagem continuarão surgindo em todas as disciplinas da ciência. As áreas que abordamos aqui – neurociência, câncer, ômicas e descoberta de medicamentos – representam a vanguarda, assim como os médicos com padrões (radiologistas e patologistas) o são para a medicina. Há muitos paralelos na ciência em termos de aumentar a eficiência e enxergar coisas que os humanos não conseguem, mas as máquinas sim. Não acredito que algum dia nos transformaremos em cientistas "fantasmas", substituídos por agentes de IA, mas transferir muitas das tarefas para as máquinas, possibilitando que os cientistas façam ciência, por si só catalisará o campo. É o mesmo que acontece com os médicos, reconhecendo que podemos desenvolver o *software* que escreve o *software*, o que, por sua vez, capacita tanto os humanos quanto as máquinas a produzirem mais, uma sinergia poderosa para o avanço da biomedicina.

Agora, vamos afastar nossa atenção do que a IA pode fazer pelos médicos, sistemas de saúde e cientistas para nos concentrarmos no que ela pode fazer pelos consumidores. Começaremos por um dos aspectos mais importantes, porém controversos e não resolvidos, de nossa saúde: a dieta.

CAPÍTULO 11

DIETA PROFUNDA

O medicamento que todos tomamos várias vezes ao dia e que mais precisa ser personalizado é a comida.

—Lisa Pettigrew

Depois da minha segunda crise de cálculos renais, meu urologista disse que era essencial que eu consultasse sua nutricionista. Essa consulta levou semanas para ser marcada. Enquanto isso, com os resultados do meu exame de urina de 24 horas em mãos, li a respeito de modificações na dieta que poderiam ajudar a reduzir meu alto nível de oxalato na urina (o meu era 64, e a variação normal é de 20 a 40). Ao consultar vários *sites* e artigos, fiquei impressionado com a evidente inconsistência em relação às quantidades de oxalato em vários alimentos – dependendo da fonte de leitura, os mesmos alimentos poderiam ser considerados bons ou fora de questão. A Litholink, a empresa de testes que fez minha análise de urina, tinha valores muito altos para o cereal Fiber One (142 mg de oxalato/100 g), pimenta preta (419), chocolate (117) e espinafre (600), mas valores bastante baixos para batata-doce (6), couve (13) e mirtilo (15). Já um *site* do Centro Médico da Universidade de Pittsburgh para uma dieta com baixo teor de oxalato listava mirtilo, batata-doce e couve como ricos em oxalato. Esses foram apenas alguns exemplos de uma variação impressionante nas recomendações entre os dois recursos. Como era de se esperar, fiquei confuso e estava ansioso para conhecer a nutricionista a fim de esclarecer tudo.

Minha nutricionista tinha mais de 20 anos de experiência como especialista em nutrição. Ela revisou os dados dos meus exames laboratoriais e, em seguida, conferiu suas recomendações sobre o que eu deveria comer, apoiada por um documento de três páginas da Academy of Nutrition and Dietetics. Ela me aconselhou a eliminar nozes e espinafre, duas das minhas comidas favoritas, e evitar morango e mirtilo, igualmente entre minhas comidas favoritas. Mas a Litholink dizia que todos eles tinham baixo teor de oxalatos. Agora eu estava ainda mais confuso. Após a consulta, analisei os materiais anteriores e outros *sites* e enviei um *e-mail* para ela pedindo esclarecimentos, além de solicitar a melhor fonte de dados. Ela respondeu dizendo que recomendou evitar os morangos porque eles são tão grandes que é muito fácil comer mais do que a porção recomendada de meia xícara, o que aumentaria minha ingestão de oxalato. Ela também disse que, como as diferentes fontes listam os tamanhos das porções de frutas em massa, por onças ou gramas, ou por volume, os diferentes *sites* poderiam facilmente categorizar o mesmo alimento como tendo baixo, moderado ou alto teor de oxalatos.

Ela me enviou um *link* para a fonte de suas recomendações, o departamento de nutrição da Harvard T. H. Chan School of Public Health, para eu conferir. Em relação às frutas, a fonte relata que meia xícara de mirtilos continha muito pouco oxalato, com 2 miligramas. Da mesma forma, meia xícara de morangos continha 2 miligramas de oxalato. No outro extremo, uma xícara de framboesas tinha um teor muito alto, com 48 miligramas. Em relação aos vegetais, uma xícara de couve picada continha muito pouco oxalato: 2 miligramas. Em contraste, uma xícara de espinafre tinha um teor muito alto, com 666 miligramas; uma xícara de batata-doce, teor muito alto, com 28 miligramas (Tabela 11.1). Você já deve ter entendido. Tudo bastante inconsistente de uma fonte para outra. Em que e em quem devo acreditar?

Minha experiência representa bem o estado da ciência nutricional. Hipócrates, por volta de 400 a.C., disse: "Deixe o alimento ser seu remédio e o remédio ser seu alimento". Embora acreditemos que nossa dieta e saúde estão interconectadas há milênios, o campo é confuso. Um grande problema é que é excepcionalmente difícil fazer qualquer ensaio randomizado em grande escala. Designar um tipo de dieta que exija adesão rigorosa por muitos anos

Tabela 11.1 Comparação do conteúdo de oxalato de quatro alimentos conforme quatro fontes

	Mirtilo	Morango	Couve	Batata-doce
Litholink	Muito baixo	Não disponível	Baixo	Baixo
University of Pittsburgh Medical Center	Alto	Não disponível	Alto	Alto
Academy of Nutrition and Dietetics	Alto	Alto	Alto	Alto
Harvard School of Public Health	Muito baixo	Muito baixo	Muito baixo	Muito alto

para uma grande coorte de pessoas e, em seguida, acompanhar os principais desfechos de saúde é muito difícil e raras vezes tentado. As principais exceções são os ensaios randomizados feitos com a dieta mediterrânea, que mostram uma redução absoluta de 1 a 2% nas doenças cardíacas.[1] Porém, mesmo o maior estudo randomizado de dieta – a dieta mediterrânea PREDIMED – teve que ser redigido e republicado, sendo objeto de questões metodológicas e controvérsias analíticas devido a acusações de estatísticas erradas.[2]

A maior parte da ciência da nutrição se baseia em dados observacionais e coletados retrospectivamente, os quais dependem de as pessoas serem precisas ao relatarem o que comem. "Relatar com precisão" pode ser considerado um oximoro. John Ioannidis, um respeitado crítico da metodologia científica, desconstruiu os métodos analíticos atuais da ciência nutricional,[3] assim como Bart Penders.[4]

No entanto, vamos revisar alguns dos grandes estudos observacionais recentes que analisaram a dieta e os principais desfechos. O artigo Prospective Urban Rural Epidemiology (PURE), publicado no *Lancet* em 2017, classificado em primeiro lugar no ano pela Altmetric (168 notícias, 8.313 tweets, 441 postagens no Facebook), estudou mais de 135 mil pessoas de 18 países. Ele identificou o alto teor de carboidratos, e não a ingestão de gordura, como o principal culpado pelo risco de doenças cardíacas e morte (Figura 11.1).[5]

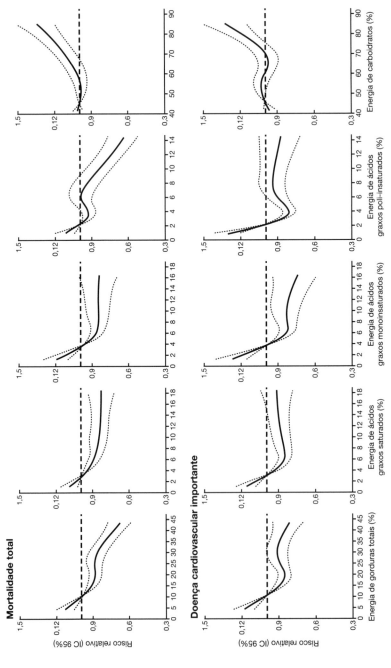

Figura 11.1 A associação do estudo PURE entre a porcentagem estimada de nutrientes e todas as causas (mortalidade total) e as principais doenças cardiovasculares. As linhas pontilhadas representam os intervalos de confiança de 95% (IC 95%). Fonte: Adaptada de M. Dehghan et al., "Associations of Fats and Carbohydrate Intake with Cardiovascular Disease and Mortality in 18 Countries from Five Continents (PURE): A Prospective Cohort Study," *Lancet* (2017): 390(10107), 2050–2062.

Outro estudo de 2017 nos Estados Unidos examinou o consumo de 10 alimentos e nutrientes em mais de 700 mil pessoas que morreram de doenças cardíacas, acidente vascular cerebral (AVC) ou diabetes.[6] Por exemplo, dietas ricas em sal ou carnes processadas, bem como aquelas com baixo teor de frutos do mar ou frutas e vegetais, estavam todas implicadas em desfechos negativos significativos (Figura 11.2). A conclusão do estudo foi de que 45% dessas mortes podem ser atribuídas a esses 10 fatores com "evidências prováveis ou convincentes". Se for verdade, isso significa que cerca de uma em cada duas mortes por doenças cardíacas, AVC ou diabetes está ligada a uma dieta inadequada. Ao todo, isso significa que mais de mil americanos morrem em razão de suas dietas todos os dias.

Outros estudos sugeriram que dietas à base de vegetais podem ajudar a prevenir o diabetes tipo 2.[7] Além dos alimentos vegetais, o consumo de grãos integrais foi associado a menos doenças cardíacas ou mortes por câncer quando os resultados de 45 estudos foram reunidos.[8] E não faltam dados associando o café à melhora da sobrevida.[9] Cada um desses estudos é prejudicado por várias características: eles se baseiam no autorrelato da ingestão nutricional; não têm capacidade de demonstrar causa e efeito; não têm controles; e não foram construídos para resolver um excesso de fatores potencialmente confundidores, incluindo condição socioeconômica e nível educacional. De fato, uma revisão sistemática de Jonathan Schoenfeld e John Ioannidis mostrou associação entre o câncer e os riscos e benefícios da maioria dos alimentos.[10] As reportagens da mídia para o público em geral não levam em consideração essas advertências críticas, então temos uma enxurrada de manchetes errôneas e equivocadas, com cada tipo de alimento ajudando ou prejudicando, dependendo do dia e do canal (Figura 11.3).

A falta de ensaios clínicos randomizados padronizados é apenas uma dimensão do problema enfrentado pela ciência da nutrição humana. Uma questão importante tem sido o efeito de pesquisas mal feitas na formulação de conselhos dietéticos. Em *The Big Fat Surprise,* a jornalista investigativa Nina

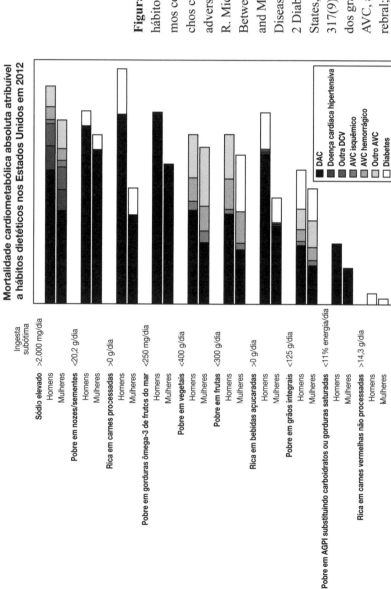

Figura 11.2 Associação de hábitos alimentares subótimos com os principais desfechos cardíacos e vasculares adversos. Fonte: Adaptada de R. Micha et al., "Association Between Dietary Factors and Mortality from Heart Disease, Stroke, and Type 2 Diabetes in the United States," *JAMA* (2017): 317(9), 912–924. AGPI, ácidos graxos poli-insaturados; AVC, acidente vascular cerebral; DAC, doença arterial coronariana; DCV, doença cardiovascular.

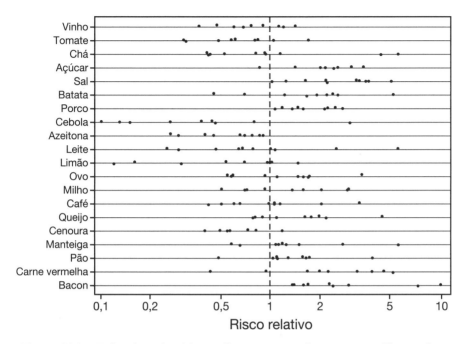

Figura 11.3 Estimativas de efeito na literatura para alimentos específicos e risco de câncer. Fonte: Adaptada de J. Schoenfeld and J. Ioannidis, "Is Everything We Eat Associated with Cancer? A Systematic Cookbook Review," *Am J Clin Nutr* (2013): 97(1), 127–134.

Teicholz narrou o impacto do fisiologista Ancel Keys sobre o que deveríamos comer. Ele publicou uma pesquisa sobre o que chamou de dieta dos sete países e apareceu em uma reportagem de capa na revista *Time* em 1961, defendendo uma dieta com baixo teor de gordura e colesterol para prevenir doenças cardíacas. Mas o estudo de Keys era falho, omitindo 15 países dos quais ele havia coletado dados contraditórios, o que levou a críticas em relação às suas descobertas na época. Contudo, a American Heart Association promoveu fortemente uma dieta com baixo teor de gordura, que incluiu dar preferência à margarina em vez da manteiga e evitar os ovos. Durante anos, como muitos de vocês, fiz o possível para evitar a gordura, vivendo de coisas como pretzels sem gordura e café preto e fugindo de queijo e pizza. Até o

268   Eric Topol

leite a 1% estava proibido. O contraste com a era anterior, na época em que cresci, no final dos anos 1950 e início dos anos 1960, era impressionante: minha família recebia várias garrafas de leite integral em nossa casa algumas vezes por semana, e meus pais me chamavam de "Elsie, a vaca" porque eu bebia muito leite (mesmo que isso não fizesse sentido). Apenas algumas décadas depois, tomamos conhecimento dos efeitos tóxicos da margarina, recheada com gorduras trans, que acabaram sendo proibidas como ingredientes alimentares em muitos países. Ainda assim, a American Heart Association e o Departamento de Agricultura dos Estados Unidos recomendam limitar a gordura saturada em suas diretrizes. Ambos os aspectos da história exemplificam a promoção mal direcionada de conselhos dietéticos sem dados adequados. O resultado foi que, ao endossar alimentos com baixo teor de gordura, as agências de saúde provavelmente estavam endossando uma dieta prejudicial, alimentando a epidemia de obesidade e diabetes. Na verdade, as recomendações de longa data para evitar o consumo de laticínios e sal foram seriamente contestadas por relatórios recentes.[11]

A próxima questão é a corrupção na indústria de alimentos, exemplificada pelo escândalo do açúcar. O açúcar está em três quartos de todos os alimentos processados.[12] Desde a década de 1950, a indústria do açúcar promoveu a ideia de que uma caloria é uma caloria e de que comer doces conforme as calorias não tem probabilidade maior de tornar alguém obeso do que ingerir qualquer outro tipo de alimento.[13] A associação comercial do setor do açúcar atribuiu a culpa pelas doenças cardíacas à gordura saturada. Durante décadas, a indústria do açúcar contratou pesquisadores, incluindo o influente Ancel Keys, para dar eco a essas afirmações. Os três cientistas de Harvard que publicaram o clássico artigo de revisão que culpava as gorduras alimentares pelas doenças cardíacas no *New England Journal of Medicine* em 1967 foram pagos pela Sugar Association.[14] A associação comercial também se opôs a novos rótulos em alimentos que divulgassem a quantidade de açúcar adicionada aos alimentos processados. Esse problema continua existindo hoje. Em 2015, descobrimos que a Coca-Cola trabalhou com cientistas para acabar com a noção de que o açúcar tinha algo a ver com a obesidade. Isso não é um problema apenas com a indústria do açúcar. Marion Nestlé mostrou que, em quase 200 estudos sobre alimentos, aqueles financiados pela indústria (em comparação com os que não recebiam nenhum apoio da indústria) tiveram uma proporção positiva de 13 para 1.[15] A "ciência" alimentar, além de ser prejudicada pela escassez de evidências concretas, também é influenciada por vieses.

O estado confuso das recomendações dietéticas é reforçado pelas pirâmides alimentares publicadas pelo governo – pirâmides construídas sobre solo instável, embora muitas agências estejam envolvidas, incluindo USDA, *National Institutes of Health* (NIH), *Center for Diseases Control* (CDC), *Food and Drug Administration* (FDA) e *Environmental Protection Agency* (EPA). Como o governo publica as informações, é fácil tomá-las como verdade. Talvez possamos estender o ditado "cozinheiros demais estragam a sopa" para "agências demais estragaram as diretrizes".

Durante décadas, fomos levados a acreditar que o excesso de sal na dieta aumentava perigosamente o risco de infartos e AVCs. A American Heart Association ainda recomenda não mais do que 1,5 grama de sódio por dia. Se você já tentou seguir uma dieta com baixo teor de sal, provavelmente a achou desagradável, até mesmo intolerável. Talvez ela seja boa para perder peso, já que os alimentos ficam sem sabor. Sir George Pickering disse certa vez: "Permanecer nela requer o ascetismo de um fanático religioso".[16] Porém, a ligação do excesso de sódio com o risco de eventos cardíacos e vasculares adversos foi desmascarada. Um estudo de 2018 com mais de 95 mil pessoas em 18 países, ao verificar um aumento modesto da pressão arterial (com o aumento da ingestão de sódio refletido pela medição da urina), mostrou que os desfechos negativos só ocorreram quando a ingestão de sódio excedia 5 gramas por dia.[17] O americano médio ingere cerca de 3,5 gramas de sódio por dia.[18] Na verdade, com menos de 5 gramas de sódio por dia, houve uma correlação inversa entre a ingestão de sódio, infarto e morte! Mais um exemplo de como temos recomendações nutricionais nacionais de longa duração que não resistem às evidências. E de como estamos presos às médias em vez de reconhecer ou compreender a individualidade evidente da sensibilidade aos alimentos.

Esse é, de fato, o maior problema enfrentado pelas diretrizes nutricionais – a ideia de que existe apenas uma dieta que todos os seres humanos devem seguir. A ideia é biológica e fisiologicamente implausível, contradizendo nossa singularidade, a notável heterogeneidade e individualidade de nosso metabolismo, microbioma, meio ambiente, apenas para citar algumas dimensões. Agora sabemos, a partir do trabalho seminal de pesquisadores do Weizmann Institute of Science de Israel, que cada indivíduo reage de maneira diferente aos mesmos alimentos e precisamente à mesma quantidade de alimento consumido. O campo da nutrigenômica deveria revelar como nosso DNA único interage com alimentos específicos. Até o momento, no entanto, há muito pouco a mostrar sobre a ideia de que as variações genômicas podem nos guiar para uma dieta individualizada – os dados variam entre inexistentes e muito escassos. Isso não impediu muitas empresas de comercializar o conceito. As empresas de nutrigenômica estão comercializando ensaios de variantes específicas da sequência de DNA para moldar sua dieta, embora tenham pouca ou nenhuma base em evidências aceitáveis[19] ou tenham sido desmascaradas por ensaios randomizados.[20] De fato, a veracidade de muitas fontes da ciência de alimentos foi questionada.[21] Da mesma forma, o uso de aplicativos de *smartphone* para fazer recomendações de alimentos por empresas que oferecem uma função de nutricionista virtual inclui Suggestic, Nutrino e Lose It!, mas a base, a ciência, para sua orientação individualizada não está clara. Para transcender o conceito sem evidências de uma dieta universal, é necessária uma abordagem computacional, baseada em dados e imparcial. E foi aí que a inteligência artificial (IA) entrou em ação. De fato, a pesquisa do Weizmann Institute não mostrou apenas que pessoas diferentes terão resultados diferentes ao comer os mesmos alimentos. Pela primeira vez, o aprendizado de máquina desempenhou um papel fundamental na compreensão do problema, prevendo a resposta glicêmica única de cada pessoa aos alimentos.

Em novembro de 2015, a revista *Cell* publicou um artigo marcante intitulado "Personalized Nutrition by Prediction of Glycemic Responses", de autoria de Eran Segal, Eran Elinav e seus colegas do Weizmann.[22] O estudo incluiu 800 pessoas sem diabetes que monitoraram a glicose no sangue por meio de um sensor subcutâneo durante uma semana. No total, os participantes foram monitorados ao longo de um período em que comeram mais de 5 mil refeições padronizadas, algumas das quais continham itens como chocolate e sorvete, fornecidos pelos pesquisadores, além de 47 mil refeições que consistiam em sua ingestão habitual de alimentos. Ao todo, foram feitas mais de 1,5 milhão de medições de glicose.

A resposta glicêmica granular aos alimentos e outros estímulos foi integrada com muito mais dados multidimensionais para cada pessoa: hábitos alimentares, como hora da refeição, conteúdo de alimentos e bebidas, atividade física, altura e peso, sono, microbioma intestinal e exames de sangue. Muitos desses dados foram inseridos por meio de um aplicativo de *smartphone* dedicado a esse fim pelo participante. A resposta da glicose pós-refeição aos alimentos foi, como esperado, altamente variável (Figura 11.4).[23]

Um modelo de aprendizado de máquina de árvore de decisão analisou esses milhões de pontos de dados. Ele destacou 137 fatores que foram usados para prever a resposta glicêmica a alimentos específica para cada indivíduo. Isso foi validado em outra coorte de 100 pessoas. Em seguida, fornecendo mais uma camada de confirmação do valor do algoritmo, um estudo randomizado foi realizado em 26 pessoas com planos de dieta personalizados e mostrou uma melhora significativa na resposta à glicose pós-refeição (derivada do aprendizado de máquina) em comparação com um grupo-controle. O algoritmo foi extremamente preciso na previsão da resposta glicêmica e superou as previsões de nutricionistas especialistas.

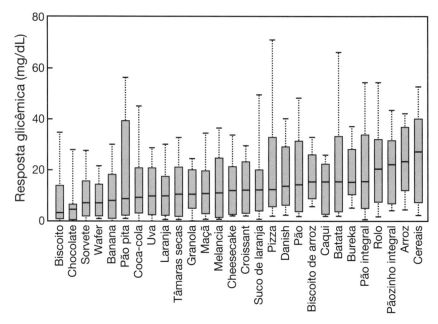

Figura 11.4 A glicemia média (com os percentis 25 e 75) aumenta em resposta a diferentes alimentos nos estudos do Weizmann Institute. Observe as respostas altamente variáveis a todos os alimentos, sobretudo pães (pita, trigo integral), pizza, suco de laranja e batatas. Fonte: Adaptada de E. Segal and E. Elinav, *The Personalized Diet: The Pioneering Program to Lose Weight and Prevent Disease* (New York: Grand Central Life & Style, 2017).

Essas descobertas têm implicações importantes: para pessoas com diabetes que tomam insulina, a contagem de carboidratos é a principal forma de calcular a dosagem. Os carboidratos foram associados a um aumento da resposta glicêmica no momento da ingestão, assim como a fibra alimentar, embora a fibra tenha diminuído a resposta mais tarde, durante as 24 horas seguintes. É importante ressaltar que o estudo, além de destacar que havia respostas individuais altamente variáveis ao mesmo alimento, também foi capaz de explicá-las. Os constituintes dos alimentos não foram os impulsionadores da resposta à glicose. A espécie bacteriana no microbioma intestinal mostrou ser o principal determinante da resposta da glicose de cada pessoa à alimentação. Por exemplo, o *Parabacteroides distasonis* foi associado à alta resposta de glicose, enquanto o oposto foi o caso de *Bacteroides dorei*. Acompanhando o estudo, a *Cell* publicou também um editorial onde declarou que o estudo foi "o primeiro passo em direção à nutrição personalizada".[24]

Esse artigo do grupo do Weizmann Institute foi apenas o primeiro de uma série de suas publicações. Na etapa seguinte, eles investigaram a modulação do consumo de pão como forma de intervir nos níveis de glicose no sangue. Em todo o mundo, o pão fornece cerca de 10% das calorias que as pessoas consomem – em algumas partes do mundo, o pão fornece até mais de 30% – então eles se concentraram nesse alimento como intervenção. Em 2017, eles relataram um estudo cruzado randomizado de dois tipos diferentes de pão: massa branca industrial ou massa fermentada artesanal.[25] Cada uma das 20 pessoas do estudo estava sob monitoramento contínuo da glicose e seguia praticamente o mesmo protocolo de coleta de dados do primeiro estudo. A descrição da preparação do pão é pitoresca, mostra quantos detalhes esses pesquisadores abordam, e me deixa com fome:

> Para o pão branco, fornecemos às pessoas do estudo um pão branco padrão popular, de modo a garantir que todos estivessem comendo o mesmo pão. Para criar o pão de massa fermentada, contratamos um moleiro experiente para moer trigo vermelho fresco e peneirar a farinha para remover apenas as partículas maiores de farelo. Também contratamos um padeiro artesanal experiente para preparar pães usando apenas farinha especialmente moída, água, sal e uma massa fermentada madura, sem quaisquer outros aditivos. A massa foi repartida e moldada, preparada e assada em um forno de pedra. A cada dois dias, levávamos esse pão de massa fermentada integral recém-assado até nossos laboratórios para dar aos participantes do estudo. O cheiro era tão bom que não conseguíamos manter os membros da nossa equipe afastados! Sabendo que se tratava de uma batalha perdida, após a segunda entrega, começamos a pedir pães extras para os membros do nosso laboratório.

Os resultados foram muito surpreendentes. Não houve diferença nos resultados gerais da resposta glicêmica aos diferentes pães. Mas isso aconteceu porque eles estavam analisando as médias da população. Em nível individual,

274 Eric Topol

houve uma variabilidade impressionante. Algumas pessoas tiveram uma resposta glicêmica baixa ao pão branco e outras tiveram exatamente o oposto. Mais uma vez, o microbioma intestinal foi o principal fator. Na verdade, no caso desses dois tipos de pão, ele não foi apenas o fator determinante, mas o único preditor.[26]

Nossos microbiomas intestinais individuais – aproximadamente 40 milhões de células comunais de mil espécies diferentes – desempenham um papel muito maior em resposta à ingestão de alimentos do que esperávamos. Existem muitos estudos que vinculam o microbioma intestinal a questões relacionadas à dieta, incluindo obesidade e diabetes, bem como distúrbios imunológicos e uma longa lista de outras condições, mas sem prova inequívoca de uma relação de causa e efeito. Talvez seja assim porque eliminamos cerca de 10% do nosso microbioma intestinal nas fezes todos os dias – é possível que as populações sejam muito variáveis para termos um efeito confiável. Entretanto, a diversidade geral de espécies e conteúdos tende a permanecer a mesma. Existem outros fatores que influenciam a composição do microbioma. É importante ressaltar que essas bactérias têm o próprio ritmo circadiano, sendo algumas mais abundantes pela manhã ou à noite. Esse ritmo é controlado tanto por nossos padrões alimentares quanto por nossos próprios relógios biológicos. Por exemplo, o grupo do Weizmann Institute fez um estudo no qual deu aos participantes passagens gratuitas de ida e volta de Israel para os Estados Unidos. Eles transferiram micróbios intestinais dos participantes do estudo, que estavam sofrendo de *jet lag* máximo, para camundongos livres de germes. Isso induziu obesidade e intolerância à glicose.[27] Em estudos separados, a equipe do Weizmann demonstrou que os efeitos deletérios, incluindo ganho de peso e obesidade, da ingestão de adoçantes artificiais[28] estavam correlacionados com mudanças no microbioma.[29]

O extenso trabalho realizado por Segal e Elinav está resumido em seu livro *The Personalized Diet*. Cumulativamente, eles estudaram mais de 2 mil pessoas e resumiram suas revelações sobre a ciência da nutrição da seguinte forma: "Percebemos que havíamos nos deparado com uma constatação chocante: *Tudo era pessoal*".[30] Para citar uma conclusão importante em seu livro: "Como nosso conjunto de dados era muito grande e nossa análise tão abrangente, esses resultados têm um impacto enorme – eles mostram, de forma mais conclusiva do que nunca, que uma abordagem genérica e universal da nutrição simplesmente não funciona". Esse é o tipo de afirmação ousada que você não encontraria em um artigo de periódico revisado por pares, mas o tipo de declaração forte que você pode encontrar em um livro.

Essa individualidade estava relacionada à resposta glicêmica, que é uma métrica importante, mas com certeza não a métrica final do impacto da nutrição e da saúde humana. Os picos glicêmicos após a ingestão, sobretudo quando são substanciais, podem ser um prenúncio de aumento do risco de diabetes,[31] e a glicemia elevada foi mecanisticamente ligada à permeabilidade da mucosa intestinal, aumentando o risco de infecção[32] e câncer.[33] Além da ligação potencial com diabetes e câncer, sempre foram registradas preocupações com anormalidades lipídicas no sangue, obesidade e doenças cardíacas e neurodegenerativas. Por enquanto, nenhuma associação foi definida entre os picos de glicose em pessoas saudáveis e as doenças.

Sem dúvida, esses pesquisadores mostraram que padrões individualizados de resposta glicêmica – algumas pessoas eram muito sensíveis à gordura, outras responsivas a fibras, algumas sensíveis ao sódio, outras muito afetadas pelo sono – estavam vinculados ao microbioma intestinal e que a complexidade podia ser mapeada, modelada e prevista por meio de algoritmos de aprendizado de máquina. Posteriormente, um grupo em Stanford avaliou os picos glicêmicos em 57 pessoas saudáveis com monitoramento contínuo da glicose, analisou a resposta a dados alimentares específicos com aprendizado de máquina e sugeriu que os picos de glicose após a alimentação são comuns e se enquadram em três "glicotipos" (Figura 11.5).[34] Certos alimentos foram particularmente implicados: "Uma refeição padronizada de flocos de milho e leite causou elevação da glicose na faixa pré-diabética (> 140 mg/dL) em

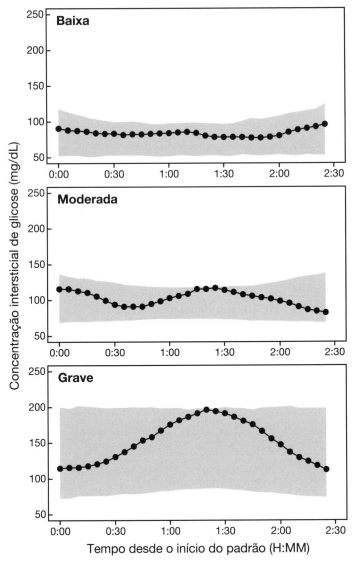

Figura 11.5 Glicotipos baixos (superiores), moderados (médios) e graves (inferiores) após a alimentação em 57 indivíduos saudáveis. Fonte: Adaptada de H. Hall et al., "Glucotypes Reveal New Patterns of Glucose Dysregulation," *PLoS Biol* (2018): 16(7), e2005143.

80% dos indivíduos em nosso estudo. É plausível que esses alimentos comumente consumidos possam ser prejudiciais à saúde da maioria dos adultos na população mundial". Esses achados dos relatórios de Weizmann e Stanford, sobre picos de glicose e implicações no microbioma intestinal, foram confirmados por outros autores.[35]

Segal e Elinav, sabendo do meu interesse pela medicina individualizada, pediram que eu revisasse seu novo livro enquanto ele estava na fase de prova – ele resumia claramente um importante corpo de pesquisas, fornecendo evidências convincentes de nossos níveis variáveis de glicose no sangue em resposta aos alimentos. Eles também decidiram formar uma empresa em Israel em 2015 para ajudar as pessoas a determinarem uma dieta individualizada e ideal com relação à resposta glicêmica, a DayTwo, com Lihi Segal, esposa de Eran Segal, na direção como CEO. Embora eu já estivesse curioso com suas publicações científicas, a leitura do livro me levou a perguntar se eu poderia experimentar a DayTwo. Comecei preenchendo uma pesquisa na *web* para fornecer meus dados demográficos, baixando o aplicativo de saúde DayTwo e recebendo o sensor de glicose Libre dos Laboratórios Abbott. Quando estava totalmente a bordo, registrei tudo o que comi e bebi, além de dados de sono, exercícios e medicamentos, no meu *smartphone* por duas semanas. Usei o sensor, do tamanho aproximado de uma moeda de meio dólar, no meu braço esquerdo durante todo esse tempo. Eu podia verificar rapidamente minha glicose a qualquer momento com o leitor dedicado a esse fim que veio junto. Também tive que coletar uma amostra de fezes para minha avaliação do microbioma intestinal.

Essa coleta de dados de duas semanas com certeza foi um incômodo. As partes da glicose e do microbioma eram fáceis, e consegui usar meu Fitbit para exportar dados sobre sono e atividade, mas inserir manualmente tudo o que eu comia ou bebia no meu telefone era cansativo. Encontrar a comida ou a bebida na lista de opções, junto com o tamanho da porção, em geral era confuso. Não raro, eu tinha que voltar um ou dois dias atrás para preencher informações que havia esquecido, pois estava ocupado. Fui instruído a não comer nada por pelo menos duas horas após uma refeição para que a resposta glicêmica não fosse confundida. Às vezes, isso era difícil, pois, de outra forma, eu teria comido um pequeno lanche. A regra me lembrou de um artigo fascinante do Instituto Salk escrito por Satchin Panda, que usou um aplicativo de *smartphone* para monitorar os padrões alimentares diários. O trabalho de Panda mostrou que as pessoas carecem completamente de uma estrutura de três refeições por dia, mas comem em média 14,75 horas por dia![36] O efeito Hawthorne – pelo qual as pessoas em um estudo se comportam de maneira diferente quando sabem que estão sendo observadas – certamente estava entrando em ação, talvez fazendo com que eu ou qualquer outro participante do programa DayTwo comêssemos ou evitássemos certos alimentos ou mudássemos nossos hábitos alimentares.

Com essas ressalvas, aqui estão os resultados da minha glicose, meu microbioma e minhas recomendações alimentares. Tive vários picos de glicose depois de comer (Figura 11.6), encaixando-me no glicotipo moderado.

Apesar do incômodo, as informações sobre meu microbioma (Figura 11.7) e as recomendações alimentares foram muito interessantes. Um companheiro em particular – *Bacteroides stercoris* – parece ser meu coabitante especial. As recomendações alimentares (Figura 11.8) sugerem que sou muito sensível aos carboidratos, mas não tanto às gorduras, devido à minha resposta glicêmica. A lista de alimentos em cada categoria fornece um menu de opções muito mais amplo do que o que eu comi durante o período de coleta de dados. A partir de seu algoritmo, o aplicativo DayTwo também sugeriu refeições que me manteriam em uma faixa glicêmica mais restrita. Além disso, ele tem um banco de dados com mais de 100 mil alimentos que posso pesquisar para saber se existe algum que vá me causar um aumento glicêmico.

Desde que fiz essa coleta de dados, a DayTwo mudou sua estratégia. Embora inicialmente em Israel ela fizesse o monitoramento da glicose e o

Medicina profunda **279**

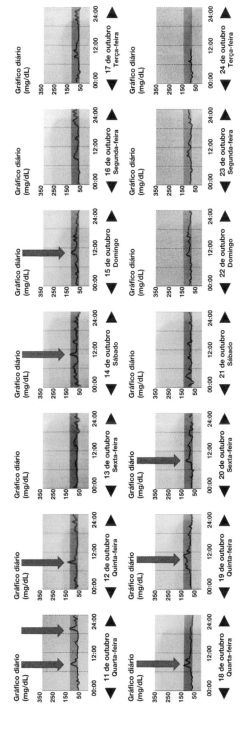

Figura 11.6 Meu monitoramento de glicose por duas semanas mostrou vários picos (setas) de até 150 mg/dL depois de comer.

Microbioma

Item	Porcentagem
Bacteroides stercoris	Você: 27,45% / Média pop.: 1,74%
Bacteroides vulgatus	Você: 9,37% / Média pop.: 2,49%
Bacteroides uniformis	Você: 9,25% / Média pop.: 2,75%
Eubacterium rectale	Você: 5,96% / Média pop.: 4,81 %
Alistipes putredinis	Você: 5,62% / Média pop.: 3,16%
Clostridium sp. L2-50	Você: 4,13% / Média pop.: 0,84%
Faecalibacterium prausnitzii	Você: 4,09% / Média pop.: 6,80%
Ruminococcus bromii	Você: 3,90% / Média pop.: 3,10%
Parabacteroides merdae	Você: 3,49% / Média pop.: 1,33%
Barnesiella intestinihominis	Você: 3,31% / Média pop.: 1,36%
Bacteroides ovatus	Você: 2,46% / Média pop.: 0,98%
Bacteroides cellulosilyticus	Você: 1,83% / Média pop.: 0,61%
Roseburia intestinalis	Você: 1,38% / Média pop.: 1,06%
Bacteroides darei	Você: 1,22% / Média pop.: 1,53%
Bacteroides faecis	Você: 1,10% / Média pop.: 0,33%
Anaerostipes onderdonkii	Você: 1,02% / Média pop.: 0,57%
Akkermansia muciniphila	Você: 0,88% / Média pop.: 1,50%
Bifidobacterium adolescentis	Você: 0,87% / Média pop.: 2,57%
Acidaminococcus sp. D21	Você: 0,86% / Média pop.: 0,06%
Parabacteroides distasonis	Você: 0,86% / Média pop.: 0,53%
Ruminococcus lactaris	Você: 0,85% / Média pop.: 0,52%
Oorea longicatena	Você: 0,77% / Média pop.: 1,59%
Eubacterium hallii	Você: 0,73% / Média pop.: 1,53%
Odoribacter laneus	Você: 0,69% / Média pop.: 0,09%
Lachnospiraceae bacterium 3157FAA	Você: 0,44% / Média pop.: 0,23%

Item	Porcentagem
Roseburia hominis	Você: 0,44% / Média pop.: 0,44%
Alistipes shahl	Você: 0,41% / Média pop.: 1,01%
Ruminococcus torques	Você: 0,39% / Média pop.: 1,16%
Ruminococcus obeum	Você: 0,39% / Média pop.: 0,84%
Eubacterium ventriosum	Você: 0,37% / Média pop.: 0,27%
Eubacterium biforme	Você: 0,36% / Média pop.: 0,87%
Coprococcus comes	Você: 0,32% / Média pop.: 0,79%
Lachnospiraceae bacterium 1157 FAA	Você: 0,29% / Média pop.: 0,52%
Bacteroides fragilis	Você: 0,29% / Média pop.: 0,27%
Dialister invisus	Você: 0,28% / Média pop.: 0,07%
Roseburia inulinivorans	Você: 0,26% / Média pop.: 0,54%
Eubacterium eligens	Você: 0,23% / Média pop.: 1,31%
Coprococcus catus	Você: 0,15% / Média pop.: 0,39%
Bifidobacterium longum	Você: 0,14% / Média pop.: 1,22%
Oorea formicigenerans	Você: 0,12% / Média pop.: 0,51%
Ruminococcus callidus	Você: 0,12% / Média pop.: 0,27%
Collinsella aerofaciens	Você: 0,11% / Média pop.: 0,98%
Haemophilus parainfluenzae	Você: 0,08% / Média pop.: 0,12%
Alistipes finegoldii	Você: 0,07% / Média pop.: 0,40%
Alistipes senegalensis	Você: 0,06% / Média pop.: 0,08%
Bacteroides thetaiotaomicron	Você: 0,05% / Média pop.: 0,46%
Streptococcus thermophilus	Você: 0,04% / Média pop.: 0,24%
Clostridium miele	Você: 0,03% / Média pop.: 0,08%
Bilophila wadsworthia	Você: 0,03% / Média pop.: 0,03%
Lachnospiraceae bacterium 5163 FAA	Você: 0,03% / Média pop.: 0,37%

Figura 11.7 Minha avaliação do microbioma intestinal, com meu coabitante predominante de *Bacteroides stercoris*.

Pão, cereais, arroz e massa

Item	Grau
Torrada francesa de pão chalá	A
Granola	A-
Biscoito salgado	B+
Baguete com camembert	B
Aveia com leite	B
Pão integral com manteiga	B
Quinoa	B-
Flocos de cereais com leite de soja	B-
Pão integral sem glúten com azeite de oliva	B-
Tortilla de milho	C+
Biscoito multigrãos	C+
Flocos de aveia	C+
Trigo sarraceno cozido	C
Cereal de banana e nozes com leite	C
Pão ciabatta com abacate	C
Cheetos	C-
Pão sem glúten	C-
Focaccia com ervas italianas	C-
Bolo de arroz multigrãos	C-
Bolo de arroz salgado	C-

Vegetais

Item	Grau
Brócolis cozido	A+
Couve-flor cozida	A+
Kimchi	A+
Vagem amarela	A+
Couve-flor preparada	A+
Alcachofra	A
Beterraba	B+
Moranga	B
Couve-de-bruxelas cozida	B-
Batata-doce assada	B-
Fava	B-
Inhame	C+
Abobrinha italiana assada	C
Pimentão amarelo	C
Batata assada	C-
Aipo	C-
Nabo em conserva	C-

Bebidas

Item	Grau
Café instantâneo descafeinado	A+
Cerveja leve	A+
Martini	A+
Capuccino	A
Pina colada	A
Cerveja pale lager estilo americana	A-
Café com creme	A-
Coca-cola	B-
Suco de cranberry	B-
Suco de laranja	B-
Ponche de frutas	C+
Suco de goiaba	C+
Cidra de maçã	C+

Legumes, tofu e nozes

Item	Grau
Manteiga de amêndoas	A+
Castanha-do-pará	A+
Nozes variadas	A+
Sementes de girassol	A+
Pasta de tahine	A+
Edamame	A
Mix de granola, frutas secas e nozes sem sal	A
Mix de nozes, sementes e passas	A-
Sementes de abóbora torradas e salgadas	B+
Mix de frutas vermelhas	B+
Hamus caseiro	B
Hambúrguer de soja	C+
Hambúrguer picante de feijão preto	C+
Castanhas torradas	C
Hambúrguer vegano de lentilhas	C
Hambúrguer vegano	C

Frutas

Item	Grau
Carambola	A+
Morango	A+
Coco não adoçado	A+
Amora	A
Pera asiática	A-
Goiaba	A-
Framboesa	A-
Nectarina	B-
Pera	B-
Ameixa	B-
Romã	B-
Tangerina	B-
Banana	C+
Cereja	C+
Cerejas secas	C+
Goji berries	C+
Laranja	C+
Melão	C
Uvas passas	C
Toranja	C
Mamão papaia seco	C-
Pomelo	C-

Carnes, peixes e ovos

Item	Grau
Salsicha de vitela assada	A+
Ovo cozido duro	A+
Salmão defumado	A+
Costeletas de vitela à milanesa	A+
Tainha frita	A+
Peito de frango grelhado	A
Ceviche picante de camarão	A
Bolinho de bacalhau	A
Arenque do Atlântico em conserva	A-
Sashimi de salmão	A-
Lula frita	B+
Palitos de peixe	C-

Lácteos e substitutos lácteos

Item	Grau
Leite de amêndoas	A+
Queijo azul	A+
Leite de cabra	A+
Queijo gouda	A+
Queijo cheddar de soja	A+
Iogurte integral	A
Leite integral	A
Iogurte grego	B+
Leite de soja	B+
Iogurte de soja com frutas vermelhas	B-
Leite desnatado	B-
Iogurte de soja	B-
Iogurte sem gorduras com frutas vermelhas	C
Leite de soja com chocolate	C-
Iogurte sem gordura	C-

Lanches e doces

Item	Grau
Danish de queijo	A
Cheesecake	A
Barra de amêndoas, fibras e chocolate	A-
Barra de amêndoas, proteínas e chocolate	A-
Bolo de cenoura com cobertura extra	B+
Bolo de framboesa e chocolate branco	B+
Biscoito recheado de chocolate	B+
Danish de canela, passas e amêndoas	B
Danish de maçã, canela, passas e morango	B
Bolo de café	B
Danish de framboesa	B
Biscoito de noz-macadâmia e chocolate branco	B
Minimuffin com gotas de chocolate	B-
Torta de pêssego	B-
Torta de noz-pecã	B-
Barra de frutas e avelã	C+
Sanduíche de sorvete	C+
Iogurte gelado de morango	C+
Muffin de maçã e canela	C
Biscoito de chocolate	C
Biscoito de água e sal	C
Muffin de banana e nozes	C-
Muffin de passas e farelo de trigo	C-
Barra de figo e trigo integral	C-

Figura 11.8

Recomendações individualizadas com notas para mim com base no algoritmo DayTwo.

extenso rastreamento automático, seu lançamento nos Estados Unidos envolveu apenas a coleta de uma amostra do microbioma intestinal e a previsão de escolhas dietéticas ideais por 329 dólares. Mais tarde, a DayTwo adotou o mesmo plano em Israel, então a versão que eu experimentei não existe mais. A DayTwo não é a única empresa nesse espaço: a Viome é uma concorrente que avalia o microbioma de forma mais abrangente (não apenas bactérias, mas também vírus e fungos) por 399 dólares e depois usa os dados para recomendar uma dieta individualizada.[37] Ao contrário dos relatórios em série do Weizmann Institute, no entanto, a Viome não publicou nenhuma pesquisa revisada por pares até o momento.

O trabalho do laboratório de Elinav e Segal não é o único que reforçou a condição do microbioma como fundamental para a resposta de cada indivíduo à ingestão. Michael Snyder, que dirige o departamento de genética da Universidade de Stanford, conduziu um estudo multiômico (avaliando microbioma, transcriptoma, proteoma, metaboloma e genoma) em 23 indivíduos com sobrepeso para caracterizar o que acontece com o ganho e a perda de peso. Com um ganho de peso de apenas 3 kg, houve mudanças dramáticas nas espécies do microbioma intestinal, mais de 300 genes exibiram mudanças significativas na função e uma liberação de mediadores pró-inflamatórios apareceu no sangue.[38] E essas mudanças substanciais foram totalmente revertidas com a perda de peso.

Quero deixar algo bem claro: não estou apresentando minhas descobertas com a DayTwo para recomendar essa empresa ou ideia. Ela é claramente interessante, pois representa um dos primeiros usos da IA para a saúde do consumidor. Ela também é notável porque integrou muitos dados sobre indivíduos, algo pouco comum até agora. Porém, não está comprovado que isso faça a diferença. Isso exigiria um grande estudo randomizado com metade das pessoas usando o algoritmo e metade sem essa orientação, e depois as acompanhando por anos para observar as diferenças nos desfechos clínicos. Tudo o que temos agora é uma história de curto prazo sobre um aspecto da nutrição: a resposta da glicemia aos alimentos. Isso é muito diferente, por exemplo, da prevenção do diabetes ou das complicações que podem resultar do diabetes. Também estou preocupado com o fato de que, sem o monitoramento diário de dieta, atividade e glicose, o algoritmo preditivo seja menos eficaz. Quando perguntei à empresa se as curvas ROC eram diferentes quando foi avaliado o microbioma sozinho em vez do pacote completo, não obtive uma resposta, a não ser a de que o microbioma em si era bastante preciso. E Rob Knight, um dos principais especialistas em microbiomas da UC San Diego, disse que o trabalho do Weizmann Institute é "muito sólido e rigoroso, o que os coloca à frente dos outros. Mas acho que ainda é muito difícil estender resultados como esses para além da população que você estudou diretamente".[39]

Há outro problema aqui, que me leva de volta à abertura deste capítulo. Em razão dos meus cálculos renais de oxalato de cálcio relacionados ao alto teor de oxalato na minha urina, preciso seguir uma dieta com baixo teor de oxalato. Como você pode se lembrar, pelo menos de acordo com algumas fontes, eu deveria evitar algumas de minhas comidas favoritas – que são classificadas como A+ nas recomendações do aplicativo DayTwo. O conflito entre as recomendações dietéticas gerais, fornecidas sem o conhecimento do meu distúrbio metabólico, e o plano de dieta específico para este último ilustra a complexidade aqui: a necessidade de considerar todos os dados de uma pessoa para se chegar mais perto de uma dieta verdadeira e personalizada. Uma nova tecnologia, como uma cápsula eletrônica ingerível que monitora nosso microbioma intestinal detectando diferentes gases, pode algum dia ser útil para uma dimensão fundamental da entrada de dados.[40] Já vimos bactérias geneticamente modificadas para tratar uma doença metabólica por meio do microbioma intestinal (em um modelo de primata).[41] Por enquanto, contudo, ainda estamos longe de alcançar uma alimentação individualizada cientificamente validada, mas é provável que esse caminho nos leve a um resultado melhor do que aquele a que estamos presos, contando com recomendações universais de dieta.

Tendo arrumado a mesa com nossa dieta, contamos agora com a abertura perfeita para o próximo capítulo, que mostra como a IA, muito além da capacidade de servir de base para uma dieta individualizada e personalizada, promoverá a saúde do consumidor e como nosso assistente virtual poderá assumir responsabilidades de treinamento médico.

CAPÍTULO 12

O ASSISTENTE MÉDICO VIRTUAL

Hoje, não confiamos mais nas máquinas apenas para fazer algo, mas para decidir o que fazer e quando fazer. A próxima geração crescerá em uma época em que é normal estar cercada por agentes autônomos, com ou sem nomes fofos.

—Rachel Botsman

A IA é a forma como podemos pegar todas essas informações e dizer o que você não sabe sobre sua saúde.

—Jun Wang

Quando a Siri foi introduzida nos iPhones em 2011, ela estava mais para uma boa fonte de humor. Mesmo alguns anos depois, quando visitei o antigo *Colbert Report,* Stephen perguntou à Siri: "Estou morrendo?". E ela respondeu: "Eu realmente não posso dizer". Havia muita coisa que a Siri não podia fazer e, embora 95% dos proprietários de iPhone a tenham experimentado em algum momento, ela causou uma primeira impressão ruim em muitos potenciais usuários, que a abandonaram.[1] Então, em 2015, chegou a Cortana da Microsoft; logo recebemos dicas de IA em nosso telefone sobre informações de trânsito ou sobre a hora de ir para o aeroporto. Em 2016, foi lançado o assistente virtual do Google, chamado criativamente de Google Assistant, como era de se esperar, com a maior variedade de comandos de pesquisa. No final de 2016, mais de 40% dos proprietários de *smartphones* disseram ter usado um desses assistentes.[2] Estamos cada vez mais acostumados a usar um assistente pessoal dotado de inteligência artificial (IA).

Eu evitei os dispositivos controlados por voz Echo e Dot da Amazon, que conhecemos como Alexa, porque eles pareciam ter conquistado o mundo (ou pelo menos os Estados Unidos). Em 2011, Jeff Bezos descreveu sua visão para o sistema Alexa: "Um computador onipresente e de baixo custo com todo o cérebro na nuvem com o qual você pode interagir por voz – você fala com ele, ele fala com você".[3] Embora tenha sido introduzida no final de 2014 para seus membros Prime, demorou alguns anos até que a popularidade da Alexa aumentasse. No final de 2016, entretanto, a Amazon não conseguiu acompanhar a produção, pois o Echo se esgotou completamente, tendo ido parar em mais de 6 milhões de lares nos Estados Unidos. Alguns aficionados já se referiam a 2016 como o ano do "comércio conversacional" – ele se tornou onipresente o suficiente para que 250 mil pessoas pedissem a mão de Alexa em casamento naquele ano.[4] Em 2018, os dispositivos que executam a Alexa representavam mais de 70% de todos os dispositivos de IA acionados por voz, usados por mais de 60 milhões de americanos.[5] Eles se qualificaram para a condição de unicórnio tecnológico – o produto raro que muda fundamentalmente a maneira como vivemos.[6] A única outra tecnologia na história dos Estados Unidos que foi adotada por um em cada quatro americanos em dois anos foi o iPhone em 2007 (Figura 12.1).

Por que essa revolução das plataformas de voz para assistentes pessoais ocorreu dessa maneira?[7] Em retrospectiva, isso deveria ter sido óbvio: os humanos se envolvem muito mais naturalmente falando do que digitando em um teclado. Como disse meu amigo Ben Greenberg, do WebMD: "É bem provável que nossos netos riam de nós por termos usado um teclado".[8] Mas isso vai muito além. Seja em inglês ou chinês, falar é mais de duas a três vezes mais rápido do que digitar (tanto no estágio inicial de transcrição da fala quanto quando editado pelo teclado) e tem uma taxa de erro significativamente menor em chinês, um idioma difícil de digitar (Figura 12.2). O reconhecimento de fala por IA surgiu apenas em 2016, quando as tecnologias de reconhecimento de fala da Microsoft e do Google se igualaram à nossa

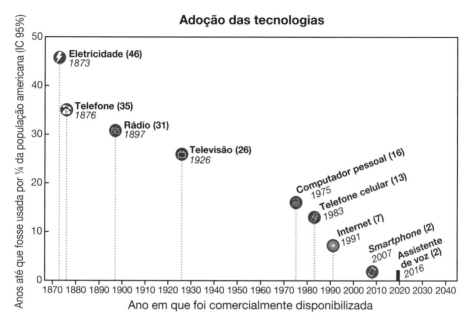

Figura 12.1 O tempo necessário desde a introdução de uma nova tecnologia até a adoção por um em cada quatro americanos. Fonte: Adaptada de: "Happy Birthday World Wide Web," *Economist* (2014): www.economist.com/graphic-detail/2014/03/12/happy-birthday-world-wide-web.

habilidade de digitação, atingindo uma taxa de erro de 5%. Agora, a IA já deve ter superado o desempenho humano.

O reconhecimento de voz tem outras vantagens. Não há necessidade de ID e senhas, o que evita a chatice de lidar com aplicativos (que parecem precisar de atualização todos os dias). Por tudo isso, usar a voz é mais rápido, fácil e barato, além de deixar as mãos livres. Não é à toa que, desde então, houve uma grande proliferação de outros dispositivos que integram aprendizado de máquina com processamento de linguagem natural, incluindo Google Home, Apple HomePod, DuerOS do Baidu, Clara Labs, x.ai, DigitalGenius, Howdy, Jibo, Samsung, LingLong DingDong (você o "acorda" dizendo DingDongDingdong!) e muito mais para competir com a Alexa. De acordo com estimativas, 75% dos lares americanos teriam pelo menos

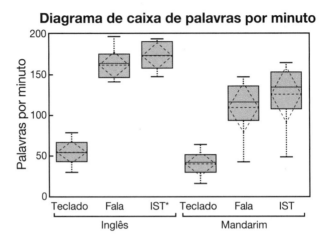
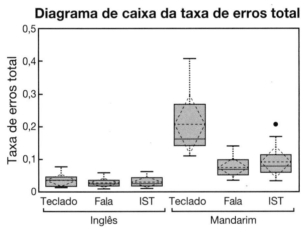

Figura 12.2 Quão rápido podemos falar *versus* digitar, em inglês ou mandarim. As taxas de erro são significativamente mais baixas para voz em mandarim. IST, transcrição da fala inicial (*initial speech transcription*). Fonte: Adaptada de: S. Ruan, *Speech Is 3x Faster Than Typing for English and Mandarin Text Entry on Mobile Devices,* arXiv (2016): http://hci.stanford.edu/research/speech/paper/speech_paper.pdf.

uma Alexa ou outro assistente pessoal de voz até 2020.[9] Hoje, uns quantos colegas meus têm vários deles, com Echos ou Dots convenientemente distribuídos em diferentes cômodos da casa.

Mas o que isso de fato tem nos proporcionado até agora? A *MIT Tech Review* asseverou que, "da mesma forma que os *smartphones* mudaram tudo, desde a etiqueta de namoro até a velocidade de caminhada dos pedestres, a IA baseada em voz está começando a mudar muitos aspectos da vida doméstica".[10] Mas o que está acontecendo não é nada particularmente digno de nota – em vez de olhar para a tela de um *smartphone*, o usuário está falando com um cilindro. As tarefas que esses assistentes realizam – como fazer compras, tocar música, apagar as luzes, contar piadas (infames), fazer anotações, dar a previsão do tempo ou pedir um Uber, papel higiênico ou comida para viagem, até imitar um peido – são facilmente realizadas por outros meios. Com certeza não há uma conversa real e significativa com um cilindro que não entende o mundo. O Xiaoice, da Microsoft, na China, teve uma das conversas mais longas, mas isso é apenas uma métrica da máquina, não chegando nem perto de uma interação humana genuína. De fato, 50 anos depois de *2001* apresentar o HAL com uma voz, ainda não chegamos a um fac-símile convincente de uma longa conversa humana. A Amazon tem mais de 3 mil engenheiros trabalhando na Alexa. Mas quando perguntei a Pedro Domingos, o principal cientista da computação da Universidade de Washington, sobre isso, ele me contou esta breve história: "Fui a um curso da Amazon, onde eles me deram uma, e eu a instalei em casa. O maior fã é meu filho. Ele gosta de pedir à Alexa que lhe teste com uma de suas adivinhações. Essa é uma de suas habilidades. Mas se você perguntar à Alexa uma das próprias adivinhações, ela não chegará a entender a pergunta, e muito menos a responderá".[11] No entanto, quando o Google Duplex, em 2018, demonstrou sua habilidade humanoide de conversar usando palavras como "brincadeirinha", "mmhmm" e "uhm" para fazer uma reserva em um restaurante e outras tarefas do mundo real, essa oportunidade foi vista como um sinal de que grandes coisas estavam por vir.[12]

Não é que eu não ache que esses dispositivos ficarão mais inteligentes e mais familiares com o tempo. Afinal, eles estão constantemente aprendendo com bilhões de interações de voz. A Alexa tem uma vantagem de dois anos na vanguarda e conquistou o mercado; com a experiência em IA da Amazon,

290 Eric Topol

não há dúvida de que seus poderes de assistente de voz serão aprimorados. O Prêmio Alexa, uma competição de 3,5 milhões de dólares (anunciada em 2018) para fazer a Alexa conversar como um humano por 20 minutos sem errar, provavelmente também ajudará.[13] Agora também existem dezenas de milhares de "habilidades" (o equivalente a um aplicativo para *smartphone*) que a Amazon e seus desenvolvedores de código aberto adicionaram aos recursos da Alexa. E, embora não seja tão fácil aprender novas culturas para fornecer suporte de voz, a Amazon tem a Alexa operacional em alemão, japonês e francês, além de estar trabalhando em outros idiomas.

Existem algumas outras vantagens específicas na plataforma de voz para IA. Ela é claramente vantajosa para cegos e deficientes visuais, ou seja, mais de 250 milhões de pessoas no mundo, incluindo, nos Estados Unidos, quase 600 mil crianças menores de 18 anos e mais de 3 milhões de pessoas com mais de 65 anos.[14] O Seeing AI da Microsoft é um aplicativo gratuito que reconhece rostos, digitaliza códigos de barras de alimentos em supermercados, identifica dinheiro e lê caligrafia. Mas a Alexa leva esse suporte ainda mais longe no ambiente doméstico para tarefas diárias, como ditar mensagens para textos e *e-mails*, encontrar programas de TV ou avaliar suas roupas e aparência (via Echo Look). Ela é complementada por tecnologias como Aira Tech ou MyEye, que são óculos inteligentes com câmera, sensores e conectividade de rede.

Não esqueçamos que há cerca de 780 milhões de adultos no mundo que não sabem ler nem escrever, e existem recursos de tradução notáveis agora disponíveis que quebram as barreiras da comunicação entre idiomas. Por exemplo, na China, mais de 500 milhões de pessoas estão usando o aplicativo iFlyTek, que transforma a fala chinesa em mensagens de texto em inglês e vice-versa.[15] Existem até aplicativos de voz que foram desenvolvidos para ambientes ruidosos, como o Xiaofeiyu para motoristas na China. (Semelhante ao reconhecimento de voz, as redes neurais profundas agora estão dominando a leitura labial para ajudar os surdos.)[16]

Contudo, claramente existem desvantagens que precisam ser salientadas. Ainda que a Alexa e as outras precisem ser "acordadas" pela palavra de ativação, chamando seu nome, ter um dispositivo de escuta em sua casa sem dúvida é considerado assustador. Isso me faz lembrar de Mark Zuckerberg cobrindo a *webcam* de seu *laptop* com uma fita, temendo que alguém pudesse o estar observando. É possível desativar a configuração "sempre ativa" para aliviar algumas preocupações com a privacidade, mas quando os dispositivos são ativados, sabemos que as empresas gravam algumas das conversas para treinar e melhorar sua plataforma, mesmo que os usuários tenham a possibilidade de excluir todo o conteúdo (algo que poucas pessoas se dão ao trabalho de fazer). É por isso que Alexa foi apelidada de "Big Brother de Orwell".[17] Como se a parte da voz não fosse assustadora o suficiente, em 2017, a Amazon lançou novos *spin-offs* de câmera Echo plus, como Spot com tela, Show com tela sensível ao toque e Echo Look, que usa um algoritmo de máquina para dizer se sua roupa é esteticamente agradável e estilosa.[18] Inclusive existe ciência da IA por trás dessa capacidade.[19] Eu me pergunto qual seria a sugestão da Alexa sobre onde você pode ir para melhorar seu guarda-roupa.

A vulnerabilidade a *hackers* dos assistentes de voz foi demonstrada com técnicas como o chamado ataque de golfinhos, que usava frequências ultrassônicas, altas demais para serem captadas pelo ouvido humano, para assumir o controle de dispositivos ativados por voz.[20] Houve inclusive um caso de assassinato em que a Amazon foi forçada a fornecer as gravações do Echo obtidas quando não estava ativado, mas apenas ouvindo, configurando-se como descritor legal de uma "bomba-relógio constitucional" com relação à Primeira Emenda.[21] Sem saber, um casal em Portland, Oregon, teve sua conversa gravada e seus arquivos de áudio enviados para seus contatos.[22] Esses exemplos pressagiam os problemas de não estabelecer proteção e privacidade de dados.

Nicholas Carr, conhecido por revelar o lado ruim da tecnologia, disse o seguinte: "Mesmo quando nos espionam, os dispositivos oferecem refúgio contra a indisciplina da realidade, com todos os seus atritos e tensões. Eles nos colocam em um mundo virtual meticulosamente organizado de acordo com nossas inclinações e preconceitos, um mundo que nos entende e se molda de acordo com nossos desejos. A decisão da Amazon de se basear na mitologia clássica para dar nome ao seu alto-falante inteligente foi um golpe de mestre. Todo Narciso merece um Echo".[23]

Também há muita preocupação quanto ao impacto adverso dos assistentes de voz sobre as crianças, as quais são especialmente suscetíveis à conexão com esses dispositivos.[24] A manchete "Quando seu filho tenta dizer 'Alexa' antes de 'mamãe'" já transmite essa preocupação de uma criança se relacionar com uma voz oriunda de um cilindro aparentemente onisciente, que tudo ouve e não tem corpo.[25]

Apesar desses problemas e inquietações significativos, a voz provavelmente surgirá como a plataforma preferida para assistentes virtuais. A tecnologia Alexa atual não é adequada para portabilidade, já que um alto-falante cilíndrico doméstico não vai acompanhá-lo aonde quer que você vá. Idealmente, deve haver simplicidade, como uma transferência automática entre o *smartphone* e o alto-falante ou, mais provavelmente, uma plataforma de *smartphone* aprimorada (com modos de avatar, voz e texto) que assuma essa capacidade. A Amazon já está trazendo a Alexa para relógios inteligentes e fones de ouvido.[26] Há outro problema de produção limitada por voz quando há muito texto, como as opções de menu de um restaurante recomendado; isso é mais bem visualizado em uma tela. Uma solução aguarda a interface ideal entre diferentes dispositivos e o problema do ruído ambiente. Com esse histórico de assistentes virtuais para uso geral, estamos prontos para avançar na saúde e medicina. Muito do esforço no sentido de trazer a IA para a medicina até o momento tem sido direcionado para capacitar médicos e clínicos, em vez de pacientes ou pessoas saudáveis. Com quase 80% da população portando *smartphones* e os assistentes de voz dedicados indo na mesma direção, ambas são plataformas adequadas para atender às necessidades médicas dos consumidores. Falemos agora dos grupos que estão trabalhando para que possamos olhar na geladeira e perguntar: "Alexa, o que devo comer?".

O ASSISTENTE MÉDICO VIRTUAL HOJE

Embora diversos aplicativos de IA tenham sido desenvolvidos para promover a saúde ou melhorar o manejo de uma condição crônica, todos têm capacidades muito limitadas. No Capítulo 4, por exemplo, apresentei a história da pulseira AliveCor. Ela usa o aprendizado profundo para identificar a relação entre a frequência cardíaca de uma pessoa e a atividade física, para solicitar que o usuário registre um eletrocardiograma se seu coração falhar e para procurar evidências de fibrilação atrial. O relógio da AliveCor exemplifica o tipo de assistência desenvolvida até o momento. Não vou tentar revisar todos os exemplos possíveis aqui, mas abordarei o suficiente para dar uma ideia de onde estamos nessa fase inicial do treinador médico de IA. Há um ponto em comum importante aqui: nenhum ensaio clínico randomizado e controlado demonstrou melhorar os desfechos. Em vez disso, os produtos se basearam amplamente em pequenos estudos retrospectivos ou observacionais. Isso representa uma grande lacuna em suas histórias que precisa ser preenchida. No entanto, vale a pena examinar os desenvolvimentos.

O diabetes tem sido um alvo popular. A Onduo, uma empresa formada pela Verily e pela Sanofi, talvez esteja mais adiantada porque combina reconhecimento de alimentos e refeições por IA em *smartphones*, dados contínuos do sensor de glicose e atividade física (ou o que na verdade são apenas medidas tomadas) para fornecer treinamento por meio de textos. O Wellpepper combina uma estratégia baseada em Alexa com uma balança e um *scanner* de pés. Pacientes com diabetes sobem na balança e têm seus pés escaneados; essas imagens são processadas por meio de um classificador de aprendizado de máquina para detectar úlceras nos pés diabéticos. Os comandos de voz são usados em conjunto para coletar dados adicionais, bem como para fornecer dicas educacionais e de manejo.[27] O Virta é um serviço de aplicativo de *smartphone* caro (400 dólares por mês) projetado para reverter o diabetes tipo 2 com orientação remota das medições de glicose, dieta, exercícios e medicamentos do indivíduo por meio de algoritmos.[28] Outras *startups*, como Omada Health e Accolade, usam um híbrido de IA e treinadores humanos para o controle do diabetes. Notavelmente, as empresas, incluindo Dexcom, Abbott e Medtronic, que fabricam sensores contínuos de glicose não têm algoritmos de aprendizado profundo capazes de considerar nutrição, atividade física, sono, estresse, microbioma intestinal e outros dados que possam ajudar as pessoas a manejar sua condição. Em vez disso, elas atualmente usam algoritmos "idiotas" baseados em regras (não muito diferentes dos do eletrocardiograma de 12 derivações) para alertar as pessoas de que a glicose está subindo ou diminuindo, com base apenas em valores anteriores.

Já falei em profundidade sobre a empresa DayTwo e seu algoritmo personalizado de nutrição com aprendizado de máquina guiado pelo microbioma intestinal de uma pessoa com o objetivo de otimizar a resposta glicêmica aos alimentos. A Veritas Genetics, a primeira empresa a oferecer o sequenciamento completo do genoma por menos de 1.000 dólares, adquiriu uma empresa de IA com o intuito de combinar dados genômicos com orientação nutricional individualizada. Mas a ideia deles "Alexa, devo comer esse último pedaço de pizza?"[29] ainda está bem distante em razão de nosso conhecimento muito limitado de nutrigenômica. Existem vários esforços de IA para perda de peso, como o Lark, que usou um *chatbot* de *smartphone* para obter uma perda de peso modesta em um pequeno grupo.[30] Da mesma forma, o aplicativo de IA da Vida para perda de peso, diabetes e controle da pressão arterial divulga seu plano de ação personalizado que rastreia os níveis autorrelatados de estresse, fome e energia. O treinamento humano tem se mostrado eficaz para muitas dessas condições, como nas empresas Noom e Iora Health, então isso pode servir como base para esforços contínuos de IA, ou talvez uma abordagem híbrida se torne a melhor estratégia.

Uma abordagem restrita e específica para doenças está sendo adotada pelo Tempus Labs para o câncer. Conforme discutido no Capítulo 7, no tópico dos oncologistas, essa empresa está agregando dados abrangentes de pacientes, incluindo dados demográficos, uma sequência do genoma do tumor e uma sequência individual de RNA, resposta imune, imagens médicas, biópsia líquida, sequenciamento de DNA tumoral circulante e organoides, além de tratamento e resultados. Além de colaborar com a maioria dos centros do National Cancer Institute dos Estados Unidos, a empresa obteve acesso aos dados de mais de 1 milhão de pacientes do CancerLinQ da American Society of Clinical Oncology no final de 2017. Isso complementa os centros do National Cancer Institute, já que o banco de dados do CancerLinq reflete a prática oncológica na comunidade de mais de 2 mil oncologistas em mais de 100 grupos de prática em todo o país. Com essa coleta de dados sem precedentes, a Tempus, junto com colaboradores da Precision Health AI, está desenvolvendo algoritmos para melhorar os desfechos do tratamento do câncer.[31]

A Second Opinion Health lançou o Migraine Alert, um aplicativo para *smartphone*, em 2017. Quem sofre de enxaqueca intermitente é solicitado a coletar dados sobre seus possíveis fatores desencadeantes, como sono, atividade física, estresse e clima. Seu algoritmo de máquina aprende o padrão da pessoa a partir de 15 episódios (isso é muita dor de cabeça) para prever um episódio iminente com 85% de acurácia, dando à pessoa tempo para tomar medicamentos preventivos em vez de tratar a dor de cabeça somente após o início da dor.[32]

O ResApp Health usa um microfone de *smartphone* para ouvir a respiração de uma pessoa. O algoritmo de aprendizado de máquina pode supostamente diagnosticar várias doenças pulmonares diferentes – asma aguda ou crônica, pneumonia e doença pulmonar obstrutiva crônica – com alta acurácia (cerca de 90%).[33] A IA tem sido usada para conectar pacientes a médicos da atenção primária, integrando características abrangentes de ambos os grupos, alcançando alta precisão preditiva para medidas de confiança.[34]

Há também muitos *chatbots* de IA (alguns que funcionam por meio da Alexa e do Google Home) e aplicativos para *smartphones* que desempenham funções variadas, como verificar sintomas, promover a adesão à medicação e responder perguntas relacionadas à saúde. Isso inclui Ada, Florence, Buoy, HealthTap, Your.md, MedWhat e Babylon Health. Quando a Babylon Health realizou um evento de relações públicas em 2018 e publicou um relatório em seu *site* comparando o diagnóstico de um *chatbot* com o de sete médicos, alegando superioridade do primeiro, ela foi duramente criticada tanto pela metodologia quanto pelo exagero.[35] Da mesma forma, jornalistas da *Quartz,* com o auxílio de médicos, avaliaram 65 habilidades da Alexa e as informações de saúde fornecidas, concluindo: "Alexa é uma péssima médica".[36]

Outro grupo de ofertas de IA é dedicado aos idosos. Curiosamente, o treinador de cuidados assume a forma de um avatar de cachorrinho com voz para interagir e ajudar a monitorar indivíduos idosos.[37] A Aifloo, uma *startup* na Suécia, desenvolveu uma pulseira que, quando usada em conjunto com a IA para detectar risco de queda, pode alertar os cuidadores.[38] Essa tecnologia, embora nunca substitua totalmente o toque e o cuidado humanos, pode ser útil como complemento, sobretudo devido à profunda incompatibilidade entre a população crescente de pessoas de idade avançada e as importantes restrições e grandes despesas com instalações para cuidar delas.

Em conjunto, você pode ver facilmente como os esforços atuais são limitados para o treinamento virtual de saúde com IA. No geral, há um foco muito estreito, com coleta de dados pequena, curta e limitada, validação escassa e falta de objetivos de longo alcance.

CONSTRUINDO O ASSISTENTE MÉDICO VIRTUAL DO FUTURO

Criar assistentes médicos virtuais mais poderosos é um desafio tecnológico e político. Na verdade, tanto pelos motivos que abordamos, mas aos quais quero voltar aqui, quanto por alguns que não abordamos, os maiores problemas podem ser apenas políticos. Isso é importante, não somente porque esses assistentes parecem legais, mas porque representam um dos principais benefícios da medicina profunda: capacitar não apenas os médicos a serem melhores no que fazem, mas também ajudar todos nós a sermos tão bons quanto possível em cuidar de nossa própria saúde. Não poderemos aproveitar todo o potencial da medicina profunda se não tivermos algo como um assistente médico virtual nos ajudando. Nenhum ser humano, seja médico ou paciente, será capaz de processar todos os dados. Essa é a promessa não cumprida das máquinas de IA. Quando elas estiverem centradas no paciente, a melhor esperança que temos é escalar a funcionalidade algorítmica para a proporção substancial de pessoas que talvez queiram ou se beneficiem de ter seus dados fornecidos a elas. Como escreveu Richard Horton, editor-chefe do *Lancet,* que frequentemente expressa seu ceticismo em relação à tecnologia: "Substituir o médico por um robô médico inteligente é um tema recorrente na ficção científica, mas a ideia de aconselhamento médico individualizado de assistentes digitais, apoiado por dados de autovigilância de *smartphones*, não parece mais implausível". Porém, ainda nos faltam muitas peças essenciais para atingirmos esse objetivo.

O valor do assistente médico virtual depende da qualidade dos dados de entrada. Como Jonathan Chen e Steven Asch escreveram apropriadamente: "Nenhuma quantidade de sutileza algorítmica ou poder de computação pode extrair informações que não estão presentes".[39] Primeiro, todos os dados relacionados à saúde de uma pessoa precisam ser incorporados – idealmente desde a fase pré-natal e ao longo de toda a vida – de forma perfeita e contínua. Até agora, na medicina, havia um ponto de vista reducionista,[40] que ficou evidente com o Projeto Genoma Humano, cuja premissa era de que a compreensão da variação genômica informaria o risco de doenças e tratamentos de cada indivíduo. Isso exemplificou o pensamento linear, sem a apreciação da natureza complexa da saúde e das doenças e as interações multidimensionais com nosso microbioma, sistema imunológico, epigenoma,

298 Eric Topol

rede social e meio ambiente (e muito mais). Fazer com que todos os dados de uma pessoa sejam reunidos é o primeiro passo fundamental. É necessário considerar tudo isso como um recurso vivo que precisa ser nutrido, alimentado com todos os dados novos e relevantes, sejam eles de um sensor, um evento estressante na vida, uma mudança na carreira, resultados de um teste de microbioma intestinal, nascimento de um filho e assim por diante. Todos esses dados precisam ser constantemente reunidos e analisados de maneira imperceptível, sem causarem incômodos para o indivíduo. Ou seja, não deve haver nenhuma ativação e desativação manual ou necessidade de esforço ativo. Fazer isso não é tão fácil: por exemplo, como pude experimentar em primeira mão, não há nenhum método para capturar os alimentos que ingerimos sem que façamos a entrada manual por meio de um aplicativo ou *site*. Quando fiz isso durante duas semanas com os dados dos alimentos, além dos dados referentes a exercícios e sono (conforme detalhado no Capítulo 11), meu único consolo foi que duraria apenas duas semanas. Qualquer treinador de IA que aprendesse por um período muito maior do que dias não poderia se basear na necessidade de os usuários trabalharem para inserir seus dados.

Muitas soluções passivas criativas foram propostas ou estão sendo ativamente buscadas. Quando trabalhei como consultor do Google, a empresa, em colaboração com engenheiros biomédicos da Universidade de Rochester, projetou um assento sanitário que media a pressão arterial de uma pessoa enquanto estava sentada nele. Não tenho certeza se essa seria a leitura mais representativa. Mas eles também tinham outros meios mais discretos para obter dados úteis, como captar os sinais vitais da pessoa ao subir em uma balança ou se olhar no espelho do banheiro. Paralelamente, muitas empresas têm trabalhado em aplicativos espectroscópicos ou colorimétricos para *smartphones* com o propósito de escanear alimentos, além da detecção de imagens por IA do *smartphone* Onduo. Isso pode ajudar, caso se mostre acurado, mas ainda assim envolveria esforço e premeditação por parte do indivíduo, o que o torna menos atraente. Não há muito apetite para adicionar ainda mais engajamento ao *smartphone* durante nossas refeições.

Os relógios inteligentes mais novos estão coletando mais dados do que nunca, como o Ionic ou o Versa da Fitbit, que obtêm frequência cardíaca, sono e atividade física contínuos. O problema com alguns desses dados, que teoricamente seriam informações valiosas para o treinador de IA, é sua qualidade. Conforme discutimos, o movimento durante o sono é apenas um indicador da atividade cerebral e não é tão bom quanto monitorar a atividade elétrica cerebral (via eletroencefalograma), e sabemos muito bem que, embora os passos possam ser contados por rastreadores digitais, eles são bons apenas para algumas atividades, como caminhar, e não para outras, como andar de bicicleta ou nadar. O ponto principal aqui é que a qualidade dos dados de entrada é essencial, e se contentar com a falta deles comprometeria a produção significativa do assistente de IA.

Na Figura 12.3, descrevi a complexidade do modelo de aprendizado profundo para treinar a saúde de um indivíduo. Você pode ver que existe um verdadeiro conjunto de "big data" para um indivíduo, o que o torna um desafio formidável e ideal para essa forma de IA. Provavelmente, seriam necessárias centenas de camadas ocultas de uma rede neural para chegar ao resultado desejado – orientação em tempo real, precisa, preditiva e valiosa para promover a saúde. Alguns especialistas em IA podem achar esse modelo único simplificado e irreal. Mas é exatamente dessas redes profundas de ponta a ponta que precisamos, com uma arquitetura de rede complexa que provavelmente exigirá a combinação de outras ferramentas de IA com aprendizado, mesmo ainda não desenvolvidas (como no triunfo da máquina AlphaGo descrito no Capítulo 4, que combinou aprendizado profundo, aprendizado por reforço e busca na árvore de Monte Carlo).

De muitas maneiras, realmente não sabemos o que compõe a visão "holística" de cada indivíduo, e essa imagem panorâmica informativa provavelmente varia de modo considerável de uma pessoa para outra. Por exemplo,

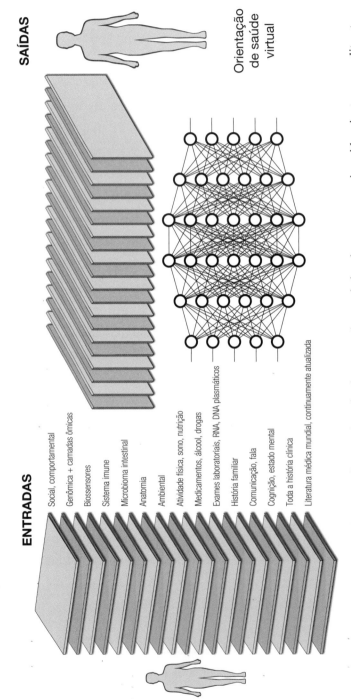

Figura 12.3 Um esquema de uma rede neural profunda com todos os dados de uma pessoa inseridos, junto com a literatura médica, para fornecer o desfecho do treinamento em saúde.

quais sensores específicos são necessários para prevenir ou manejar uma condição? A transcriptômica ou a epigenômica, por exemplo, não serão as mesmas em todo o corpo; em vez disso, elas são exclusivas de um determinado tipo de célula e não podemos acessar a maioria delas. Existem milhares de metabólitos que podem ser testados para uma pessoa, o que exigiria uma espectrometria de massa, cuja obtenção representa custos consideráveis. Da mesma forma, se tentássemos caracterizar o sistema imunológico de uma pessoa, os dados se aplicariam a apenas um momento no tempo, e os dados seriam complicados pelas diversas abordagens, como autoanticorpos, repertórios de células T e B, sequenciamento do complexo de histocompatibilidade e citometria de fluxo, que são usados para coletá-los. Quais indivíduos precisam ser monitorados quanto ao DNA tumoral circulante no plasma para a detecção precoce do câncer, ou quanto a sinais de RNA para o rastreamento da integridade dos órgãos (incluindo cérebro, fígado, rim e coração) e com que frequência? Quais dados e sensores ambientais, tais como qualidade do ar ou contagem de pólen, deveriam ser mantidos sob vigilância? Acho que agora você consegue perceber a quantidade aparentemente ilimitada de dados biológicos, fisiológicos, anatômicos, psicossociais e ambientais para escolher.

As perguntas parecem maiores do que essas. Quanto mais analisamos as métricas de uma pessoa, maior a probabilidade de entrarmos em uma toca de coelho e chegarmos a descobertas incidentais, o que meu colega Isaac Kohane apelidou de incidentaloma. Um exemplo disso são as ressonâncias magnéticas ou tomografias computadorizadas de corpo inteiro, que invariavelmente levam à visualização de defeitos ou anormalidades que requerem avaliação adicional, em geral exigindo uma biópsia, mas que, no final das contas, são apenas cistos ou nódulos benignos. Isso dá origem ao enigma de coletar uma pilha enorme de informações para o treinador de IA que irá gerar apenas uma saída repleta de resultados falso-positivos, em vez de atingir as metas pretendidas de melhores desfechos, prevenção ou melhor manejo.

302 Eric Topol

Sem dúvida, existem inúmeras interações no corpo humano sobre as quais temos bem pouco conhecimento. A abordagem de medicina de rede ou de sistemas exploraria a IA para nos ajudar a descobrir e entender como X se conecta com Y e Z, tal qual um sinal do cérebro que influencia a pressão arterial ou do microbioma intestinal que coloca a pessoa em risco de câncer. Além do pensamento reducionista em medicina que simplifica demais a saúde e as doenças humanas e tem uma compreensão tão pobre do "interactoma", há o desafio assustador da quarta dimensão: o tempo. Cada pessoa é dinâmica e está em constante evolução, para o bem ou para o mal, de alguma forma; portanto, quaisquer que sejam os dados coletados, precisamos reconhecer que existem restrições fundamentais para sua interpretabilidade. Definir os rótulos ou as verdades fundamentais para as redes neurais pode ser extremamente difícil.

Digamos que seja possível usar o aprendizado profundo e outras ferramentas de IA para contornar a preocupação com falso-positivos e descobrir qual é o ponto de saturação da coleta de dados para qualquer indivíduo em particular. Além disso, digamos que os desafios sejam enfrentados com sucesso por um treinador médico de IA que tem por objetivo a promoção da saúde. O treinador médico de IA teria que ser testado em um estudo randomizado e controlado para ser aceito pela comunidade médica e passar no teste definitivo de validação clínica. Até o momento, apenas uma empresa embarcou nesse caminho. Na China, a iCarbonX, encabeçada por Jun Wang, que anteriormente liderou a maior empresa genômica da China (BGI), atraiu mais de 600 milhões de dólares em financiamento e muitos parceiros corporativos, incluindo SomaLogic, HealthTell, AoBiome, General Atomic Technologies Corp, Robustnique, Imagu, PatientsLikeMe e duas das maiores seguradoras da China, AIA e China Life.[41] O plano de coleta de dados do iCarbonX é ambicioso e se sobrepõe parcialmente à Figura 12.3: estilo de vida, sequenciamento de DNA, proteômica, metabolômica, sistema imune via autoanticorpos, transcriptômica, microbioma intestinal, monitoramento contínuo da glicose e uso de banheiros e espelhos inteligentes, além dos *smartphones*, para coletar os dados. A intenção é aprender com 1 milhão de pessoas e desenvolver o melhor *chatbot* de assistente médico virtual com IA; o *slogan* da empresa é "Gerencie sua vida. Digitalmente.". Alguns especularam que a iCarbonX precisará de 10 milhões de pessoas, em vez de 1 milhão, e muito mais capital do que 600 milhões de dólares para executar essa missão de longo alcance. Entretanto, isso indica que pelo menos existe uma grande busca por um treinador mais amplo de saúde humana com IA.

Mesmo com essa colaboração que a iCarbonX criou, pode ser um exagero tentar cuidar de toda a saúde humana. Em vez disso, poderia fazer mais sentido focar em condições agudas específicas passíveis de serem evitadas, como infarto, asma, convulsões ou sepse, ou condições crônicas que poderiam ser mais bem manejadas, incluindo hipertensão, diabetes, depressão ou diferentes tipos de câncer. Mas essa abordagem mais restrita provavelmente introduziria vieses humanos sobre quais dados são úteis como entradas, sem tirar proveito das capacidades de descoberta não baseadas em hipóteses da rede neural. No entanto, esse provavelmente será o padrão, uma forma comprometida de avançar de maneira não holística. Embora esse caminho para treinamento sobre condições específicas possa acelerar o sucesso e a validação, não devemos perder de foco o objetivo da preservação geral da saúde.

Seja geral ou restrita, toda a literatura biomédica deve ser ingerida continuamente para que o treinador médico virtual seja extremamente eficaz. No caso do meu ortopedista, que não se lembrava da minha rara doença congênita, a osteocondrite dissecante, nem sabia que minha fisioterapia pós--operatória tinha que ser diferente da abordagem de rotina, um assistente virtual que soubesse disso teria sido de grande ajuda. Ter toda a literatura médica à disposição é muito mais complexo do que a ingestão da *Wikipédia* pelo Watson da IBM. Não existe, pelo menos neste momento, uma solução de IA para automatizar e organizar todas as informações, diferenciando a qualidade dos mais de 2 milhões de artigos biomédicos publicados a cada

304 Eric Topol

ano. A extração de texto pela IA é um trabalho que está em andamento, certamente melhorando, e será essencial para fundamentar o treinamento médico.[42] Confiar em uma fonte limitada de periódicos biomédicos de primeira linha pode ser uma estratégia provisória. Minha confiança de que um dia teremos o *corpus* de literatura médica elaborado pela IA foi reforçada pelas conversas que tive com a equipe de IA do Google e outras pessoas.

Também existem grandes desafios não científicos – o maior é ter todos os dados de uma pessoa. A noção de que o prontuário eletrônico é o recurso de conhecimento sagrado para cada paciente é um grande problema. Como vimos, isso não poderia estar mais longe da verdade. O prontuário eletrônico é uma visão estreita, incompleta e cheia de erros da saúde de um indivíduo. Ele representa o principal gargalo para o assistente médico virtual do futuro. A contribuição para o aprendizado profundo sobre um indivíduo depende da integridade e veracidade dos dados, e os equívocos sobre o valor dos prontuários eletrônicos nos Estados Unidos me levaram a escrever este *tweet*, intitulado "Seus. Dados. Médicos." (Tabela 12.1).

Analisarei brevemente todos esses 24 pontos. Como é seu corpo e você pagou pelos dados, você deve ser o proprietário – e não os médicos e hospitais, que, com exceção de um dos estados dos Estados Unidos, possuem legalmente seus dados. Se você fosse o proprietário e os controlasse, teria uma chance muito maior de evitar o roubo, a invasão e a venda de seus dados sem seu conhecimento. Embora muitos tenham declarado o fim da privacidade, esse simplesmente não será o caso para os dados médicos. A privacidade e a segurança de seus dados dependem de sua descentralização, desde grandes servidores, o principal alvo dos ladrões cibernéticos, até o menor número possível – o ideal sendo uma pessoa ou uma unidade familiar – armazenado em uma nuvem privada ou plataforma *blockchain*. Vimos como todo prontuário eletrônico tem vários erros que são perpetuados de uma consulta médica para outra, além de que todos temos muitos prontuários eletrônicos diferentes provenientes de todas as nossas diferentes consultas. E mesmo que

Tabela 12.1   Minha lista de 24 razões pelas quais você precisa possuir seus dados médicos e de saúde

É o seu corpo.
Você pagou por isso.
Vale mais do que qualquer outro tipo de dado.
Está sendo amplamente vendido, roubado e hackeado. E você não sabe disso.
Está cheio de erros que continuam sendo copiados e colados e que você não pode editar.
Você está/estará gerando mais, mas é uma terra de ninguém.
Sua privacidade médica é preciosa.
A única maneira de torná-lo seguro é ser descentralizado.
É propriedade legal de médicos e hospitais.
Os hospitais não compartilham ou não podem compartilhar seus dados ("bloqueio de informações").
Seu médico (> 65%) não lhe dará uma cópia das anotações do seu consultório.
Você está muito mais apto a compartilhar seus dados do que seu médico.
Você gostaria de compartilhá-lo para pesquisas médicas, mas não consegue obtê-lo.
Você já consultou muitos profissionais em sua vida; nenhum sistema de saúde/seguradora tem todos os seus dados.
Essencialmente, ninguém (nos Estados Unidos) tem todos os dados médicos desde o nascimento ao longo da vida.
Seu prontuário eletrônico foi projetado para maximizar o faturamento, não para ajudar sua saúde.
Você fica mais engajado e obtém melhores resultados quando tem seus dados.
Médicos que deram acesso total aos dados de seus pacientes fazem disso sua rotina.
Isso exige uma atualização abrangente, contínua e perfeita.
O acesso ou o "controle" de seus dados não são adequados.
Cerca de 10% dos exames médicos são duplicados desnecessariamente devido à inacessibilidade.
Você pode lidar com a verdade.
Você precisa possuir seus dados; isso deve ser um direito civil.
Isso poderia salvar sua vida.

306 Eric Topol

fossem precisos, lembre-se também de que os prontuários eletrônicos foram projetados para fins de cobrança, e não para serem um recurso abrangente de informações sobre o indivíduo.

A incompletude se acentua na atual era de sensores para rastrear parâmetros fisiológicos, como glicose contínua ou ritmo cardíaco, sem falar nos dados genômicos, também ausentes. É claro que, neste momento, poucas pessoas gostariam de ter seus dados genômicos armazenados em um prontuário médico cujos proprietários são sistemas de saúde ou médicos, onde poderiam cair nas mãos de empresas que vendem seguros de vida ou de invalidez de longo prazo. E também temos que reconhecer que a coleta de outros tipos de dados, como dieta ou até mesmo pressão arterial medida no banheiro, não é para todos; muitos não participariam disso, e eu certamente respeito o ponto de vista deles. Até que resolvamos a questão da proteção da privacidade e da propriedade dos dados médicos, esse é mais um motivo para não confiar na coalescência abrangente e contínua de suas informações.

Na configuração atual, obter seus dados é extremamente difícil. A maioria dos médicos americanos não compartilha voluntariamente suas anotações do consultório. Hospitais e sistemas de saúde em todo o país estão ativamente engajados no "bloqueio de informações", não querendo compartilhar os dados de um indivíduo por medo de perder o controle do paciente. Um método para garantir o controle é usar sistemas proprietários que não produzem arquivos interoperáveis, um problema para qualquer grupo que queira criar um assistente e para um sistema de saúde que precise acessar os arquivos de um rival. Apesar de o Departamento de Saúde e Serviços Humanos do governo dos Estados Unidos solicitar aos hospitais que se evite essa prática e de haver leis e regulamentações para evitá-la, o problema persiste.

Eu argumentei, junto com colegas, que possuir seus dados médicos deveria ser um direito civil.[43] Embora eu afirme que esse é o objetivo final desejado e provavelmente será uma realidade inevitável algum dia nos Estados Unidos, não podemos esperar décadas para que isso aconteça se quisermos alcançar todo o potencial do treinador médico virtual. Há muitos países ao redor do mundo que conseguiram configurar isso adequadamente. Considere a pequena nação pós-soviética Estônia, descrita no *New Yorker* como "a república digital": "Um princípio do sistema estoniano, que usa uma plataforma *blockchain* para proteger a privacidade e a segurança dos dados, é que um indivíduo possui todas as informações registradas sobre si".[44] Ninguém pode sequer dar uma olhada nos dados médicos de uma pessoa sem uma ligação dos supervisores do sistema perguntando por que isso é necessário. A eficiência do sistema de informática de saúde da Estônia, em contraste com a dos Estados Unidos, é impressionante, incluindo um aplicativo destinado a paramédicos que fornece informações sobre os pacientes antes que eles cheguem à sua casa e recursos avançados de telemedicina com monitoramento de sinais vitais em tempo real (com algoritmos de IA para interpretação), preparando o atendimento médico à distância e evitando interações medicamentosas adversas. Embora não tenham uma infraestrutura digital tão profunda, outros países, como Finlândia e Suíça, fornecem direitos de propriedade de dados médicos a seus cidadãos. Como resultado, há modelos provando que isso, além de viável, também é vantajoso – os cidadãos desses países têm se manifestado abertamente a favor do controle e da propriedade de seus dados de saúde. Eles estão em uma posição privilegiada e pioneira por terem estabelecido as bases para o assistente médico virtual.

Além disso, existe a forma que o assistente assume. Em algum ponto, transcenderemos a conversa com cilindros, como os *designs* atuais da Amazon e do Google. Em *The Power of Kindness,* meu amigo Brian Goldman, médico canadense de pronto-socorro, dedica um capítulo ao poder dos robôs "mais gentis" para se comunicar com pessoas, especialmente idosos com prejuízo cognitivo.[45] Os robôs que ele observou em ação com pessoas no Japão, como Telenoids da Universidade de Osaka e do Instituto Avançado de Pesquisa em Telecomunicações, são apenas o começo. Hiroshi Ishiguro é a força motriz por lá; ele criou *bots* com impressionantes fac-símiles humanos, incluindo sua notável semelhança com mãos humanas.[46] Assim como a personagem principal do filme *Ex Machina,* Sophia*,* da Hanson Robotics em Hong Kong, é outro exemplo de robô altamente sofisticado, de aparência humanoide, que está ficando mais interativo.[47] Mas o treinador médico por voz do futuro precisa ser eminentemente portátil. É por isso que acho que os avatares de rosto humano feitos pela Soul Machines em Auckland, Nova Zelândia, representam o protótipo. Esses avatares têm sensores de IA integrados para detectar o humor ou a fadiga de uma pessoa, seus olhos fazem contato próximo e acompanham você enquanto se move, e sua capacidade de conversar está melhorando rapidamente.[48] Esses avatares já estão sendo usados em quiosques por algumas companhias aéreas e bancos; transferir o *software* para uma plataforma de *smartphone*, *tablet* ou relógio será a próxima etapa. Existem estudos-piloto em andamento na Nova Zelândia para diagnóstico e tratamento médico na atenção primária.

Além do formato aprimorado, há outros problemas a serem resolvidos. Para começar, muitas pessoas não gostariam de ter um treinador de IA devido a preocupações legítimas com o Big Brother e a privacidade, por maiores que sejam as garantias de que seus dados estariam seguros. Se, de fato, o treinador de IA melhorasse os resultados e reduzisse os custos, os empregadores e as seguradoras de saúde gostariam que esses dispositivos fossem usados rotineiramente, criando tensão e preocupações éticas para muitos que desejam e têm direito à autonomia. Mesmo que na verdade sejam apenas *softwares* e algoritmos, o custo de ter um treinador de IA pode ser alto e agravar os sérios problemas que já temos com as desigualdades na saúde.

Grande parte do sucesso final do assistente médico virtual se baseará na mudança do comportamento humano, porque grande parte da carga de doenças está relacionada a um estilo de vida precário. Como afirmaram Mitesh Patel e colegas, "O caminho final comum para a aplicação de quase todos os avanços da medicina é o comportamento humano".[49] Pessimismo é o que não falta. Veja Ezekiel Emanuel, que escreveu: "Não há razão para pensar que a medicina virtual conseguirá induzir a maioria dos pacientes a cooperar mais com os próprios cuidados, por mais engenhosos que sejam os aparelhos mais recentes. Muitos estudos que tentaram alguma intervenção de alta tecnologia para melhorar a saúde dos pacientes falharam".[50] Aprendemos muito sobre ciência comportamental nos últimos anos, mas ainda sabemos relativamente pouco sobre como tornar o estilo de vida das pessoas mais saudável. Uma das líderes nesse campo é Theresa Marteau, da Universidade de Cambridge, que ressalta que paramos de nadar quando vemos um aviso de águas infestadas de tubarões, mas não respondemos aos aconselhamentos relativos a melhorias do estilo de vida.[51] Ela e muitos outros líderes afirmam que mudar o comportamento exige que se levem em conta os processos mentais inconscientes, os sinais físicos sutis que moldam nosso comportamento – os estímulos. Ainda não encontramos os estímulos eficazes que mudarão de forma duradoura os hábitos de saúde de uma pessoa, apesar de táticas como incentivos financeiros ou outros, gamificação ou competições gerenciadas. Mas estamos melhorando o uso de modelos para prever comportamentos *online* e *offline*, o que pode ser útil para identificar quais pessoas provavelmente serão responsivas ou refratárias.[52] Pensar que o auge da era das máquinas para promover a saúde poderia ser destruído pela natureza humana é preocupante. Mas esse obstáculo potencial precisa ser enfrentado e, esperançosamente, superado se o conceito de um treinador médico virtual algum dia se tornar uma realidade cotidiana transformadora. Um novo estudo da Finlândia com mais de 7 mil indivíduos que receberam sua pontuação de risco genético para doenças cardíacas é especialmente encorajador – após 18 meses de acompanhamento, houve uma proporção impressionante de participantes que pararam de fumar (17%) e perderam peso (14%) entre aqueles com maior risco.[53] Os resultados contradizem a noção de que "personalizar as informações sobre riscos" não será eficaz.[54] Talvez alguma combinação de estímulos de IA, dados individualizados e incentivos acabe por superar esse imenso desafio.

Hoje, o carro autônomo é visto como a forma mais avançada de IA. Acho que o auge do futuro da saúde será construir o treinador médico virtual para promover humanos saudáveis e autônomos. Reconhecendo que não faltam obstáculos, continuo confiante de que ele será construído e totalmente validado clinicamente algum dia. Se nós, como humanos, podemos colocar um homem na lua, desenvolver a internet e criar um mapa da Terra no Google, não há razão para não conseguirmos atingir esse objetivo. Fornecerei agora alguns exemplos de como poderá ser nosso futuro.

"Bob, percebi que sua frequência cardíaca e pressão arterial em repouso aumentaram nos últimos 10 dias. Você poderia abrir o aplicativo de imagem de retina do seu *smartphone* e tirar uma foto?"

"Ok, Rachel, aqui está."

"Bob, sua retina não mostra nenhum sinal de que você esteja com a pressão arterial fora de controle. Então isso é bom. Você está sentindo algum aperto no peito?"

"Não, Rachel."

"Com seu perfil de risco genômico para doenças cardíacas, só quero ter certeza de que não é isso que está acontecendo."

"Obrigado, Rachel. Senti algo diferente na mandíbula da última vez que usei a esteira, mas a sensação passou depois de alguns minutos."

"Bob, isso poderia ser angina. Acho que um teste ergométrico ajudaria a resolver isso. Analisei sua agenda para a próxima semana e marquei provisoriamente um horário com o Dr. Jones na terça à tarde, às 16h, no caminho do trabalho para casa, se estiver tudo bem."

"Obrigado, Rachel."

"Não se esqueça de levar tênis de corrida e roupas de ginástica. Vou lembrá-lo."

"David, estou sentindo um desconforto na barriga."

"Lamento ouvir isso, Karen. Há quanto tempo você está sentindo esse desconforto?"

"Cerca de duas horas, e parece que está piorando, David."

"Karen, onde você está sentindo isso?"

"No lado direito, David."

"O que e quando você comeu pela última vez?"

"Comi um hambúrguer, batata frita e chá gelado de uma só vez."

"Ok, Karen. Algum outro sintoma, como náusea?"

"Não, David, só dor de barriga."

"Certo, vamos pegar a sonda de ultrassom do *smartphone* e posicioná-la sobre sua barriga."

"Já a coloquei, David."

"Karen, as imagens não estão com boa qualidade. Você precisa mover a sonda para cima e mais para a direita."

"Assim, David?"

"Sim, bem melhor. Vejo alguns cálculos biliares, o que pode explicar esse desconforto. O histórico familiar de sua mãe sugere isso, assim como sua pontuação de risco genômico."

"Isso faz sentido, David."

"Deixe-me ligar para o Dr. Jones para ver o que ele recomenda. A boa notícia é que, de acordo com o ultrassom, parece que os cálculos podem ser dissolvidos com medicamentos."

"Randy, acabei de receber os dados do seu microbioma intestinal para revisar."

"Ok, Robin, e o que eles mostram?"

"A bactéria dominante é *Bacteroides stercoris*. Ela está presente em você numa quantidade 20 vezes maior do que na população em geral. Acabei de revisar a literatura e encontrei uma publicação na *Nature* da semana passada. Diz que isso causará picos na glicose após a ingestão de carboidratos."

"Robin, eu ando preocupada porque meu sensor de glicose tem mostrado muitos picos depois de comer e tenho predisposição ao diabetes. E você sabe que eu perdi 10 quilos e tenho me exercitado mais no último mês."

"Certo, Randy. Deixe-me consultar os especialistas médicos da YouBiome e ver qual modulação do microbioma eles recomendam. Em seguida estarei de volta."

[Sua música favorita é tocada nesse intervalo de cinco minutos.]

"Randy, eles dizem que não há necessidade urgente de tomar uma preparação probiótica. Eles aconselham que você faça uma dieta com poucos carboidratos por pelo menos quatro semanas e depois reavalie sua glicose."

"Certo, Robin."

"Randy, havia outra bactéria presente chamada *S. fecalis* que sugere que você tem um risco aumentado de câncer de cólon. Sua última colonoscopia foi há sete anos. Posso marcar uma consulta, ou você prefere coletar uma amostra de sangue para pesquisar o DNA tumoral?"

"Eu prefiro a amostra de sangue. Essa maldita preparação para colonoscopia é uma tortura."

"Eu solicitei o *kit*. Chegará na quarta-feira."

"Sarah, como está sua respiração?"

"Está tudo bem, Katie."

"Você está se aproximando de uma área de risco para crises de asma, Sarah."

"Obrigada por avisar."

"Sarah, vamos fazer um teste de função pulmonar."

"Ok, Katie... Acabei de soprar no exalador."

"Já recebi aqui, Sarah. Seu nível de óxido nítrico e seu volume forçado estão baixos. Sugiro que você aplique duas doses do inalador."

"Pronto, Katie. E vejo que você está me sugerindo um desvio da Front Street."

"Só vai levar dois minutos a mais."

"O que você sugere a respeito de minha função pulmonar?"

"Sarah, eu diria que uma combinação de menos exercícios e alta contagem de pólen a fez piorar. O sensor ambiental de poluentes em casa e no trabalho está estável e não está apresentando aumento."

"Vou começar a caminhar mais, Katie."

"John, percebi que sua saturação de oxigênio caiu para 67 ontem à noite."

"Ann, esqueci de colocar minha máscara BiPAP."

"John, sua pressão arterial subiu para 195 na ocasião, e permaneceu alta a noite toda, uma média de 155 de sistólica."

Medicina profunda **313**

"Então não é só minha apneia do sono, Ann?"

"Não, John. Seu ganho de peso de 6 kg e nenhum exercício na semana passada provavelmente estejam contribuindo."

"Isso porque minhas costas estavam me matando e eu fiquei à toa comendo."

"Sim, eu o avisei sobre isso!"

"Ok, Ann, agora chega. Eu desisto. Você está demitida."

Com esses exemplos, você já pode imaginar para onde o campo está indo. Tentei enfatizar a necessidade de dados holísticos, médicos de apoio e especialistas humanos. Em última análise, o treinador médico virtual se revelará uma verdadeira bênção para os consumidores, mesmo que isso demore anos.

Agora estamos prontos para o capítulo final de *Medicina Profunda,* quando usamos o futuro para trazer de volta o passado.

CAPÍTULO 13

EMPATIA PROFUNDA

Ao aprender a conversar com seus pacientes, o médico pode se convencer a voltar a amar seu trabalho. Ele tem pouco a perder e muito a ganhar ao deixar o doente entrar em seu coração.

—Anatole Broyard

Por esses meios, podemos esperar alcançar não de fato um admirável mundo novo, nenhum tipo de utopia perfeccionista, mas o objetivo mais modesto e muito mais desejável: uma sociedade genuinamente humana.

—Aldous Huxley

No outono de 1975, ingressei na faculdade de medicina com outros 90 estudantes, a maioria de nós recém-saídos da escola. Éramos um grupo idealista. *Marcus Welby, M.D.*, um gentil médico de família e com o melhor desempenho à beira do leito, era o programa médico mais popular de televisão na época, e o programa *Dr. Kildare* ainda era reprisado com frequência. O mundo da medicina era mais simples – havia tempo para desenvolver um relacionamento genuíno com os pacientes. Havia poucos procedimentos médicos, exames sofisticados (além das radiografias) ou exames laboratoriais para solicitar. As anotações de uma consulta ou das rondas hospitalares eram escritas à mão no prontuário. A duração mínima de uma consulta clínica para um novo paciente era de 1 hora, e as consultas de retorno duravam 30 minutos. Não existia um comércio de clínicas. Nem unidades de valor relativo para o desempenho de um médico. Tampouco relatórios mensais de produtividade para cada médico. Havia poucos administradores de hospitais

316 Eric Topol

ou clínicas. Não havia prontuário eletrônico, é claro, nem era necessário passar o dobro de horas com o computador em detrimento dos pacientes. Até mesmo máquinas de escrever dificilmente eram encontradas em instalações médicas. O termo "sistema de saúde" ainda não havia sido cunhado. Nos Estados Unidos, havia menos de 4 milhões de empregos na área da saúde. Gastávamos menos de 800 dólares por paciente ao ano em cuidados de saúde; isso representava menos de 8% do PIB do país.[1]

Quanta diferença faz um período de 40 anos. A medicina agora é um grande negócio – o maior negócio do país. Existem mais de 16 milhões de empregos na área da saúde nos Estados Unidos (a principal fonte de emprego no país e também na maioria das cidades), e muitos sistemas de saúde "sem fins lucrativos" têm receitas de primeira linha que chegam a dezenas de bilhões. Agora gastamos mais de 11 mil dólares por pessoa em saúde e mais de 3,5 trilhões de dólares por ano, aproximadamente 19% do produto interno bruto. Alguns medicamentos e terapias custam mais de 1 milhão de dólares por tratamento, a maioria dos novos medicamentos para o câncer custa mais de 100 mil dólares por curso de tratamento e muitos medicamentos especiais custam cerca de 2 mil dólares ao mês. Se você corrigir os números para a inflação e para o crescimento e envelhecimento da população, verá rapidamente que estamos lidando com um trem desgovernado. Os sistemas de saúde agora têm ativos de investimento notáveis, como a Kaiser Health com mais de 40 bilhões de dólares, a Ascension Health com mais de 17 bilhões de dólares e a Cleveland Clinic com mais de 9 bilhões de dólares.[2]

Junto com o crescimento econômico explosivo da saúde, a prática da medicina tem sido cada vez mais desumanizada. Surpreendentemente, 90 anos atrás, Francis Peabody previu que isso aconteceria: "Hospitais (...) tendem a se transformar em máquinas desumanizadas".[3] (Abro aqui um parêntese: se você ler pelo menos um artigo citado neste capítulo, este seria o único necessário.) Em vez de toda a conversa sobre medicina "personalizada", os interesses comerciais superaram a assistência médica. Os médicos precisam obter o máximo de produtividade e lucros. Passamos cada vez menos tempo com os pacientes, e esse tempo fica prejudicado sem o vínculo entre humanos. A profissão médica há muito tempo está atolada em ineficiências, erros, desperdício e resultados abaixo do ideal. Nas últimas décadas, ela perdeu a capacidade de cuidar verdadeiramente dos pacientes. Uma consulta com um paciente novo dura em média 12 minutos; uma consulta de retorno, 7. Já se foram os dias de Marcus Welby.

A inteligência artificial (IA) vai mudar profundamente a medicina. Isso não significa necessariamente que seja para melhor. Hoje, as aplicações da tecnologia podem ser restritas e especializadas, e muitos de seus benefícios ainda se encontram no estágio probatório, mas, por fim, ela afetará a forma como todos fazem seu trabalho na medicina – não apenas os "médicos com padrões", como radiologistas, patologistas e dermatologistas, mas todo tipo de médico, enfermeiro, assistente médico, farmacêutico, fisioterapeuta, prestador de cuidados paliativos e paramédicos. Veremos uma melhora acentuada na produtividade e eficiência não apenas para as pessoas, mas para as operações em hospitais e clínicas. Ainda faltam muitos anos para que tudo isso aconteça, mas, em última análise, essa deve ser considerada a transformação mais ampla na história da medicina. O fluxo de trabalho supersimplificado que está diante de nós, afetando todos os aspectos da saúde como a conhecemos hoje, de uma forma ou de outra, pode ser usado de duas maneiras bastante diferentes e opostas: para melhorar muito as coisas ou para torná-las bem piores. Temos que sair na frente agora para ter certeza de que estamos indo na direção certa.

A DÁDIVA DO TEMPO

Uma das consequências potenciais mais importantes da IA na medicina é a dádiva do tempo. Mais da metade de todos os médicos sofre de esgotamento, e uma proporção impressionante (mais de um em cada quatro médicos jovens) sofre de depressão franca.[4] Há entre 300 e 400 suicídios de médicos a cada ano nos Estados Unidos.[5] O esgotamento leva a erros médicos, e os

318 Eric Topol

erros médicos, por sua vez, promovem o esgotamento. Algo precisa ser feito. Um melhor equilíbrio entre vida profissional e pessoal, incluindo mais tempo para si mesmo, com a família, amigos e até com os pacientes, pode não ser a solução. Mas certamente é um começo.

O tempo é essencial para a qualidade dos cuidados que os pacientes recebem e para seus desfechos de saúde. O National Bureau of Economic Research publicou um artigo em 2018 de Elena Andreyeva e colegas da Universidade da Pensilvânia que estudou o efeito da duração das consultas domiciliares de pacientes que receberam alta hospitalar após tratamento para doenças agudas. Com base em mais de 60 mil visitas de enfermeiros, fisioterapeutas e médicos, eles descobriram que, para cada minuto extra de duração de uma consulta, havia uma redução no risco de reinternação hospitalar de 8%.[6] Para profissionais de meio período, a diminuição na reinternação foi de 16% por minuto extra; para enfermeiros, em particular, a redução foi de 13% por minuto. De todos os fatores que os pesquisadores descobriram que poderiam influenciar o risco de reinternação hospitalar, o tempo foi o mais importante.

Em 1895, William Osler escreveu: "Um caso não pode ser examinado satisfatoriamente em menos de meia hora. Um homem doente gosta que passem mais tempo com ele e não fica satisfeito com um exame apressado de 10 ou 12 minutos".[7] Isso é verdade 120 anos depois. E sempre continuará sendo verdade.

David Meltzer, internista da Universidade de Chicago, estudou a relação entre o tempo passado com os médicos e os principais fatores relacionados, como a continuidade dos cuidados, na qual o mesmo médico que o atende no consultório também o vê se você precisar de cuidados em um hospital. Ele relata que passar mais tempo com os pacientes reduziu as hospitalizações em 20%, o que resultou em uma economia de milhões de dólares e ajudou a evitar os riscos de infecções hospitalares e outros contratempos no hospital. Essa magnitude de benefício foi posteriormente replicada pela Kaiser Permanente e pela Vanderbilt University.[8]

Esses estudos demonstram a importância fundamental do tempo que o médico passa com o paciente. Uma consulta mais longa, além de melhorar a comunicação e gerar confiança, também está associada a melhores desfechos e pode reduzir os custos subsequentes. É como um investimento inicial que paga grandes dividendos, o que vai na direção totalmente oposta ao impulso de produtividade na área da saúde, em que os médicos são pressionados a atender mais pacientes em menos tempo. Obviamente, economizar esse dinheiro toma o tempo do médico. Um estudo, chamado Healthy Work Place, com 168 médicos em 34 clínicas, demonstrou que o ritmo de trabalho era um dos determinantes mais importantes da satisfação no trabalho.[9] Um fascinante artigo de 2017 da psicóloga Ashley Whillans e seus colegas, intitulado "Buying Time Promotes Happiness", mostrou que economizar tempo resultou em maior satisfação com a vida. As pessoas estudadas eram provenientes de diversas populações representativas dos Estados Unidos, do Canadá, da Dinamarca e da Holanda, bem como de um grupo distinto de mais de 800 milionários holandeses. O aumento da felicidade derivado do tempo extra obtido era generalizado, independentemente da renda ou da condição socioeconômica, desafiando o velho ditado de que dinheiro não compra felicidade.[10] O projeto em andamento do Banco de Tempo (Time Bank) na faculdade de medicina da Universidade de Stanford mostra como isso funciona. O Banco de Tempo foi criado para recompensar os médicos pelo tempo gasto em trabalhos subestimados, como orientação, participação em comitês e cobertura de colegas. Em troca, os médicos recebem *vouchers* para serviços que economizam tempo, como limpeza da casa ou entrega de refeições, levando a uma melhor satisfação no trabalho, equilíbrio entre vida profissional e pessoal e taxas de retenção.[11]

Assim como meus colegas de turma em 1975, a maioria das pessoas que ingressaram na profissão médica são motivadas e se sentem privilegiadas

320 Eric Topol

por ter a capacidade de cuidar de pacientes. Em grande parte, o desencanto desenfreado é o resultado de não sermos capazes de executar nossa missão de forma humanística. David Rosenthal e Abraham Verghese resumiram isso muito bem:

> Em suma, a maior parte do que definimos como "trabalho" ocorre longe do paciente, nas salas de prescrição e nos computadores. Desviar nossa atenção das vidas, corpos e almas das pessoas confiadas aos nossos cuidados é algo tão frequente que hoje virou um clichê cultural o fato de o médico se concentrar na tela e não no paciente. Como a tecnologia nos permitiu cuidar de pacientes longe do leito e da equipe de enfermagem, nos distanciamos da personalidade, da identidade corporal dos pacientes, bem como de nossos colegas, para fazer nosso trabalho no computador.[12]

A IA pode ajudar a conquistar a dádiva do tempo com os pacientes. Em 2018, o Institute for Public Policy Research publicou um extenso relatório sobre o impacto da IA e da tecnologia intitulado "Better Health and Care for All", projetando que o tempo potencial liberado para cuidar dos pacientes será, em média, superior a 25% para vários tipos de médicos.[13] Um dos efeitos mais importantes aparecerá quando os médicos conseguirem se libertar dos prontuários eletrônicos. Na Universidade do Colorado, tirar o computador da sala de exames e trazer assistentes humanos para apoiar os médicos levou a uma redução impressionante nas taxas de esgotamento dos profissionais, de 53% para 13%.[14] Não há razão para pensar que o uso do processamento de linguagem natural durante as consultas com pacientes não possa ter o mesmo efeito. Porém, a solução tecnológica em si não funcionará a menos que se reconheça que a medicina não é uma linha de montagem. Como Ronald Epstein e Michael Privitera escreveram no *Lancet*: "Os médicos, desiludidos com a orientação produtiva dos administradores e com a ausência de afirmação dos valores e relacionamentos que sustentam seu senso de propósito, precisam de líderes esclarecidos que reconheçam que a medicina é um empreendimento humano e não uma linha de montagem".[15]

Em alguma medida, eles estão certos: precisamos de todos a bordo, não apenas de líderes. Se a maior eficiência for usada apenas pelos administradores como um meio de aumentar a produtividade, para que os médicos atendam mais pacientes, interpretem mais exames ou lâminas e maximizem a produtividade, não haverá a dádiva do tempo. É perfeitamente possível que isso aconteça: afinal, foram os próprios médicos que permitiram a invasão de prontuários eletrônicos grosseiramente inadequados na clínica sem nunca enfrentar empresas como a Epic, que tem, em seus contratos com hospitais e médicos, uma cláusula de mordaça que os proíbe de depreciar os prontuários eletrônicos ou até mesmo publicar capturas de tela do prontuário.[16] Desta vez, será vital que os médicos assumam o papel de ativistas.

Infelizmente, é improvável que o ativismo dos médicos seja apoiado por organizações médicas profissionais, pelo menos não nos Estados Unidos. Por um lado, não há uma representação única dos médicos: os membros da American Medical Association não chegam nem a um terço dos médicos praticantes.[17] Pior ainda, mesmo essa representação dificilmente é real: grupos médicos profissionais funcionam predominantemente como corporações comerciais para proteger o reembolso de seus constituintes. Todavia, há muito capital disponível para influência potencial. Dos sete principais lobistas do governo dos Estados Unidos em 2017, quatro eram entidades de saúde: Pharma Research and Manufacturers (25,8 milhões de dólares), Blue Cross Blue Shield (24,3 milhões de dólares), American Hospital Association (22,1 milhões de dólares) e American Medical Association (21,5 milhões de dólares).[18] Hoje, infelizmente, isso é usado para proteger os interesses financeiros, e não os interesses de pacientes ou médicos.

Porém, mesmo que a tecnologia dê mais tempo aos médicos, isso não será suficiente. No entanto, esta é a raiz das várias mudanças que precisam acontecer na forma como os médicos pensam e interagem com seus pacientes para que a medicina seja realmente profunda.

SENDO HUMANOS

Atualmente, há uma grande escassez de empatia na medicina, sendo apenas parte dela relacionada ao tempo inadequado.

Ironicamente, Matthew Castle, médico na Inglaterra, publicou "Burnout", um ensaio no qual ele se projetou como médico com IA de máquina em 2100. Ele possuía muita inteligência de aprendizado profundo, perfil molecular e neuropsiquiátrico completo de cada paciente, domínio de toda a literatura biomédica e a capacidade de realizar milhares de consultas simultâneas. Com todos esses dados e inteligência artificial (IA), você pensaria que tudo seria utópico, mas a empresa para a qual ele trabalhava exigia qualidades humanísticas. Ele acaba ficando esgotado e solicita um período sabático de seis meses porque "o problema é a necessidade de desenvolver empatia"! Ele escreve: "Não importa quão poderoso seja o *software* humano ou de máquina: peça que ele faça algo impossível e ele falhará".[19]

À medida que as máquinas ficarem mais inteligentes, os humanos terão que evoluir por um caminho diferente do das máquinas e precisarão se tornar mais humanos. Tentei retratar esse ponto na Figura 13.1. É improvável que o desempenho humano mude materialmente com o tempo. Mas as máquinas superarão cada vez mais os humanos em várias tarefas restritas. Para levar os humanos ao próximo nível, precisamos aprimorar nossas qualidades humanistas, que sempre nos diferenciarão das máquinas. Notavelmente, a empatia humana não é algo que as máquinas possam de fato simular, apesar dos esforços contínuos para projetar robôs ou aplicativos sociáveis que promovam a empatia. Sim, é verdade que a IA que busca detectar emoções humanas como raiva, tristeza, fadiga e distração ainda está sendo pesquisada.[20] Certa capacidade de empatia vem sendo incorporada aos humanos virtuais fabricados pelas empresas mais avançadas na área de robótica, mas até mesmo os especialistas em IA admitem que sempre haverá uma lacuna, a incapacidade de "imbuir tal máquina de humanidade" – aquela presença inefável que os

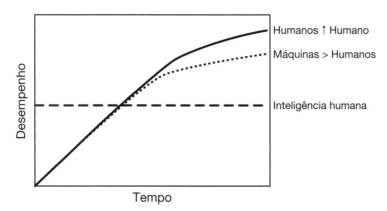

Figura 13.1 Ao longo do tempo, é pouco provável que a inteligência e o desempenho humanos mudem ou melhorem de forma significativa. As máquinas, para muitas tarefas restritas, alcançarão cada vez mais um desempenho sobre-humano. Nosso objetivo futuro na medicina é levar nossas qualidades humanísticas para o próximo nível.

japoneses chamam de *sonzai-kan*.[21] E a empatia é apenas uma das características essenciais do ser humano. Acrescento aqui a capacidade de amar, rir, chorar, sonhar, ter medo, angustiar-se, alegrar-se, confiar e cuidar uns dos outros, sofrer, explorar, contar histórias, inspirar, ser curioso, criativo, grato, otimista, gentil, expressar emoções, compreender, ser generoso e respeitoso. E ser adaptável, inovador, intuitivo, ter bom senso, cultura e a capacidade de abstrair e contextualizar. Ter uma alma. E muito mais.

Brian Christian, especialista em IA, escreveu sobre ser humano em *The Most Human Human:* "Ser humano é ser um humano, uma pessoa específica com uma história de vida, idiossincrasias e pontos de vista; a inteligência artificial sugere que a linha entre máquinas inteligentes e pessoas fica mais borrada quando dessa identidade se faz um purê". Mais uma razão pela qual não podemos permitir que essa linha seja borrada.

Uma cláusula importante do Juramento de Hipócrates afirma que "simpatia e compreensão podem superar a faca do cirurgião ou a droga do químico". A empatia é a espinha dorsal do relacionamento com os pacientes.

324 Eric Topol

Em uma revisão sistemática de 964 estudos originais que examinaram os efeitos da capacidade de empatia dos médicos, houve uma relação inequivocamente positiva entre empatia e melhorias nos desfechos clínicos, satisfação do paciente, adesão às recomendações e prescrições e redução da ansiedade e do estresse.[22]

A empatia é crucial para nossa capacidade de testemunhar o sofrimento de outras pessoas.[23] Ironicamente, como médicos, somos treinados para evitar a palavra "sofrimento" porque ela não é capaz de desencadear uma resposta. O *Manual de Estilo da Associação Médica Americana* diz que devemos "evitar descrever as pessoas como vítimas ou com outros termos emocionais que sugiram impotência (afligida, sofrendo, acometida, mutilada)". Thomas Lee, escrevendo no *New England Journal of Medicine,* argumenta que, embora "o sofrimento humano possa ser considerado (e preferencialmente evitado) de forma abstrata", é importante que "os pacientes em geral simplesmente 'tenham' uma doença, complicações ou efeitos colaterais em vez de 'sofrer' ou 'sofrer por eles'". Ele afirma que os médicos devem procurar "evitar a palavra 'sofrimento', embora saibamos que ela é real para nossos pacientes, porque a ideia de assumir a responsabilidade por ela nos oprime como indivíduos – e já estamos sobrecarregados com nossos outros deveres e obrigações". Talvez por isso não seja uma surpresa, então, que existam códigos de cobrança, taxas de reembolso e comprimidos para tratar a ansiedade, mas nada para aliviar o sofrimento.

Também não há máquina que faça isso; aliviar o sofrimento depende da união entre humanos; requer tempo e sua base é a confiança.

Pouco tempo atrás, atendi uma paciente jovem em busca de uma segunda opinião porque havia passado por vários episódios de "morte súbita abortada". O termo por si só transmite uma frieza ainda pior do que rotular as pessoas como portadoras de "insuficiência cardíaca" – uma frieza que precisa ser substituída por algo mais quente. A maneira como falamos sobre o sofrimento de nossos pacientes se transforma nas palavras importantes com as quais as pessoas afetadas precisam conviver e nas quais pensam todos os dias de suas vidas. Para evitar outro episódio de ritmo cardíaco potencialmente fatal, essa paciente foi submetida à implantação de um desfibrilador. Isso exigiu que uma grande quantidade de *hardware* fosse inserida no coração e no corpo dessa jovem. O procedimento, por si só, já era traumático. Mas seu sofrimento era ainda maior do que isso. Ao me contar seus medos e preocupações, ela disse que ela e o marido queriam ter um bebê, mas... Ela começou a soluçar, e continuou soluçando, enquanto se esforçava para me contar que não queria transmitir o gene ruim para o bebê. Também comecei a chorar, me identificando totalmente com a preocupação dela. Talvez, em parte, porque minha filha estivesse grávida na época.

Ela estava sofrendo, não apenas em razão do que passou, mas por imaginar fazer o filho passar pelo mesmo. Segurei a mão dela e tentei confortá-la. Isso também serviu para me consolar. Depois de alguns minutos, eu disse a ela que sequenciaríamos seu genoma em busca da mutação que poderia ter causado o distúrbio do ritmo cardíaco. E se o encontrássemos, isso poderia ajudar na seleção de um embrião, evitando assim passá-lo para os filhos. Meses depois, conseguimos encontrar a mutação; ela e o marido ficaram aliviados ao saber que poderiam engravidar sem essa terrível ansiedade e peso emocional. A experiência me fez pensar que o termo "medicina profunda" era adequado.

Dada a importância da empatia para melhorar o desempenho do médico e os resultados psicossociais, é vital saber se a empatia pode ser nutrida – ou destruída. Zak Kelm e colaboradores realizaram uma análise importante de 64 estudos, 10 dos quais eles consideraram rigorosamente elaborados; em geral, os estudos mostraram que a empatia pode ser cultivada entre médicos.[24] Infelizmente, os escores de empatia diminuem durante a formação médica, pois a empatia é desafiada pelo ambiente de prática. Como observou David

Scales, médico-residente, os profissionais não têm tempo para cuidar dos pacientes da forma como os médicos esperam e como os pacientes merecem, e o resultado que se vê são médicos culpando "a pressão de tempo criada por um sistema de cobrança que privilegia a quantidade de pacientes atendidos em detrimento da qualidade, a falta de controle sobre o ambiente de trabalho caótico e o tempo infinito gasto em tarefas administrativas".[25] Também sabemos que os profissionais médicos geralmente têm pontuações baixas nos testes de quociente de empatia (QE). Os QEs de indivíduos altruístas estão na faixa de 60 a 70, artistas e músicos têm QEs na faixa dos 50, médicos na faixa dos 40 e psicopatas, QEs inferiores a 10.[26] Nós até já vimos a neuroanatomia da empatia definida e pudemos identificar com exatidão a parte do cérebro e os circuitos responsáveis por ela, junto com a ativação e supressão biológica, psicológica e social. O mais encorajador, porém, é que existe plasticidade cerebral para as habilidades básicas de empatia, compaixão e visão da perspectiva de outra pessoa, semelhante à forma como é possível ter hipertrofia de partes do cérebro responsáveis pela navegação, como se descobriu em taxistas de Londres. Por exemplo, mais de 300 adultos saudáveis (não médicos) foram submetidos a treinamentos destinados a melhorar a presença (definida como atenção e consciência interoceptiva), o afeto (cuidado, compaixão, motivação pró-social, trabalho com emoções difíceis) e a perspectiva (metacognição, perspectiva sobre si mesmo e sobre os outros). Imagens de ressonância magnética em série durante o treinamento revelaram mudanças significativas ao longo de nove meses na morfologia cerebral associada a cada módulo comportamental.[27] Portanto, há esperança – na verdade, evidências anatômicas e empíricas – de que a empatia e as habilidades sociais podem ser promovidas e de que podemos tomar iniciativas intensivas para promover a empatia em todos os médicos. Afinal, os curadores também precisam de cura. Não precisávamos ter chegado à crescente incidência de depressão e suicídio para aproveitar esse potencial.

PRESENÇA

A empatia é um começo. Mas o problema com a relação médico-paciente é muito maior do que ter ou perder empatia. Para que a conexão entre humanos seja profunda e genuína, muitos fatores são essenciais. A principal razão pela qual pedi ao meu amigo Abraham Verghese que escrevesse o prefácio deste livro é porque ele foi o pioneiro da presença – a arte e a ciência da conexão humana – e encabeçou uma grande iniciativa para defender o campo.[28] Como diz Verghese, "Estar presente é essencial para o bem-estar dos pacientes e cuidadores, e é fundamental para estabelecer confiança em todas as interações humanas". Ele nos deu uma definição conclusiva: "É um grito de guerra de uma palavra só para pacientes e médicos, o terreno comum que compartilhamos, a única coisa que não devemos colocar a perder, aquele ponto de partida por onde começar uma reforma, a única palavra a ser escrita no cartaz enquanto nos unimos pela causa. Presença. Ponto final".[29]

Sharon Roman, paciente com esclerose múltipla, escreveu que, "quando as mãos ficam calejadas e ásperas, os ouvidos não são ouvidos e os exames começam a parecer interrogatórios, é hora de reconsiderar" a escolha do médico.[30] Não há dúvida de que nossos pacientes querem que os médicos estejam presentes, com escuta intencional e atenção total. Isso raramente ocorre hoje. Em vez de ouvir, os médicos interrompem. Na verdade, o tempo que leva para que os médicos interrompam seus pacientes desde o início da consulta é em média de apenas 18 segundos. Dezoito segundos.[31] Esse desejo de ir direto ao ponto, em vez de dar ao paciente a chance de contar sua narrativa, sem dúvida coincide com a extrema pressão de tempo que os médicos estão enfrentando. Que oportunidade incrível de conhecer pessoas, observar emoções ao relacionar suas preocupações e sintomas e as próprias teorias sobre o que está errado. O pai da medicina moderna, William Osler, disse: "Apenas ouça seu paciente; ele está lhe dizendo o diagnóstico". Da mesma forma, meu amigo Jerome Groopman escreveu um livro inteiro – *Como os*

328   Eric Topol

médicos pensam – sobre o impacto adverso de não ouvir, de não dar voz aos pacientes. Quando a jornalista Andrea Mitchell refletiu sobre sua carreira, ela disse que o conselho que Tim Russert lhe deu foi fundamental: "Sempre ouça as entrelinhas do que está sendo dito por alguém", o que também se aplica à medicina.[32] Precisamos que os pacientes tenham a liberdade de contar histórias porque, mesmo que a IA consiga sintetizar anotações, exames laboratoriais e de imagem em algo útil, ela nunca será capaz de contar a história de um paciente da maneira que um paciente faria. Enquanto médicos, somos treinados para obter a história. Mas esse é claramente o conceito errado; ele impede a conversa, que é ao mesmo tempo dar e receber.[33] É assim que surgem os sentimentos mais profundos e íntimos, e se há uma coisa que os médicos desejam é que "tenham tempo para conversar com seus pacientes, sabendo o valor desse contato".[34]

Um ensaio de uma estudante de medicina ao ver seu primeiro paciente me vem à mente. Julia Schoen escreveu sobre seu encontro com o Sr. B, que foi descrito por sua equipe como "um homem de 63 anos com IC-FEP (...) HAP e DPOC apresentando uma exacerbação aguda da ICC". Mas Schoen estava imaginando o Sr. B, portador de insuficiência cardíaca, respirando com dificuldade e ofegante enquanto atravessava a rua. "Eu podia ouvir seu chiado úmido enquanto ele descansava do outro lado da rua", escreveu ela. "Eu me perguntava quanta gente se esforçou discretamente para desviar dele." Ela se perguntava o que os pacientes queriam de seu curador ideal; ao ouvi-lo contar piadas e histórias, sentia que ela era a paciente apreciando a beleza da vida. Esse primeiro encontro com pacientes a ensinou sobre a primazia de "ouvir, aprender e amar meus pacientes".[35]

A história de Schoen é um exemplo de baixar a guarda e derrubar o muro entre duas pessoas, o que acaba levando a um relacionamento profundo com os pacientes. Há muitas maneiras de reduzir essa lacuna. Existe uma nova tendência em alguns centros médicos: ela consiste em que os médicos entreguem aos pacientes um cartão com fotos e detalhes sobre sua família, onde moram, seus *hobbies* e interesses não médicos.[36] Embora isso vá na direção exatamente oposta ao estilo histórico de formação dos médicos, representa o caminho futuro certo da medicina humanística.

Em 1999, alguns anos depois de perder o filho devido a uma leucemia, John Iglehart, editor da revista *Health Affairs*, escreveu um breve artigo introdutório para uma nova série na revista chamada "Narrative Matters" porque "as vozes dos pacientes, de suas famílias e de seus cuidadores muitas vezes se perdem na confusão implacável dos grandes negócios".[37] Desde então, foram publicadas centenas de ensaios relativos a esse tópico nessa revista, junto com uma série semelhante no *Lancet* e no *Annals of Internal Medicine* (onde se chama "On Being a Doctor"). Eu recorro a eles toda semana para cultivar minha própria capacidade de presença e empatia na clínica.[38] Um ensaio recente e agora um dos meus favoritos tinha como título "You Don't Know Me". Nele, um homem hospitalizado com um tumor cerebral continua dizendo à médica, Kate Rowland, que ela não o conhece. Doente e morrendo, o paciente disse: "Isso não é quem eu sou". Ao ler o obituário dele, lembrou que tinha o cartão de visita dele e, por 10 anos, carregou esse cartão no mesmo bolso do casaco em que carregava o seu, como um lembrete constante de que o paciente estava certo, de que ela realmente não o conhecia.[39] E ela estava certa: quase nunca (talvez nunca mesmo) conhecemos *realmente* os pacientes, mas se houver pouco tempo, pouca presença e pouca voz do paciente, não há nenhuma chance de isso acontecer. Posso garantir que não haverá IA que de fato *conheça* uma pessoa, o que é difícil e requer uma conexão dedicada entre humanos. A IA nos dará tempo. Mas precisamos fazer isso acontecer.

Rita Charon, médica da Universidade de Columbia e pioneira na medicina narrativa, descreveu como ela mudou sua prática para alcançar a presença:

> Eu costumava fazer um milhão de perguntas aos novos pacientes sobre sua saúde, sintomas, dieta e exercícios, doenças prévias ou cirurgias anteriores. Não faço mais isso. Acho mais útil oferecer minha presença aos pacientes e

330 Eric Topol

convidá-los a me dizer o que acham que eu deveria saber sobre sua situação (...). Diante do paciente, sento-me sobre minhas mãos para não escrever durante o relato dele, para poder prestar mais atenção à sua história, provavelmente de boca aberta, maravilhada com o privilégio de ouvir outra pessoa expressar em palavras – sem interrupções, livremente, em qualquer forma escolhida – o que eu preciso saber sobre ela.[40]

Parte da presença também é o poder da observação cuidadosa e detalhada. Fiquei impressionado há duas décadas quando a faculdade de medicina de Yale anunciou um curso obrigatório para que os alunos aprendessem a arte da observação passando um tempo em um museu de arte.[41] Abraham Verghese também concorda com isso, tendo escrito no artigo "Narrative Matters" que "minha ferramenta é o olhar médico, o desejo de procurar patologias e conexões, e parece que não havia oportunidade para isso dentro de um quadrado pigmentado de cor uniforme ou em um retângulo de respingos de tinta aleatórios. Mas em mim, uma espécie de observação profunda e íntima estava tomando forma". Abraham leva estudantes de medicina ao Museu de Arte de Stanford para promover suas habilidades de observação.[42]

Não se trata apenas de afirmações fantasiosas de Verghese e Charon. Em 2017, um pequeno grupo de estudantes de medicina do primeiro ano da Universidade da Pensilvânia participou de um estudo randomizado de treinamento em arte no Museu de Arte da Filadélfia, sendo comparado com controles sem essa exposição. O treinamento consistiu em seis sessões de 90 minutos em um período de três meses, e o resultado das habilidades de observação na descrição de imagens artísticas e médicas mostrou uma considerável vantagem.[43] David Epstein e Malcolm Gladwell escreveram um editorial acompanhando o artigo, que eles chamaram de "The Temin Effect", em homenagem ao ganhador do Nobel Howard Temin, que, além de ter descoberto a transcriptase reversa, também leu profundamente sobre filosofia e literatura.[44] Sua conclusão: "Tirar aspirantes a médicos do hospital e colocá-los em um museu – tirá-los do próprio mundo e colocá-los em um mundo diferente – fez com que eles se tornassem médicos melhores".

Sarah Parker, neurologista, escreveu sobre um exemplo extraordinário de conexão humana, empatia e observação perspicaz, sem que uma única palavra tenha sido dita, em face de uma tragédia:

> O médico saiu do consultório e disse à enfermeira que achava que estava tendo um acidente vascular cerebral. Quando eu cheguei para vê-lo, ele não verbalizava, estava globalmente afásico, incapaz de mover o lado direito, com o cérebro cheio de hemorragias em rápida expansão. Ele não entendeu o que eu estava pedindo que ele fizesse. Ele não sabia me dizer o que estava sentindo, mas reconheceu meu jaleco branco. Ele reconheceu o tom da minha voz. Ele reconheceu a expressão no meu rosto. Ele pegou minha mão com a mão esquerda, apertou-a repetidamente e me olhou direto nos olhos. Houve um momento de conexão. Um momento em que duas pessoas sabem o que a outra está pensando e sentindo sem que uma palavra passe entre elas. Ele sabia que isso era ruim. Ele sabia que eu sabia que isso era ruim. Ele sabia que eu estava tentando ajudar, mas sabia que não havia muito que eu pudesse fazer. Ele estava assustado, mas também era forte e corajoso. Ele conhecia a situação e sabia o resultado provável, e estava me dizendo que tudo bem se terminasse dessa forma. Que ele sabia que eu me importava. Foi um momento de paz. Um homem enfrentando a morte, ao mesmo tempo com medo e consciente. Um homem que estava procurando por essa conexão humana. Um homem que cuidou e confortou os outros durante toda a sua vida estava tentando me consolar enquanto eu tentava cuidá-lo e confortá-lo.[45]

É um pouco irônico que o herói do programa médico que faz sucesso hoje – *The Good Doctor* – seja um residente de cirurgia com autismo que tem uma síndrome de *savant* (em francês, "sábio"). Poucos segundos depois de analisar o exame de um paciente, ele faz o diagnóstico e vê detalhes que não são óbvios para os outros médicos.[46] Não precisamos ser sábios para sermos observadores muito melhores. Isso leva tempo e pode ser reforçado pelo treinamento. Além disso, visitar museus de arte é enriquecedor.

O EXAME FÍSICO

A observação não termina apenas com a escuta de um paciente. Ela se estende ao exame físico, que, na imposição essencial das mãos, simboliza a sensação concreta do toque humano e a intimidade de um humano se despindo para ser examinado por outro. A fisicalidade disso pode ser a antítese de um algoritmo. Com o passar dos anos, sem dúvida observei um ritual perdido à medida que o respeito e a execução do exame físico se degradaram. Os médicos estão cada vez mais perdendo o contato – literalmente – com seus pacientes. Com muita frequência, meus colegas colocam no registro "DLN", que deveria significar "dentro dos limites normais", mas, na realidade, muitas vezes significa que o paciente nem foi examinado. É muito fácil solicitar um ecocardiograma ou uma ultrassonografia em vez de destinar um tempo para fazer o exame físico, em parte por sabermos que essa análise interna fornecerá mais informações úteis. Da mesma forma, hoje em dia é quase rotina não pedir aos pacientes que tirem a roupa, mesmo que isso deva ser feito para se realizar um exame adequado. Usar um estetoscópio por cima das roupas do paciente é ridículo. O exame é fundamental para ganhar a confiança do paciente. A aparência externa é complementar à aparência interna, quando obtida. O exame é a essência do toque humano na medicina, e não pode e não deve ser abandonado. Como escreve Verghese: "Acho que os pacientes de quase todas as culturas têm grandes expectativas quando um médico os atende, tal qual um ritual, e eles rapidamente percebem quando o médico dá pouca atenção a esses procedimentos, digamos, colocando o estetoscópio por cima da roupa em vez da pele, dando uma cutucada superficial na barriga e terminando tudo em 30 segundos. Os rituais dizem respeito a uma transformação, ao cruzar de um limiar e, no caso do exame à beira do leito, a transformação é a consolidação da relação médico-paciente, uma forma de dizer: 'Eu vou ajudá-lo a superar essa doença. Estarei com você nos bons e maus momentos'. É fundamental que os médicos não esqueçam a importância desse ritual".[47] Não é surpresa que Verghese tenha sentido uma conexão mais forte com fisioterapeutas e massagistas, os únicos que realmente examinaram seu corpo.[48]

Mais uma vez, a falta de tempo é parte dominante da explicação para essas deficiências. Concordo plenamente com a observação de Verghese: "Nas últimas duas décadas, senti que, nos Estados Unidos, tocamos cada vez menos nossos pacientes: o exame físico, o exame especializado à beira do leito, diminuiu a ponto de ser pura farsa".[49]

Isso me faz pensar em um paciente que veio me ver depois de se mudar de Cleveland para San Diego. Ele já havia sido submetido a uma cirurgia de ponte de safena, e um teste de estresse anormal com sintomas indicava que estes poderiam ser interpretados como angina. Como ele estava com pressa de fazer essa avaliação, eu o atendi ao mesmo tempo que outro colega cardiologista, que ia realizar o cateterismo cardíaco. Ao chegar à sala de exames, aquele médico já havia concluído o exame físico, então ele o revisou comigo na frente do paciente e de sua esposa. Nós quatro discutimos a situação, concordamos com o plano e, logo depois, o paciente foi para o laboratório de cateterismo. Ele tinha um estreitamento em uma ponte de safena, foi submetido a um implante bem-sucedido de um *stent* e teve alta na manhã seguinte. Quando fui vê-lo, esperava ver o feliz cavalheiro que eu conhecia há muitos anos. Para meu desapontamento, no entanto, vi um homem perturbado que estava chateado comigo. Quando perguntei o motivo, ele me olhou com ironia e disse: "Você não me examinou". Pedi desculpas; fizemos as pazes. Porém, esse incidente continua na minha memória até hoje, mostrando a importância do exame para tranquilizar e confortar o paciente, mesmo que outra pessoa já o tenha feito ou quando, como médico, sei que não obterei muitas informações com essa empreitada. E é claro que fiquei decepcionado quando, após minha difícil recuperação da cirurgia de prótese total de joelho, o ortopedista nem examinou meu joelho.

334 Eric Topol

Recentemente, Michael Aminoff, neurologista da UCSF, refletiu sobre o futuro do exame neurológico:

> O exame neurológico requer tempo, paciência, esforço e experiência e pode ter que ser realizado em circunstâncias difíceis ou desagradáveis, ao passo que um exame de imagem ou de laboratório simplesmente exige o preenchimento de um formulário de solicitação e a responsabilidade é passada para um colega. Por que, então, examinar o paciente? (...) Um aspecto de especial importância do exame físico é que ele estabelece um vínculo entre médico e paciente, ajudando a estabelecer uma relação especial – de compreensão e respeito mútuos – difícil de ser apreciada por aqueles que nunca foram pacientes. A arte da neurologia clínica envolve a capacidade de interagir com pacientes em nível humano e relacionar quaisquer achados, sejam clínicos ou investigativos, ao contexto em que foram obtidos. Se a medicina for desumanizada pela tecnologia, a qualidade dos cuidados de saúde – ou de certos aspectos deles – inevitavelmente se deteriorará, da mesma forma que a mensagem de voz, que facilita a comunicação, costuma gerar incerteza, frustração e impaciência porque falta contato humano direto. O exame neurológico restaura a relação médico-paciente e permite que os problemas clínicos sejam vistos em um contexto para que o senso comum clínico – ameaçado por abordagens algorítmicas simplistas – possa ser usado para manejá-los.[50]

Para restaurar a primazia do exame, precisamos pensar em como a tecnologia mudou e se adaptou. Durante minha residência na UCSF, fui treinado pelo meu herói médico, Dr. Kanu Chatterjee. Passamos a maior parte do tempo juntos (nós e outros estagiários) ao lado dos leitos dos pacientes na unidade coronariana. Entrávamos na sala para conversar com o paciente e depois observávamos o tórax e o pescoço – para ver se as veias do pescoço estavam ingurgitadas ou se o pulso da artéria carótida estava irregular, ou se o impulso cardíaco estava mostrando algum sinal de movimento anormal visto da parede torácica – antes de fazer qualquer outra parte do exame. Após a inspeção, chegava a hora da palpação, sentindo o pulso da artéria do punho, o pulso da artéria carótida para cima no pescoço e o impulso do coração no peito. Depois, passávamos vários minutos ouvindo atentamente os sons do coração, sobretudo quanto a desdobramentos das bulhas cardíacas. Ouvíamos sopros, atritos pericárdicos ou cliques em várias posições, com o paciente quase deitado, de lado ou sentado (normalmente ajustando a posição da cama). Após essa abordagem muito lenta, deliberada e sistemática do exame, Chatterjee normalmente era capaz de prever as métricas de pressão para diferentes câmaras do coração com margem de erro de 1 ou 2 milímetros. Eu estava totalmente convencido da importância do exame por causa desse potencial notável, mas os pacientes também consideravam crucial um exame aprofundado. Então, nas décadas seguintes, sempre que trabalhava como preceptor no hospital ou com meus colegas na clínica, tentei imitar esse exame meticuloso. Ser assim como Kanu, mesmo que eu nunca pudesse alcançar suas capacidades magistrais.

Agora que o estetoscópio tem mais de 210 anos e, embora permaneça como o ícone da medicina, é hora de reexaminar as ferramentas do exame. O estetoscópio é simplesmente um tubo de borracha que não grava nada e, na melhor das hipóteses, só pode servir transitoriamente como um canal para ouvir os sons corporais. Eu nunca poderia compartilhar sons cardíacos com um paciente de forma significativa, mesmo se houvesse um sopro raro parecendo uma máquina de lavar. Os pacientes não sabiam o que os sons representavam. Agora que existem ultrassons em *smartphones*, podemos obter uma visualização direta do coração em vez de extrapolá-lo a partir dos sons; podemos capturar e armazenar os dados, bem como compartilhá-los e interpretá-los imediatamente com os pacientes, permitindo que eles vejam e tenham uma ideia de como são por dentro. Como a IA, essa é uma tecnologia que melhora certos aspectos da medicina e pode aprimorar diretamente a comunicação e promover o vínculo entre o paciente e o médico.

A RELAÇÃO MÉDICO-PACIENTE

Os fundamentos – empatia, presença, escuta, comunicação, imposição das mãos e exame físico – são os alicerces de um relacionamento bem nutrido entre paciente e médico. Essas características são as sementes da confiança, do conforto e da promoção de uma sensação de cura. Elas são os alicerces que permitem um cuidado genuíno com o paciente e a realização profissional do médico que resulta da melhoria da vida de uma pessoa. Todas essas interações humanísticas são difíceis de quantificar ou digitalizar, o que destaca ainda mais a razão de os médicos não serem substituíveis pelas máquinas.

Pacientes que buscam atendimento são intrinsecamente vulneráveis, e um dilema é criado quando um paciente e um médico se encontram pela primeira vez: abrir-se exige confiança, mas não há muitos motivos para confiar em alguém que você não conhece.[51] Nesse momento de vulnerabilidade e necessidade de confiança, os pacientes se deparam com médicos que são ensinados na faculdade de medicina a manter uma distância emocional de seus pacientes. Isso é simplesmente errado. Sem confiança, por que as pessoas revelariam suas preocupações mais íntimas e delicadas a um médico? Ou por que elas concordariam em se submeter a um procedimento ou cirurgia de grande porte, colocando suas vidas nas mãos do médico?

Um aspecto essencial do relacionamento é a capacidade de dar más notícias. Nunca devemos delegar isso a um algoritmo. Existe um mnemônico usado para orientar os médicos a dar más notícias chamado SPIKES: preparação (*setting*) de uma sala privativa e silenciosa; percepção do que o paciente compreende sobre a situação; informações, isto é, descobrir o quanto o paciente e familiares querem saber; conhecimento (*knowledge*), deixando o paciente falar primeiro depois de dar a notícia; empatia, dizendo algo do tipo "Não consigo imaginar o quão difícil essa notícia deve ser para você"; e estratégias (*strategy*) para os próximos passos. De todas as diferentes áreas da medicina, é possível que os oncologistas tenham a maior responsabilidade pelas más notícias, o que pode acontecer até 20 mil vezes ao longo de uma carreira.[52]

Danielle Ofri, uma médica-autora que está totalmente em contato com a essência da relação médico-paciente, escreveu: "Inadvertidamente, ganhamos assentos na primeira fila da fortaleza da humanidade", mas a profissão médica incentiva a distância.[53] Pensar em cada uma das letras de um mnemônico não pode ser a forma de se demonstrar compaixão humana. E, como observa Ofri, quando um paciente morre, nós, médicos, dizemos aos outros que "perdemos um paciente", como se a medicina fosse uma busca por um item perdido no setor de achados e perdidos. Quantos médicos comparecem ao funeral dos pacientes, mesmo que isso seja uma forma exemplar de comunicar empatia? Gregory Kane imaginou um futuro em que "os arqueólogos possam examinar os restos de nossa sociedade e se maravilhar com as tecnologias médicas evidenciadas pela coleção de próteses articulares, *stents* cardíacos, implantes valvares e placas de titânio entre os restos mortais em nossos locais de sepultamento". Isso pode parecer o cerne do legado da medicina moderna, mas, depois de ouvir uma paciente chorando pela falta de contato com o médico que tratou o câncer de pulmão do marido, Kane teve ideias diferentes sobre o assunto: "Espero que eles também identifiquem nos arquivos escritos uma carta de condolências para observar as conexões pessoais que ligavam os médicos da época a seus pacientes e entes queridos sobreviventes, fornecendo evidências de que somos verdadeiramente humanos".[54]

A simples questão de entrar em contato com uma família com uma carta de condolências pode ajudar a reduzir o sofrimento, honrar a vida da pessoa e ressaltar a dignidade humana. O inverso também pode ser esclarecedor e inspirador. Foi instrutivo ler um ensaio chamado "The Greatest Gift: How a Patient's Death Taught Me to Be a Physician", de Lawrence Kaplan, médico da Temple University. O filho de um paciente enviou a Kaplan um bilhete: "Obrigado por tudo que você fez pelo meu pai. Isso significou bem mais do que você imagina". O bilhete veio acompanhado de uma foto de duas mudas

338 Eric Topol

plantadas lado a lado, uma em homenagem ao médico e outra em homenagem ao pai. Kaplan descreveu como o presente o inspirou a reaprender a cuidar dos pacientes e, até hoje, a fotografia ocupa um lugar de destaque em seu consultório, servindo como um lembrete do que de fato importa.[55]

Felizmente, a maioria das interações médico-paciente não está centrada na morte de um indivíduo, ou mesmo na cura de um paciente, mas sim no processo de cura. Verghese descreve essa dicotomia de forma eloquente:

> Talvez estejamos em busca de algo mais do que uma cura – chame isso de processo de cura. Se você fosse roubado um dia, e se no dia seguinte o ladrão fosse pego e todos os seus bens lhe fossem devolvidos, você se sentiria apenas parcialmente reparado; você seria "curado", mas não teria passado pelo "processo de cura"; sua sensação de violação psíquica permaneceria. Da mesma forma, com a doença, curar é bom, mas também queremos o processo de cura, queremos a magia que os bons médicos oferecem com sua personalidade, empatia e tranquilidade. Talvez essas qualidades existissem em abundância na época anterior à penicilina, quando não havia muito mais a fazer. Mas nestes dias de terapia genética, aumento da especialização, cuidados gerenciados e grandes restrições de tempo, há uma tendência de se concentrar na doença, na cura, na magia de salvar uma vida.[56]

Quase um século atrás, Peabody escreveu sobre isso: "Nunca é demais enfatizar a importância do relacionamento pessoal próximo entre médico e paciente, pois em um número extraordinariamente grande de casos, tanto o diagnóstico quanto o tratamento dependem diretamente dele".[57] Quando há uma relação genuína e profunda entre paciente e médico, o processo de cura vem de forma fácil e natural. Os pacientes então acreditarão nos médicos que dizem que estarão lá para apoiá-los, custe o que custar. É o que a maioria dos pacientes deseja, mas é algo muito difícil de encontrar nos dias de hoje. Isso tem que mudar; sem dúvida devemos restaurar a primazia do vínculo humano à medida que a inteligência artificial assume um papel mais proeminente no diagnóstico e na prática da medicina. Para que isso ocorra, precisamos começar a reformular a maneira como educamos os futuros médicos agora.

EDUCAÇÃO MÉDICA

Selecionamos futuros médicos por suas notas na faculdade e pelos resultados do Medical College Admission Test (MCAT). As faculdades de medicina começaram a usar um exame de admissão no final da década de 1920, quando a taxa de abandono escolar nas faculdades de medicina nos Estados Unidos saltou para 50%. O exame – MCAT – cujo nome foi oficializado em 1948, testava problemas e realizações científicas, habilidade quantitativa e raciocínio verbal, com vários ajustes tendo sido feitos nas décadas seguintes. Uma amostra de escrita fez parte dela por vários anos, mas quando a iteração mais recente foi lançada em 2015, ela foi abandonada. Agora, a ênfase está nos sistemas biológicos e bioquímicos, nos fundamentos biológicos e psicossociais do comportamento e nas habilidades de raciocínio.

A cada ano, cerca de 20 mil futuros médicos nos Estados Unidos (de cerca de 52 mil candidatos) são selecionados com base nisso.[58] Não há nada que avalie a inteligência emocional ou a capacidade de ter empatia por outros seres humanos. Na verdade, confiar em métricas de desempenho científico pode inclusive estar eliminando as pessoas destinadas a serem as mais atenciosas, as que se comunicam melhor, as mais aptas a serem curadoras exemplares. Ao não nos prepararmos para as capacidades tecnológicas atuais e futuras, estamos predeterminando o fracasso do futuro da medicina em restaurar o humanismo.

Isso me faz pensar na recente alegação na China de que um robô movido a IA – Xiaoyi – passou no exame nacional de licenciamento médico pela primeira vez. Estamos selecionando futuros médicos conforme uma base que pode ser simulada ou superada por um *bot* de IA? Compartilho a opinião expressa por Joi Ito, que abandonou a faculdade e agora é professora e chefe do Laboratório de Mídia do MIT. Ito disse que, se houvesse um sistema disponível o tempo todo e que tivesse todas as informações que alguém precisa memorizar para entrar na faculdade de medicina, "talvez seja o caso de você não precisar memorizá-lo". Certamente estamos indo nessa direção.

340 Eric Topol

O conhecimento, sobre medicamentos e pacientes individuais, pode e será terceirizado para algoritmos de máquina. O que definirá e diferenciará os médicos das máquinas aprendizes é ser humano, desenvolver o relacionamento, testemunhar e aliviar o sofrimento. Sim, haverá a necessidade de supervisão da saída algorítmica, e isso exigirá habilidades de raciocínio científico e matemático. Mas é a inteligência emocional que precisa predominar na seleção de futuros médicos, e não qualidades que terão sua utilidade cada vez mais reduzida.

Então, chegamos ao que acontece durante a faculdade de medicina. Quase todas as 170 escolas médicas e osteopáticas, com apenas algumas exceções (em uma coincidência divertida, a Faculdade de Medicina Lerner que eu comecei em Cleveland e a Faculdade de Medicina Larner na Universidade de Vermont), continuam confiando em aulas tradicionais, em vez de migrar para um aprendizado ativo inovador que comprovadamente melhora o desempenho.[59] A maioria das escolas não ensina a promover habilidades de escuta e observação, nem a cultivar empatia, apesar de seu valor comprovado em estudos randomizados.

Também precisamos reprogramar as mentes dos estudantes de medicina a fim de que elas sejam orientadas para o ser humano, e não para as doenças. As rondas hospitalares são frequentemente conduzidas por meio do prontuário, e nelas um médico em treinamento analisa a doença do paciente, seu estado e os resultados relevantes dos testes sem nunca ir ao leito do paciente. Até mesmo o diagnóstico da doença é definido pela análise dos exames de imagem ou laboratoriais, em vez de colocarmos as mãos na pessoa. Essas rotinas são muito mais rápidas e fáceis do que conhecer um ser humano. Rana Awdish, médica em Detroit, explicou isso muito bem com dois grupos de estudantes de medicina, um chamado "patológico" e o outro "humanístico". O grupo patológico recebe treinamento extraordinário na identificação de doenças, reconhecendo lesões de pele, ouvindo sopros ou conhecendo a cascata de coagulação. O grupo humanístico recebe todo esse treinamento, mas também é treinado para abordar o contexto do ser humano, permitindo que os pacientes conversem e aprendam sobre como são suas vidas, o que é importante para eles e o que os preocupa. Quando um paciente começa a chorar, o grupo patológico pode diagnosticar a doença, mas não consegue responder; o grupo humanístico, preparado para se emocionar antes mesmo de as lágrimas começarem, ouve "o tom tenso das cordas vocais retesadas pela falsa coragem" e conforta o paciente. Awdish ainda escreve:

> Desincorporar os médicos e esperar que eles de alguma forma transcendam essa deficiência e estejam presentes em seus corpos de forma empática e conectada é falso. (...) Não estamos programados para o sucesso. A medicina não pode curar no vácuo. Isso requer conexão. (...) Investimos nossos recursos para conectar os cérebros de jovens médicos a apenas uma maneira de ver. Eles estão programados para ver doenças. Eles estão programados para negligenciar. Mas eles podem ser programados para muito mais: mais profundidade, beleza e empatia. E todos, médicos e pacientes, merecem que estejam preparados para mais.[60]

Em *The Lonely Man of Faith*, o rabino Joseph Soloveitchik interpretou dois retratos distintos de Adão nos primeiros capítulos do livro de Gênesis. Mais recentemente, David Brooks, colunista do *New York Times*, apresentou uma descrição atualizada desses dois retratos de Adão em seu livro *The Road to Character*. Adão 1 é voltado para fora e ambicioso, orientado por metas e quer conquistar o mundo. Em contraste, Adão 2 está ancorado internamente, com alta fibra moral e desejo de se sacrificar para servir aos outros. Em muitas das principais escolas médicas de todo o país, há uma "corrida armamentista" pelo Adão 1 e pelo desempenho acadêmico, como aponta apropriadamente Jonathan Stock, da faculdade de medicina da Universidade de Yale.[61] Precisamos nutrir o Adão 2, algo muitas vezes negligenciado na educação médica.

Há diversos outros elementos fundamentais que precisam fazer parte do currículo da faculdade de medicina. Os médicos do futuro precisam de uma compreensão muito melhor da ciência de dados, incluindo bioinformática, biocomputação, pensamento probabilístico e as minúcias das redes neurais de aprendizado profundo. Muitos de seus esforços no atendimento ao paciente serão apoiados por algoritmos, e eles precisam entender todas as responsabilidades, reconhecer vieses, erros, resultados falsos e dissociação do senso comum. Da mesma forma, nunca é demais enfatizar a importância de colocar os valores e preferências do paciente em primeiro lugar em qualquer colaboração homem-máquina. Não podemos permitir que o mundo dos algoritmos propague o paternalismo médico ou que a força supressiva dos médicos mantenha o controle dos dados e informações médicas dos pacientes, o que há muito deveria ter sido abandonado (assunto amplamente discutido em *The Patient Will See You Now*).[62] Algumas tecnologias não serão relacionadas com a IA, mas isso exige que repensemos a forma como a medicina é ensinada de forma ideal – por exemplo, precisamos modernizar o exame físico para que os médicos incorporem rotineiramente novas ferramentas, como o ultrassom em *smartphones*. A telemedicina virtual, em muitas circunstâncias rotineiras, substituirá as consultas físicas, e isso requer treinamento no formato "*online*", o que realça diferentes habilidades. Ainda existe uma conexão face a face, mas, por mais que pular um exame físico interfira na prática da medicina, esses médicos serão prejudicados pela incapacidade de realmente se conectar, colocar as mãos no indivíduo e examiná-lo, mesmo quando sensores e ferramentas melhores transferem dados à distância de forma rotineira. Infelizmente, as escolas médicas não estão preparadas para tais mudanças e desafios inevitáveis porque o currículo é controlado por professores – os "cachorros" mais velhos – que resistem rapidamente à nova ajuda que vem chegando das máquinas. O caminho para uma empatia profunda precisa passar pela renovação da educação médica. Vemos o clamor da nova geração, exemplificado por Haider Javed Warraich, estagiário da Duke Medicine, que escreveu: "Os jovens médicos estão prontos para tornar os cuidados de saúde mais inovadores e centrados no paciente. Mas será que os médicos mais velhos com quem trabalham e os pacientes de quem cuidam estão prontos para eles?".[63]

MEDICINA PROFUNDA

Ainda estamos nos primeiros dias da IA na medicina. O campo é amplo em termos de validação e promessas algorítmicas computacionais, porém muito escasso no que se refere a provas clínicas de eficácia no mundo real. Porém, com o ritmo visto nos últimos anos, com as máquinas superando os humanos em tarefas específicas e restritas, além da propensão para acelerar e ampliar, é inevitável que a IA restrita se consolide. O fluxo de trabalho melhorará para a maioria dos médicos, seja por meio da leitura mais rápida e acurada de exames e lâminas, da visualização de coisas que os humanos não perceberiam ou da eliminação de teclados para que a comunicação e a presença durante uma consulta clínica sejam restauradas. Ao mesmo tempo, os indivíduos que assim o desejarem acabarão conseguindo ter seus dados médicos perfeitamente agregados, atualizados e processados (junto com toda a literatura médica) de modo a orientá-los, seja para uma dieta ideal ou para sua saúde física ou mental. Tudo isso sem nos esquecermos de que os indivíduos devem possuir e controlar seus dados médicos, de que os médicos devem substituir ativamente os administradores que querem sacrificar a conexão humana aprimorada em favor de uma maior produtividade e de que medidas ativas para preservar a privacidade e a segurança dos dados devem ser tomadas.

A medicina das máquinas não precisa ser o nosso futuro. Podemos escolher uma solução tecnológica para a profunda desconexão humana que existe hoje na área da saúde; uma medicina mais humana, possibilitada pelo suporte de máquinas, pode ser o caminho a seguir. A tríade que envolve fenotipagem profunda (saber mais sobre as camadas de dados médicos da pessoa do que já foi possível ou mesmo concebido), aprendizado profundo e empatia profunda pode ser um grande remédio para a crise econômica na área da saúde, promovendo prevenção e terapias personalizadas, suplantando muitas décadas de uso promíscuo e inútil de recursos médicos. Mas, para mim, esses são os ganhos secundários da medicina profunda. É nossa chance, talvez a melhor, de trazer de volta remédios reais: Presença. Empatia. Confiança. Cuidado. A capacidade de ser humano.

Se você já passou pela experiência de ter uma dor profunda, sabe como isso é algo solitário e isolado, e como ninguém pode de fato saber o que você está sentindo, a angústia, a sensação de total desespero. Você pode ser confortado por um ente querido, um amigo ou parente, e isso com certeza ajuda. Mas é difícil superar o auxílio de um médico em quem você confia e que pode reforçar sua confiança de que isso passará, de que ele estará com você independentemente do que acontecer. Que você vai ficar bem. Esse é o cuidado humano que buscamos desesperadamente quando estamos doentes. É isso que a IA pode ajudar a restaurar. Talvez nunca tenhamos outra chance como essa. Vamos agarrá-la.

NOTAS

Prefácio

1. Broyard, A., *Intoxicated by My Illness.* 2010. New York: Ballantine Books, emphasis mine.
2. Califf, R. M., and R. A. Rosati, "The Doctor and the Computer." *West J Med,* 1981 October. **135**(4): pp. 321–323. https://www.ncbi.nlm.nih.gov/pmc/articles/PMC1273186/.

Capítulo 1: Introdução à medicina profunda

1. Sisson, P., "Rady Children's Institute Sets Guinness World Record," *San Diego Union Tribune.* 2018.
2. Krizhevsky, A., I. Sutskever, and G. Hinton, "ImageNet Classification with Deep Convolutional Neural Networks," *ACM Digital Library.* 2012: NIPS'12 Proceedings of the 25th International Conference on Neural Information Processing Systems, pp. 1097–1105.
3. Topol, E. J., "Individualized Medicine from Prewomb to Tomb." *Cell,* 2014. **157**(1): pp. 241–253.
4. Schwartz, W. B., "Medicine and the Computer: The Promise and Problems of Change." *N Engl J Med,* 1970. **283**(23): pp. 1257–1264.
5. Peabody, F. W., "The Care of the Patient." *MS/JAMA,* 1927. **88**: pp. 877–882.

Capítulo 2: Medicina superficial

1. Singh, H., A. N. Meyer, and E. J. Thomas, "The Frequency of Diagnostic Errors in Outpatient Care: Estimations from Three Large Observational Studies Involving US Adult Populations." *BMJ Qual Saf,* 2014. **23**(9): pp. 727–731.
2. Cassel, C. K., and J. A. Guest, "Choosing Wisely: Helping Physicians and Patients Make Smart Decisions About Their Care." *JAMA,* 2012. **307**(17): pp. 1801–1802; Mason, D. J., "Choosing Wisely: Changing Clinicians, Patients, or Policies?" *JAMA,* 2015. **313**(7): pp. 657–658; Casarett, D., "The Science of Choosing Wisely–Overcoming the Therapeutic Illusion." *N Engl J Med,* 2016. **374**(13): pp. 1203–1205; "Choosing Wisely: Five Things Physicians and Patients Should Question," *An Initiative of the ABIM Foundation.* American Academy of Allergy & Immunology. 2012.
3. Smith-Bindman, R., "Use of Advanced Imaging Tests and the Not-So-Incidental Harms of Incidental Findings." *JAMA Intern Med,* 2018. **178**(2): pp. 227–228.
4. Casarett, "The Science of Choosing Wisely."
5. Brownlee, S., et al., "Evidence for Overuse of Medical Services Around the World." *Lancet,* 2017. **390**(10090): pp. 156–168; Glasziou, P., et al., "Evidence for Underuse of

346 Notas

Effective Medical Services Around the World." *Lancet,* 2017. **390**(10090): pp. 169–177; Saini, V., et al., "Drivers of Poor Medical Care." *Lancet,* 2017. **390**(10090): pp. 178–190; Elshaug, A. G., et al., "Levers for Addressing Medical Underuse and Overuse: Achieving High-Value Health Care." *Lancet,* 2017. **390**(10090): pp. 191–202.

6. Epstein, D., "When Evidence Says No, But Doctors Say Yes," *Atlantic.* February 22, 2017.

7. Bakris, G., and M. Sorrentino, "Redefining Hypertension–Assessing the New Blood-Pressure Guidelines." *N Engl J Med,* 2018. **378**(6): pp. 497–499.

8. Singletary, B., N. Patel, and M. Heslin, "Patient Perceptions About Their Physician in 2 Words: The Good, the Bad, and the Ugly." *JAMA Surg,* 2017. **152**(12): pp. 1169–1170.

9. Brody, B., "Why I Almost Fired My Doctor," *New York Times.* October 12, 2017.

10. Oaklander, M., "Doctors on Life Support," *Time.* 2015.

11. Panagioti, M., et al., "Association Between Physician Burnout and Patient Safety, Professionalism, and Patient Satisfaction: A Systematic Review and Meta-Analysis," *JAMA Intern Med,* 2018.

12. Wang, M. D., R. Khanna, and N. Najafi, "Characterizing the Source of Text in Electronic Health Record Progress Notes." *JAMA Intern Med,* 2017. **177**(8): pp. 1212–1213.

13. Jha, S., "To put this in perspective. Your ATM card works in Outer Mongolia, but your EHR can't be used in a different hospital across the street." Twitter, 2017.

14. Welch, H. G., et al., "Breast-Cancer Tumor Size, Overdiagnosis, and Mammography Screening Effectiveness." *N Engl J Med,* 2016. **375**(15): pp. 1438–1447.

15. "Early Detection of Cancer." Harding Center for Risk Literacy. 2018. https://www.harding-center.mpg.de/en/fact-boxes/early-detection-of-cancer; Pinsky, P. F., P. C. Prorok, and B. S. Kramer, "Prostate Cancer Screening–a Perspective on the Current State of the Evidence." *N Engl J Med,* 2017. **376**(13): pp. 1285–1289; "Prostate-Specific Antigen–Based Screening for Prostate Cancer: A Systematic Evidence Review for the U.S. Preventive Services Task Force," in *Evidence Synthesis Number 154*, 2017.

16. Fraser, M., et al., "Genomic Hallmarks of Localized, Non-Indolent Prostate Cancer." *Nature,* 2017. **541**(7637): pp. 359–364.

17. Pinsky, Prorok, and Kramer, "Prostate Cancer Screening." *N Engl J Med,* 2017.

18. Ahn, H. S., H. J. Kim, and H. G. Welch, "Korea's Thyroid-Cancer 'Epidemic'–Screening and Overdiagnosis." *N Engl J Med,* 2014. **371**(19): pp. 1765–1767.

19. Welch, H. G., "Cancer Screening, Overdiagnosis, and Regulatory Capture." *JAMA Intern Med,* 2017. **177**(7): pp. 915–916.

20. Welch et al., "Breast-Cancer Tumor Size, Overdiagnosis, and Mammography Screening Effectiveness." *N Engl J Med,* 2016. **375**(15), 1438–1447; Welch, "Cancer Screening, Overdiagnosis, and Regulatory Capture."

21. Ghajar, C. M., and M. J. Bissell, "Metastasis: Pathways of Parallel Progression," *Nature.* 2016; Hosseini, H., et al., "Early Dissemination Seeds Metastasis in Breast Cancer," *Nature.* 2016; Townsend, J., "Evolution Research Could Revolutionize Cancer Therapy," *Scientific American.* 2018.

Notas **347**

22. Kohane, I. S., Interview with Isaac S. Kohane conducted by Sarah Miller. *Pharmacogenomics,* 2012. **13**(3): pp. 257–260.

23. Welch, "Cancer Screening, Overdiagnosis, and Regulatory Capture."

24. Centers for Medicare and Medicaid Services. August 8, 2018. www.cms.gov/.

25. Silverman, E., "Why Did Prescription Drug Spending Hit $374B in the US Last Year? Read This," *Wall Street Journal.* 2015; Berkrot, B., "U.S. Prescription Drug Spending as High as $610 Billion by 2021: Report," Reuters. 2017.

26. Schork, N. J., "Personalized Medicine: Time for One-Person Trials." *Nature,* 2015. **520**(7549): pp. 609–611.

27. Villarosa, L., "Why America's Black Mothers and Babies Are in a Life-or-Death Crisis," *New York Times.* 2018.

Capítulo 3: Diagnóstico médico

1. Tversky, A., and D. Kahneman, "Judgment Under Uncertainty: Heuristics and Biases." *Science,* 1974. **185**(4157): pp. 1124–1131.

2. Lewis, M., *The Undoing Project: A Friendship That Changed Our Minds.* 2016. New York: W. W. Norton.

3. Obermeyer, Z., et al., "Early Death After Discharge from Emergency Departments: Analysis of National US Insurance Claims Data." *BMJ,* 2017. **356**: p. j239.

4. Singh, H., A. N. Meyer, and E. J. Thomas, "The Frequency of Diagnostic Errors in Outpatient Care: Estimations from Three Large Observational Studies Involving US Adult Populations." *BMJ Qual Saf,* 2014. **23**(9): pp. 727–731.

5. Brush, J. E., Jr., and J. M. Brophy, "Sharing the Process of Diagnostic Decision Making." *JAMA Intern Med,* 2017. **177**(9): pp. 1245–1246.

6. Tversky and Kahneman, "Judgment Under Uncertainty."

7. Brush and Brophy, "Sharing the Process of Diagnostic Decision Making."

8. "The Internal Medicine Milestone Project," in *The Accreditation Council for Graduate Medical Education and the American Board of Internal Medicine.* 2012.

9. Tetlock, P., *Superforecasting.* 2015. New York: Penguin Random House.

10. Lewis, *The Undoing Project.*

11. Lewis, *The Undoing Project.*

12. Yagoda, B., "The Cognitive Biases Tricking Your Brain," *Atlantic.* 2018.

13. Redelmeier, D. A., and A. Tversky, "Discrepancy Between Medical Decisions for Individual Patients and for Groups." *N Engl J Med,* 1990. **322**(16): pp. 1162–1164.

14. Coussens, S., "Behaving Discretely: Heuristic Thinking in the Emergency Department," *Harvard Scholar.* 2017.

15. Tversky and Kahneman, "Judgment Under Uncertainty."

16. Lewis, *The Undoing Project.*

17. Tversky and Kahneman, "Judgment Under Uncertainty."

348   Notas

18. Topol, E., *The Creative Destruction of Medicine: How the Digital Revolution Will Create Better Health Care.* 2012. New York: Basic Books.

19. Yagoda, "The Cognitive Biases Tricking Your Brain."

20. Yagoda, "The Cognitive Biases Tricking Your Brain."

21. Schiff, G. D., et al., "Diagnostic Error in Medicine: Analysis of 583 Physician-Reported Errors." *Arch Intern Med,* 2009. **169**(20): pp. 1881–1887.

22. Semigran, H. L., et al., "Evaluation of Symptom Checkers for Self Diagnosis and Triage: Audit Study." *BMJ,* 2015. **351**: p. h3480.

23. Van Such, M., et al., "Extent of Diagnostic Agreement Among Medical Referrals." *J Eval Clin Pract,* 2017. **23**(4): pp. 870–874.

24. Muse, E., et al., "From Second to Hundredth Opinion in Medicine: A Global Platform for Physicians." *NPJ Digital Medicine,* in press.

25. Human Diagnosis Project. August 8, 2018. www.humandx.org/.

26. Khazan, O., "Doctors Get Their Own Second Opinions," *Atlantic.* 2017.

27. "Doctor Evidence Brings Valuable Health Data to IBM Watson Ecosystem," IBM Press Release. 2015.

28. Ross, C., and I. Swetlitz, "IBM Pitched Its Watson Supercomputer as a Revolution in Cancer Care: It's Nowhere Close," *Stat News.* 2017.

29. Patel, N. M., et al., "Enhancing Next-Generation Sequencing-Guided Cancer Care Through Cognitive Computing." *Oncologist,* 2018. **23**(2): pp. 179–185.

30. Patel, et al., "Enhancing Next-Generation Sequencing-Guided Cancer Care Through Cognitive Computing."

31. Mukherjee, S., "A.I. Versus M.D.: What Happens When Diagnosis Is Automated?," *New Yorker.* 2017.

32. Ross and Swetlitz, "IBM Pitched Its Watson Supercomputer as a Revolution in Cancer Care."

33. Herper, M., "MD Anderson Benches IBM Watson in Setback for Artificial Intelligence in Medicine," *Forbes.* 2017.

34. Ross and Swetlitz, "IBM Pitched Its Watson Supercomputer as a Revolution in Cancer Care."

35. Muoio, D., "IBM Watson Manager, Academics Describe Challenges, Potential of Health Care AI," *MobiHealthNews.* 2017.

36. Harari, Y. N., *Homo Deus.* 2016. New York: HarperCollins, p. 448.

37. Beam, A. L., and I. S. Kohane, "Translating Artificial Intelligence into Clinical Care." *JAMA,* 2016. **316**(22): pp. 2368–2369.

Capítulo 4: Os detalhes do aprendizado profundo

1. Dillon, J. J., et al., "Noninvasive Potassium Determination Using a Mathematically Processed ECG: Proof of Concept for a Novel 'Blood-Less,' Blood Test." *J Electrocardiol,* 2015. **48**(1): pp. 12–18.

Notas **349**

2. Vic Gundotra, Frank Petterson, and Simon Prakash interview with Eric Topol, *AliveCor.* November 2017.

3. Gundotra, Petterson, and Prakash interview with Topol.

4. Gundotra, Petterson, and Prakash interview with Topol.

5. Comstock, J., "Apple, Stanford Launch Apple Heart Study to Improve Atrial Fibrillation Detection," *MobiHealthNews.* 2017; Loftus, P., and T. Mickle, "Apple Delves Deeper into Health," *Wall Street Journal.* 2017, p. B5.

6. Gonzalez, R., "The New ECG Apple Watch Could Do More Harm Than Good," *Wired.* 2018. https://www.wired.com/story/ecg-apple-watch/; Dormehl, L., "Why We Should Be Wary of Apple Watch 'Ultimate' Health Guardian Claims," Cult of Mac, 2018. https://www.cultofmac.com/577489/why-we--should-be-wary-of-apple-watch-ultimate-health-guardian-claims/; Victory, J., "What Did Journalists Overlook About the Apple Watch 'Heart Monitor' Feature?" *HealthNewsReview,* 2018. https://www.healthnewsreview.org/2018/09/what-did-journalists-overlook-about-the-apple-watch-heart-monitor-feature/.

7. Goodfellow, I., Y. Bengio, and A. Courville, *Deep Learning,* ed. T. Dieterich. 2016. Cambridge, MA: MIT Press.

8. Domingos, P., *The Master Algorithm.* 2018. New York: Basic Books.

9. Mazzotti, M., "Algorithmic Life," *Los Angeles Review of Books.* 2017.

10. Harari, Y. N., *Homo Deus.* 2016. New York: HarperCollins, p. 348.

11. Harari, *Homo Deus.*

12. Beam, A. L., and I. S. Kohane, "Big Data and Machine Learning in Health Care." *JAMA,* 2018. **319**(13): pp. 1317–1318.

13. Turing, A. M., "On Computable Numbers with an Application to the Entscheidungsproblem." *Proceedings of the London Mathematical Society*, 1936. **42**(1): pp. 230–265. doi: 10.1112/plms/s2-42.1.230.

14. Turing, A. M., "Computing Machinery and Intelligence." *Mind,* 1950. **49**: pp. 433–460. https://www.csee.umbc.edu/courses/471/papers/turing.pdf.

15. Rumelhart, D. E., G. Hinton, and R. J. Williams, "Learning Representations by Back-Propagating Errors." *Nature,* 1986. **323**: pp. 533–536.

16. Parloff, R., "Why Deep Learning Is Suddenly Changing Your Life," in *Fortune.* 2016.

17. Mukherjee, S., "A.I. Versus M.D. What Happens When Diagnosis Is Automated?," *New Yorker.* 2017.

18. Kasparov, G., *Deep Thinking.* vol. 1, 2017. New York: PublicAffairs.

19. Krizhevsky, A., I. Sutskever, and G. Hinton, "ImageNet Classification with Deep Convolutional Neural Networks," *ACM Digital Library.* 2012: NIPS'12 Proceedings of the 25th International Conference on Neural Information Processing Systems, pp. 1097–1105.

20. Esteva, A., et al., "Dermatologist-Level Classification of Skin Cancer with Deep Neural Networks." *Nature,* 2017. **542**(7639): pp. 115–118.

21. Brynjolfsson, E., and T. Mitchell, "What Can Machine Learning Do? Workforce Implications." *Science,* 2017. **358**(6370): pp. 1530–1534.

350 Notas

22. Lin, X., et al., "All-Optical Machine Learning Using Diffractive Deep Neural Networks," *Science*. 2018.

23. LeCun, Y., Y. Bengio, and G. Hinton, "Deep Learning." *Nature*, 2015. **521**(7553): pp. 436–444.

24. Brynjolfsson, E. and T. Mitchell, "What Can Machine Learning Do? Workforce Implications." *Science*, 2017. **358**(6370): pp. 1530–1534.

25. Schaeffer, J., et al., "Checkers Is Solved." *Science, 2007.* **317**(5844): pp. 1518–1522; Sheppard, B., "World-Championship-Caliber Scrabble." *Artificial Intelligence, 2002.* **134**(1–2): pp. 241–275.

26. Mnih, V., et al., "Human-Level Control Through Deep Reinforcement Learning." *Nature, 2015.* **518**.

27. "Why AI Researchers Like Video Games," *Economist*. 2017.

28. Okun, A., and A. Jackson, "Conversations with AlphaGo." *Nature News & Views, 2017.* **550**.

29. Moscovitz, I., "Artificial Intelligence's 'Holy Grail' Victory," *Motley Fool*. 2017.

30. Silver, D., et al., "Mastering the Game of Go with Deep Neural Networks and Tree Search." *Nature, 2016.* **529**(7587): pp. 484–489.

31. Tegmark, M., *Life 3.0: Being Human in the Age of Artificial Intelligence.* 2017. New York: Penguin Random House.

32. Silver, D., et al., "Mastering the Game of Go Without Human Knowledge." *Nature,* 2017. **550**(7676): pp. 354–359.

33. Singh, S., A. Okun, and A. Jackson, "Artificial Intelligence: Learning to Play Go from Scratch." *Nature, 2017.* **550**(7676): pp. 336–337.

34. Silver, D., et al., *Mastering Chess and Shogi by Self-Play with a General Reinforcement Learning Algorithm.* arXiv, 2017.

35. Tegmark, M., "Max Tegmark on Twitter." Twitter, 2017.

36. Bowling, M., et al., "Heads-Up Limit Hold 'Em Poker Is Solved." *Science, 2015.* **347**(6218): pp. 145–149.

37. Moravcik, M., et al., "DeepStack: Expert-Level Artificial Intelligence in Heads-Up No-Limit Poker." *Science, 2017.* **356**(6337): pp. 508–513.

38. Brown, N., and T. Sandholm, "Superhuman AI for Heads-Up No-Limit Poker: Libratus Beats Top Professionals." *Science, 2017.* **359**(6374): pp. 418–424.

39. "Collective Awareness: A Conversation with J. Doyne Farmer," *Edge*. 2018.

40. Markoff, J., "Researchers Announce Advance in Image-Recognition Software," *New York Times*. 2014.

41. Li, F. F., "How We're Teaching Computers to Understand Pictures," *TED*. 2015.

42. Snow, J., "Google's New AI Smile Detector Shows How Embracing Race and Gender Can Reduce Bias," *MIT Technology Review*. 2017.

43. Fowler, G., "Apple Is Sharing Your Face with Apps: That's a New Privacy Worry," *Washington Post*. 2017.

44. Fowler, "Apple Is Sharing Your Face with Apps."

Notas **351**

45. Erlich, Y., *Major Flaws in "Identification of Individuals by Trait Prediction Using Whole-Genome Sequencing Data."* arXiv, 2017; Lippert, C., et al., *No Major Flaws in "Identification of Individuals by Trait Prediction Using Whole-Genome Sequencing Data."* arXiv, 2017; Reardon, S., "Geneticists Pan Paper That Claims to Predict a Person's Face from Their DNA," *Nature News & Comment.* 2017.

46. Sheridan, K., "Facial-Recognition Software Finds a New Use: Diagnosing Genetic Disorders," *Stat News.* 2017.

47. Sandoiu, A., "Why Facial Recognition Is the Future of Diagnostics," *Medical News Today.* 2017; Timberg, C., "How Apple Is Bringing Us into the Age of Facial Recognition Whether We're Ready or Not," *Washington Post.* 2017.

48. Hoffman, J., "Reading Pain in a Human Face," *New York Times.* 2014.

49. Nikolov, S., S. Blackwell, R. Mendes, *Deep Learning to Achieve Clinically Applicable Segmentation of Head and Neck Anatomy for Radiotherapy.* arXiv, 2018. https://arxiv.org/abs/1809.04430.

50. Shoham, Y., et al., *Artificial Intelligence Index 2017 Annual Report.* 2017.

51. Upson, S., "The AI Takeover Is Coming: Let's Embrace It," in *Back-channel.* 2016.

52. Lewis-Kraus, G., "The Great A.I. Awakening," *New York Times.* 2016.

53. Knight, W., "An Algorithm Summarizes Lengthy Text Surprisingly Well," *MIT Technology Review.* 2017; Shen, J., et al., *Natural TTS Synthesis by Conditioning WaveNet on Mel Spectrogram Predictions.* arXiv, 2017. **1**.

54. Steinberg, R., "6 Areas Where Artificial Neural Networks Outperform Humans," *Venture Beat.* 2017.

55. Gershgorn, D., "Google's Voice-Generating AI Is Now Indistinguishable from Humans," *Quartz.* 2017.

56. Quain, J. R., "Your Car May Soon Be Able to Read Your Face," *New York Times.* 2017, p. B6.

57. Dixit, V. V., S. Chand, and D. J. Nair, "Autonomous Vehicles: Disengagements, Accidents and Reaction Times." *PLoS One,* 2016. **11**(12): p. e0168054.

58. Halpern, S., "Our Driverless Future," *New York Review of Books.* 2016.

59. Shladover, S., "The Truth About 'Self-Driving' Cars." *Scientific American,* 2016, pp. 53–57.

Capítulo 5: Responsabilidades profundas

1. Davis, S. E., T. A. Lasko, G. Chen, E. D. Siew, and M. E. Matheny, "Calibration Drift in Regression and Machine Learning Models for Acute Kidney Injury." *J Am Med Inform Assoc,* 2017. **24**(6): pp. 1052–1061.

2. Chollet, F., *Deep Learning with Python.* 2017. Shelter Island, NY: Manning.

3. Knight, W., "Facebook Heads to Canada for the Next Big AI Break-through," *MIT Technology Review.* 2017.

4. Marcus, G., *Deep Learning: A Critical Appraisal.* arXiv, 2018.

352 Notas

5. Hsu, J., "Will the Future of AI Learning Depend More on Nature or Nurture?," in *Spectrum IEEE*. 2017.

6. Rosenfeld, A., R. Zemel, and J. K. Tsotsos, *The Elephant in the Room*.arXiv, 2018. https://arxiv.org/abs/1808.03305.

7. Li, Y., X. Bian, and S. Lyu, *Attacking Object Detectors via Imperceptible Patches on Background*. arXiv, 2018. https://arxiv.org/abs/1809.05966.

8. Somers, J., "Is AI Riding a One-Trick Pony?," *MIT Technology Review*.2017.

9. Perez, C. E., "Why We Should Be Deeply Suspicious of BackPropagation," *Medium*. 2017.

10. Marcus, *Deep Learning*.

11. Hinton, G., S. Sabour, and N. Frosst, *Matrix Capsules with EM Routing*. 2018. ICLR. Simonite, T., "Google's AI Wizard Unveils a New Twist on Neural Networks," *Wired*. 2017.

12. Silver, D., et al., "Mastering the Game of Go Without Human Knowledge." *Nature*, 2017. **550**(7676): pp. 354–359.

13. Marcus, G., *Gary Marcus Interviews with Eric Topol*, ed. E. Topol. 2017.

14. Collados, J. C., *Is AlphaZero Really a Scientific Breakthrough in AI?* 2017. https://medium.com/@josecamachocollados/is-alphazero-really-a-scientific-breakthrough-in-ai-bf66ae1c84f2.

15. Brouillette, M., "Deep Learning Is a Black Box, but Health Care Won't Mind," *MIT Technology Review*. 2017.

16. Miotto, R., et al., "Deep Patient: An Unsupervised Representation to Predict the Future of Patients from the Electronic Health Records." *Sci Rep*, 2016. **6**: p. 26094.

17. Domingos, P., *Pedro Domingos Interviews with Eric Topol*, ed. E. Topol. 2017.

18. Campolo, A., et al., *AI Now 2017 Report*, ed. S. B. Andrew Selbst. 2017, AI Now Institute.

19. Knight, W., "The Dark Secret at the Heart of AI," *MIT Technology Review*. 2017; Kuang, C., "Can A.I. Be Taught to Explain Itself?" *New York Times*. 2017.

20. Knight, "The Dark Secret at the Heart of AI."

21. Caruana, R., et al., "Intelligible Models for Health Care: Predicting Pneumonia Risk and Hospital 30-Day Readmission," *ACM*. 2015.

22. Kuang, "Can A.I. Be Taught to Explain Itself?"

23. O'Neil, C., *Weapons of Math Destruction: How Big Data Increases Inequality and Threatens Democracy*. 2016. New York: Crown.

24. Zhao, J., et al., *Men Also Like Shopping: Reducing Gender Bias Amplification Using Corpus-Level Constraints*. arXiv, 2017.

25. Simonite, T., "Machines Taught by Photos Learn a Sexist View of Women," *Wired*. 2017.

26. Spice, B., "Questioning the Fairness of Targeting Ads Online," *Carnegie Mellon University News*. 2015.

Notas **353**

27. Caliskan, A., J. J. Bryson, and A. Narayanan, "Semantics Derived Automatically from Language Corpora Contain Human-Like Biases." *Science,* 2017. **356**(6334): pp. 183–186.

28. Barr, A., "Google Mistakenly Tags Black People as 'Gorillas,' Showing Limits of Algorithms," *Wall Street Journal.* 2015; Crawford, K., "Artificial Intelligence's White Guy Problem," *New York Times.* 2016.

29. Angwin, J., et al., "Machine Bias," *ProPublica.* 2016.

30. O'Neil, *Weapons of Math Destruction.*

31. Wang, Y., and M. Kosinski, "Deep Neural Networks Are More Accurate Than Humans at Detecting Sexual Orientation from Facial Images." *J Pers Soc Psychol,* 2018. **114**(2): pp. 246–257.

32. Chen, S., "AI Research Is in Desperate Need of an Ethical Watchdog," *Wired.* 2017.

33. Snow, J., "New Research Aims to Solve the Problem of AI Bias in 'Black Box' Algorithms," *MIT Tech Review.* 2017.

34. Snow, "New Research Aims to Solve the Problem of AI Bias in 'Black Box' Algorithms," *MIT Tech Review.* 2017; Tan, S., et al., *Detecting Bias in Black-Box Models Using Transparent Model Distillation.* arXiv, 2017.

35. Crawford, K., "Artificial Intelligence–with Very Real Biases," *Wall Street Journal.* 2017.

36. Vanian, J., "Unmasking A.I.'s Bias Problem," *Fortune.* 2018; Courtland, R., "Bias Detectives: The Researchers Striving to Make Algorithms Fair," *Nature.* 2018.

37. Simonite, T., "Using Artificial Intelligence to Fix Wikipedia's Gender Problem," *Wired.* 2018.

38. Miller, A. P., "Want Less-Biased Decisions? Use Algorithms," *Harvard Business Review.* 2018; Thomas, R., "What HBR Gets Wrong About Algorithms and Bias," *Fast AI.* 2018.

39. Adamson, A. S., and A. Smith, "Machine Learning and Health Care Disparities in Dermatology." *JAMA Dermatol,* 2018.

40. Harari, Y. N., *Homo Deus.* 2016. New York: HarperCollins, p. 348.

41. Lee, K. F., "The Real Threat of Artificial Intelligence," *New York Times.*2017.

42. Upson, S., "Artificial Intelligence Is Killing the Uncanny Valley and Our Grasp on Reality," *Wired.* 2017.

43. Condliffe, J., "AI Shouldn't Believe Everything It Hears," *MIT Technology Review.* 2017.

44. Cole, S., "AI-Assisted Fake Porn Is Here and We're All Fucked," *Motherboard.* 2017.

45. Suwajanakorn, S., S. M. Seitz, and I. Kemelmacher-Shlizerman, "Synthesizing Obama: Learning Lip Sync from Audio." *ACM Transactions on Graphics,* 2017. **36**(4): pp. 1–13.

46. Knight, W., "Meet the Fake Celebrities Dreamed Up by AI," *MIT Technology Review.* 2017; Karras, T., et al., *Progressive Growing of GANs for Improved Quality, Stability, and Variation.* arXiv, 2017.

47. Erlich, Y., et al., *Re-identification of Genomic Data Using Long Range Familial Searches.* bioRxiv, 2018.

354 Notas

48. Shead, S., "Google DeepMind Has Doubled the Size of Its Healthcare Team," *Business Insider*. 2016; Shead, S., "DeepMind's First Deal with the NHS Has Been Torn Apart in a New Academic Study," *Business Insider*. 2017.

49. Shead, "Google DeepMind Has Doubled the Size of Its Healthcare Team"; Shead, "DeepMind's First Deal with the NHS Has Been Torn Apart in a New Academic Study."

50. Kahn, J., "Alphabet's DeepMind Is Trying to Transform Health Care– but Should an AI Company Have Your Health Records?," *Bloomberg*. 2017.

51. Kahn, J., "Alphabet's DeepMind Is Trying to Transform Health Care."

52. Ibid.

53. Shead, "Google DeepMind Has Doubled the Size of Its Healthcare Team"; Shead, "DeepMind's First Deal with the NHS Has Been Torn Apart in a New Academic Study."

54. Gebru, T., et al., "Using Deep Learning and Google Street View to Estimate the Demographic Makeup of Neighborhoods Across the United States." *Proc Natl Acad Sci USA*, 2017. **114**(50): pp. 13108–13113; Lohr, S., "How Do You Vote? 50 Million Google Images Give a Clue," *New York Times*. 2017.

55. Campolo et al., *AI Now 2017 Report*.

56. Somers, J., "The Coming Software Apocalypse," *Atlantic*. 2017.

57. Papernot, N., and I. Goodfellow, "Privacy and Machine Learning: Two Unexpected Allies?," *cleverhans-blog*. 2018.

58. Etzioni, O., "How to Regulate Artificial Intelligence," *New York Times*. 2017; Simonite, T., "Do We Need a Speedometer for Artificial Intelligence?" *Wired*. 2017.

59. Bonnefon, J. F., A. Shariff, and I. Rahwan, "The Social Dilemma of Autonomous Vehicles." *Science*, 2016. **352**(6293): pp. 1573–1576.

60. Bonnefon, Shariff, and Rahwan, "The Social Dilemma of Autonomous Vehicles."

61. Bonnefon, Shariff, and Rahwan, "The Social Dilemma of Autonomous Vehicles."

62. *Road traffic injuries*, ed. World Health Organization. 2018.

63. Howard, B., "Fatal Arizona Crash: Uber Car Saw Woman, Called It a False Positive," *Extreme Tech*. 2018.

64. *AI for Healthcare: Balancing Efficiency and Ethics*, ed. Infosys. 2017. https://www.infosys.com/smart-automation/Documents/ai-healthcare.pdf.

65. Anthes, E., "The Shape of Work to Come." *Nature*, 2017. **550**(7676): pp. 316–319.

66. Fuhrmans, V., "A Future Without Jobs? Think Again," *Wall Street Journal*. 2017.

67. Kaplan, J., "Don't Fear the Robots," *Wall Street Journal*. 2017.

68. Manyika, J., et al., *Jobs Lost, Jobs Gained: Workforce Transitions in a Time of Automation*. ed. McKinsey Global Institute. 2017. https://www.mckinsey.com/~/media/mckinsey/featured%20insights/future%20of%20organizations/what%20the%20future%20of%20work%20will%20mean%20for%20jobs%20skills%20and%20wages/mgi-jobs-lost-jobs-gained-report-december-6-2017.ashx.

69. Mason, E. A., "A.I. and Big Data Could Power a New War on Poverty," *New York Times*. 2018.

Notas **355**

70. Nedelkoska, L., and G. Quintini, "Automation, Skills Use and Training," in *OECD Social, Employment and Migration Working Papers No. 202.* 2018: OECD, Paris.

71. Gibney, E., "AI Talent Grab Sparks Excitement and Concern." *Nature News & Comment,* 2016. **532**(7600); Metz, C., "N.F.L. Salaries for A.I. Talent," *New York Times.* 2017. pp. B1, B5; Winick, E., "It's Recruiting Season for AI's Top Talent, and Things Are Getting a Little Zany," *MIT Technology Review.* 2017.

72. Etzioni, O., "Workers Displaced by Automation Should Try a New Job: Caregiver," *Wired.* 2017.

73. Pogue, D., "How Well Do Movies Predict Our Tech Future?," *Scientific American.* 2018.

74. Bundy, A., "Smart Machines Are Not a Threat to Humanity." *Communications of the ACM,* 2017. **60**(2): pp. 40–42.

75. Dowd, M., "Elon Musk's Billion-Dollar Crusade to Stop the A.I. Apocalypse," *Vanity Fair.* 2017.

76. *Strategic Plan FY 2014–2018.* HHS Strategic Plan 2017.

77. Dowd, "Elon Musk's Billion-Dollar Crusade to Stop the A.I. Apocalypse"; Russell, S., "Should We Fear Supersmart Robots?," *Scientific American.* 2016, pp. 58–59.

78. Metz, C., "Mark Zuckerberg, Elon Musk and the Feud over Killer Robots," *New York Times.* 2018.

79. Dowd, "Elon Musk's Billion-Dollar Crusade to Stop the A.I. Apocalypse"; Tegmark, M., *Life 3.0: Being Human in the Age of Artificial Intelligence.* 2017. New York: Penguin Random House.

80. Dowd, "Elon Musk's Billion-Dollar Crusade to Stop the A.I. Apocalypse."

81. Dowd, "Elon Musk's Billion-Dollar Crusade to Stop the A.I. Apocalypse."

82. Grace, K., et al., *When Will AI Exceed Human Performance? Evidence from AI Experts.* arXiv, 2017.

83. Khatchadourian, R., "The Doomsday Invention," *New Yorker.* 2015.

84. Tegmark, *Life 3.0.*

Capítulo 6: Médicos e padrões

1. Jha, S., "Should Radiologists Interact with Patients to Stay Relevant?," *Medscape.* 2017.

2. Wang, X., et al., *ChestX-ray8: Hospital-Scale Chest X-ray Database and Benchmarks on Weakly-Supervised Classification and Localization of Common Thorax Diseases.* arXiv, 2017.

3. Lewis-Kraus, G., "The Great A.I. Awakening," *New York Times.* 2016.

4. Sweeney, E., "Increasingly Powerful AI Systems Are Accompanied by an 'Unanswerable' Question," *FierceHealthcare.* 2017.

5. Rajpurkar, P., et al., *CheXNet: Radiologist-Level Pneumonia Detection on Chest X-Rays with Deep Learning.* arXiv, 2017.

6. Oakden-Rayner, L., "CheXNet: An In-Depth Review," *lukeoakdenrayner.wordpress. com.* 2018.

356   Notas

7. Pachter, L. "When high profile machine learning people oversell their results to the public it leaves everyone else worse off. And how can the public trust scientists if time and time again they are presented with hype instead of science?" Twitter, July 20, 2018. https://twitter.com/lpachter/status/999772391185137664.

8. Jha, S., "Will Computers Replace Radiologists?," *Medscape.* 2016.

9. "Imagine Your World with Watson," *IBM Blog,* 2016.

10. "Mind-Reading Algorithms Reconstruct What You're Seeing Using Brain-Scan Data," *MIT Technology Review.* 2017.

11. Spiegel, A., "Why Even Radiologists Can Miss a Gorilla Hiding in Plain Sight," *Shots–Health News.* 2013.

12. Spiegel, "Why Even Radiologists Can Miss a Gorilla Hiding in Plain Sight."

13. Harvey, H., "Nightmare on ML Street: The Dark Potential of AI in Radiology," *Towards Data Science.* 2017.

14. Yates, E. J., L. C. Yates, and H. Harvey, "Machine Learning 'Red Dot': Open-Source, Cloud, Deep Convolutional Neural Networks in Chest Radiograph Binary Normality Classification." *Clin Radiol,* 2018.

15. Orcutt, M., "Why IBM Just Bought Billions of Medical Images for Watson to Look At," *Technology Review.* 2015.

16. Gillies, R. J., P. E. Kinahan, and H. Hricak, "Radiomics: Images Are More than Pictures, They Are Data." *Radiology,* 2016. **278**(2): pp. 563–577.

17. Akkus, Z., et al., "Predicting Deletion of Chromosomal Arms 1p/19q in Low-Grade Gliomas from MR Images Using Machine Intelligence." *J Digit Imaging,* 2017. **30**(4): pp. 469–476.

18. Ridley, E. L., "Machine Learning Can Help Predict KRAS Mutation Status," *Aunt Minnie.* 2017.

19. Bahl, M., et al., "High-Risk Breast Lesions: A Machine Learning Model to Predict Pathologic Upgrade and Reduce Unnecessary Surgical Excision." *Radiology,* 2018. **286**(3): pp. 810–818.

20. Gale, W., et al., *Detecting Hip Fractures with Radiologist-Level Performance Using Deep Neural Networks.* arXiv, 2017. https://arxiv.org/abs/1711.06504.

21. Sohn, J. H., and T. Vu, "Data-Driven Lung Cancer Risk Stratification of Pulmonary Nodules in Chest CT Using 3D Convolutional Neural Network," in *UCSF Department of Radiology & Biomedical Imaging Symposium.* 2017.

22. Ridley, E. L., "Deep Learning Differentiates Liver Masses on CT," *Aunt Minnie.* 2017.

23. Arbabshirani, M. R., et al., "Advanced Machine Learning in Action: Identification of Intracranial Hemorrhage on Computed Tomography Scans of the Head with Clinical Workflow Integration." *NPJ Digital Medicine,* 2018. **1**(9).

24. Yee, K. M., "AI Algorithm Matches Radiologists in Breast Screening Exams," *Aunt Minnie.* 2017.

25. Ridley, E. L., "Deep Learning Shows Promise for Bone Age Assessment," *Aunt Minnie.* 2017.

Notas **357**

26. Nam, J. G., et al., "Development and Validation of a Deep Learning– Based Automated Detection Algorithm for Malignant Pulmonary Nodules on Chest Radiographs." *Radiology,* 2018. https://pubs.rsna.org/doi/10.1148/radiol.2018180237.

27. Bar, A., et al., *Compression Fractures Detection on CT.* arXiv, 2017.

28. Shadmi, R., V. Mazo, and O. Bregman-Amitai, "Fully-Convolutional Deep-Learning Based System for Coronary Calcium Score Prediction from Non-Contrast Chest CT." *IEEE Xplore,* 2018.

29. Idrus, A. A., "Zebra Medical to Offer AI-Based Image Analysis on Google Cloud," *FierceBiotech.* 2017.

30. Siegel, E., "Will Radiologists Be Replaced by Computers? Debunking the Hype of AI," *Carestream.* 2016.

31. Chockley, K., and E. J. Emanuel, "The End of Radiology? Three Threats to the Future Practice of Radiology." *Journal of the American College of Radiology,* 2016. **13**(12): pp. 1415–1420.

32. Ip, G., "How Robots May Make Radiologists' Jobs Easier, Not Redundant," *Wall Street Journal.* 2017.

33. Silverman, L., "Scanning the Future, Radiologists See Their Jobs at Risk," *National Public Radio.* 2017.

34. Grisham, S., "Medscape Physician Compensation Report 2017," *Medscape.* 2017.

35. Bergen, M., "The AI Doctor Orders More Tests," *Bloomberg.* 2017.

36. Bryan, R. N., "Look Ahead–Machine Learning in Radiology," *RSNA News.* 2016.

37. D'Avolio, L., "Thoughts on JAMA's 'Adapting to Artificial Intelligence' by Jha and Topol," LinkedIn. 2017.

38. Recht, M., and R. N. Bryan, "Artificial Intelligence: Threat or Boon to Radiologists?" *J Am Coll Radiol,* 2017. **14**(11): pp. 1476–1480.

39. LeCun, Y., "Disruption in the Workplace: Artificial Intelligence in the 21st Century." YouTube. 2017. https://www.youtube.com/watch?v=OgW4e_ZY26s&t=49s.

40. Silverman, "Scanning the Future."

41. Harvey, H., "Can AI Enable a 10 Minute MRI?," *Towards Data Science.* 2018.

42. Bresnick, J., "Machine Learning 84% Accurate at Flagging Dementia Within 2 Years," *Health IT Analytics.* 2017.

43. Oakden-Rayner, L., et al., "Precision Radiology: Predicting Longevity Using Feature Engineering and Deep Learning Methods in a Radiomics Framework." *Sci Rep,* 2017. **7**(1): p. 1648.

44. Kruskal, J. B., et al., "Big Data and Machine Learning–Strategies for Driving This Bus: A Summary of the 2016 Intersociety Summer Conference." *J Am Coll Radiol,* 2017. **14**(6): pp. 811–817.

45. Levenson, R. M., et al., "Pigeons (*Columba livia*) as Trainable Observers of Pathology and Radiology Breast Cancer Images." *PLoS One,* 2015. **10**(11): p. e0141357.

46. Wang, D., et al., *Deep Learning for Identifying Metastatic Breast Cancer.* arXiv, 2016.

358 Notas

47. Yu, K. H., et al., "Predicting Non–Small Cell Lung Cancer Prognosis by Fully Automated Microscopic Pathology Image Features." *Nat Commun,* 2016. **7**: p. 12474.

48. Hou, L., et al., *Patch-Based Convolutional Neural Network for Whole Slide Tissue Image Classification.* arXiv, 2016.

49. Liu, Y., et al., *Detecting Cancer Metastases on Gigapixel Pathology Images.* arXiv, 2017.

50. Cruz-Roa, A., et al., "Accurate and Reproducible Invasive Breast Cancer Detection in Whole-Slide Images: A Deep Learning Approach for Quantifying Tumor Extent." *Sci Rep,* 2017. **7**: p. 46450. 53.

51. Ehteshami Bejnordi, B., et al., "Diagnostic Assessment of Deep Learning Algorithms for Detection of Lymph Node Metastases in Women with Breast Cancer." *JAMA,* 2017. **318**(22): pp. 2199–2210.

52. Golden, J. A., "Deep Learning Algorithms for Detection of Lymph Node Metastases from Breast Cancer: Helping Artificial Intelligence Be Seen." *JAMA,* 2017. **318**(22): pp. 2184–2186.

53. Yang, S. J., et al., "Assessing Microscope Image Focus Quality with Deep Learning." *BMC Bioinformatics,* 2018. **19**(1): p. 77.

54. Wang et al., *Deep Learning for Identifying Metastatic Breast Cancer.*

55. Wong, D., and S. Yip, "Machine Learning Classifies Cancer." *Nature,* 2018. **555**(7697): pp. 446–447; Capper, D., et al., "DNA Methylation-Based Classification of Central Nervous System Tumours." *Nature,* 2018. **555**(7697): pp. 469–474.

56. Coudray, N., et al., "Classification and Mutation Prediction from Non– Small Cell Lung Cancer Histopathology Images Using Deep Learning." *Nat Med,* 2018.

57. Granter, S. R., A. H. Beck, and D. J. Papke Jr., "AlphaGo, Deep Learning, and the Future of the Human Microscopist." *Arch Pathol Lab Med,* 2017. **141**(5): pp. 619–621.

58. Sharma, G., and A. Carter, "Artificial Intelligence and the Pathologist: Future Frenemies?" *Arch Pathol Lab Med,* 2017. **141**(5): pp. 622–623.

59. Jha, S., and E. J. Topol, "Adapting to Artificial Intelligence: Radiologists and Pathologists as Information Specialists." *JAMA,* 2016. **316**(22): pp. 2353–2354.

60. Patel, N. M., et al., "Enhancing Next-Generation Sequencing-Guided Cancer Care Through Cognitive Computing." *Oncologist,* 2018. **23**(2): pp. 179–185.

61. Wolf, J. A., et al., "Diagnostic Inaccuracy of Smartphone Applications for Melanoma Detection." *JAMA Dermatol,* 2013. **149**(4): pp. 422–426.

62. Resneck, J. S., Jr., et al., "Choice, Transparency, Coordination, and Quality Among Direct-to-Consumer Telemedicine Websites and Apps Treating Skin Disease." *JAMA Dermatol,* 2016. **152**(7): pp. 768–775.

63. Esteva, A., et al., "Dermatologist-Level Classification of Skin Cancer with Deep Neural Networks." *Nature,* 2017. **542**(7639): pp. 115–118.

64. Esteva et al., "Dermatologist-Level Classification of Skin Cancer with Deep Neural Networks."

65. Codella, N., Q. B. Nguyen, and S. Pankanti, *Deep Learning Ensembles for Melanoma Recognition in Dermoscopy Images.* arXiv, 2016.

Notas **359**

66. Haenssle, H. A., et al., "Man Against Machine: Diagnostic Performance of a Deep Learning Convolutional Neural Network for Dermoscopic Melanoma Recognition in Comparison to 58 Dermatologists." *Ann Oncol,* 2018.

67. Leachman, S. A., and G. Merlino, "Medicine: The Final Frontier in Cancer Diagnosis." *Nature,* 2017. **542**(7639): pp. 36–38.

68. Esteva et al., "Dermatologist-Level Classification of Skin Cancer with Deep Neural Networks."

69. Zakhem, G. A., C. C. Motosko, and R. S. Ho, "How Should Artificial Intelligence Screen for Skin Cancer and Deliver Diagnostic Predictions to Patients?" *JAMA Dermatol,* 2018.

70. Leswing, K., "Apple CEO Tim Cook Gave a Shout-Out to a $100-per-Year App for Doctors–Here's What It Does," *Business Insider.* 2017.

Capítulo 7: Médicos sem padrões

1. Gellert, G., and L. Webster. *The Rise of the Medical Scribe Industry: Implications for Advancement of EHRs,* in *HiMSS 16.* 2016. Las Vegas, NV.

2. Wang, M. D., R. Khanna, and N. Najafi, "Characterizing the Source of Text in Electronic Health Record Progress Notes." *JAMA Intern Med,* 2017. **177**(8): pp. 1212–1213.

3. Bach, B., "Stanford-Google Digital-Scribe Pilot Study to Be Launched," in *Scope.* 2017, Stanford Medicine.

4. Moja, L., et al., "Effectiveness of Computerized Decision Support Systems Linked to Electronic Health Records: A Systematic Review and Meta-Analysis." *Am J Public Health,* 2014. **104**(12): pp. e12–22.

5. Horwitz, R. I., et al., "From Evidence Based Medicine to Medicine Based Evidence." *Am J Med,* 2017. **130**(11): pp. 1246–1250.

6. Lacy, M. E., et al., "Association of Sickle Cell Trait with Hemoglobin A1c in African Americans." *JAMA,* 2017. **317**(5): pp. 507–515.

7. Wong, T. Y., and N. M. Bressler, "Artificial Intelligence with Deep Learning Technology Looks into Diabetic Retinopathy Screening." *JAMA,* 2016. **316**(22): pp. 2366–2367.

8. Wong and Bressler, "Artificial Intelligence with Deep Learning Technology Looks into Diabetic Retinopathy Screening."

9. Gulshan, V., et al., "Development and Validation of a Deep Learning Algorithm for Detection of Diabetic Retinopathy in Retinal Fundus Photographs." *JAMA,* 2016. **316**(22): pp. 2402–2410.

10. Szegedy, C., et al., *Rethinking the Inception Architecture for Computer Vision.* arXiv, 2015.

11. Gulshan et al., "Development and Validation of a Deep Learning Algorithm for Detection of Diabetic Retinopathy in Retinal Fundus Photographs."

12. *IBM Machine Vision Technology Advances Early Detection of Diabetic Eye Disease Using Deep Learning.* 2017.

360 Notas

13. Bleicher, A., "Teenage Whiz Kid Invents an AI System to Diagnose Her Grandfather's Eye Disease." *IEEE Spectrum,* 2017; Lagasse, J., "Teenage Team Develops AI System to Screen for Diabetic Retinopathy," *MobiHealthNews.* 2017.

14. Abramoff, M., et al., "Pivotal Trial of an Autonomous AI-Based Diagnostic System for Detection of Diabetic Retinopathy in Primary Care Offices." *NPJ Digital Medicine,* 2018.

15. Keane, P. and E. Topol, "With an Eye to AI and Autonomous Diagnosis." *NPJ Digital Medicine,* 2018.

16. De Fauw, J., et al., "Clinically Applicable Deep Learning for Diagnosis and Referral in Retinal Disease." *Nature Medicine,* 2018. **24**: pp. 134–1350.

17. Kermany, D. S., et al., "Identifying Medical Diagnoses and Treatable Diseases by Image-Based Deep Learning." *Cell,* 2018. **172**(5): pp. 1122–1131; Rampasek, L., and A. Goldenberg, "Learning from Everyday Images Enables Expert-Like Diagnosis of Retinal Diseases." *Cell,* 2018. **172**(5): pp. 893–895.

18. Poplin, R., et al., "Prediction of Cardiovascular Risk Factors from Retinal Fundus Photographs via Deep Learning." *Nature Biomedical Engineering,* 2018. **2**: pp. 158–164.

19. "The Eye's Structure Holds Information About the Health of the Mind." *Economist.* 2018; Mutlu, U., et al., "Association of Retinal Neurodegeneration on Optical Coherence Tomography with Dementia: A Population-Based Study." *JAMA Neurol,* 2018.

20. Brown, J. M., et al., "Automated Diagnosis of Plus Disease in Retinopathy of Prematurity Using Deep Convolutional Neural Networks." *JAMA Ophthalmol,* 2018. **136**(7): pp. 803–810.

21. Long, E., et al., "An Artificial Intelligence Platform for the Multihospital Collaborative Management of Congenital Cataracts." *Nature Biomedical Engineering,* 2017. **1**: pp. 1–8.

22. Willems, J., et al., "The Diagnostic Performance of Computer Programs for the Interpretation of Electrocardiograms." *NEJM,* 1991. **325**(25): pp. 1767–1773.

23. Heden, B., et al., "Acute Myocardial Infarction Detected in the 12-Lead ECG by Artificial Neural Networks." *Circulation,* 1997. **96**(6): pp. 1798–1802.

24. Heden et al., "Acute Myocardial Infarction Detected in the 12-Lead ECG by Artificial Neural Networks."

25. Strodthoff, N., and C. Strodthoff, *Detecting and Interpreting Myocardial Infarctions Using Fully Convolutional Neural Networks.* arXiv, 2018.

26. Rajpurkar, P., et al., *Cardiologist-Level Arrhythmia Detection with Convolutional Neural Networks.* arXiv, 2017. **1**.

27. Tison, G. H., et al., "Passive Detection of Atrial Fibrillation Using a Commercially Available Smartwatch." *JAMA Cardiol,* 2018. **3**(5): pp. 409–416.

28. Adamson, C., *Ultromics,* ed. E. Topol. 2017.

29. Madani, A., et al., "Fast and Accurate View Classification of Echocardiograms Using Deep Learning." *NPJ Digital Medicine,* 2018. **1**(6).

30. Adamson, *Ultromics.*

Notas **361**

31. Le, M., et al., *Computationally Efficient Cardiac Views Projection Using 3D Convolutional Neural Networks.* arXiv, 2017.

32. Weng, S. F., et al., "Can Machine-Learning Improve Cardiovascular Risk Prediction Using Routine Clinical Data?" *PLoS One,* 2017. **12**(4): p. e0174944.

33. Paschalidis, Y., "How Machine Learning Is Helping Us Predict Heart Disease and Diabetes," *Harvard Business Review.* 2017.

34. Manak, M., et al., "Live-Cell Phenotypic-Biomarker Microfluidic Assay for the Risk Stratification of Cancer Patients via Machine Learning." *Nature Biomedical Engineering,* 2018.

35. "Cancer Statistics." National Cancer Institute. July 20, 2018. www.cancer.gov/about-cancer/understanding/statistics.

36. Burns, J., "Artificial Intelligence Is Helping Doctors Find Breast Cancer Risk 30 Times Faster," *Forbes.* 2016.

37. Bahl, M., et al., "High-Risk Breast Lesions: A Machine Learning Model to Predict Pathologic Upgrade and Reduce Unnecessary Surgical Excision." *Radiology,* 2018. **286**(3): pp. 810–818.

38. Lohr, S., "IBM Is Counting on Its Bet on Watson, and Paying Big Money for It," *New York Times.* 2016; Ross, C., "IBM to Congress: Watson Will Transform Health Care, So Keep Your Hands Off Our Supercomputer," *Stat News.* 2017; Mack, H., "IBM Shares Data on How Watson Augments Cancer Treatment Decision-Making," *MobiHealthNews.* 2017; Patel, N. M., et al., "Enhancing Next-Generation Sequencing-Guided Cancer Care Through Cognitive Computing." *Oncologist,* 2018. **23**(2): pp. 179–185; "Watson for Oncology Isn't an AI That Fights Cancer, It's an Unproven Mechanical Turk That Represents the Guesses of a Small Group of Doctors," *Boing Boing.* 2017.

39. Rose, C., "Artificial Intelligence Positioned to Be a Game-Changer," *CBS News.* 2017.

40. Patel et al., "Enhancing Next-Generation Sequencing-Guided Cancer Care Through Cognitive Computing."

41. Patel et al., "Enhancing Next-Generation Sequencing-Guided Cancer Care Through Cognitive Computing."

42. Mack, "IBM Shares Data on How Watson Augments Cancer Treatment Decision-Making."

43. "Watson for Oncology."

44. Ross, C., and I. Swetlitz, "IBM's Watson Supercomputer Recommended 'Unsafe and Incorrect' Cancer Treatments, Internal Documents Show," *Stat News.* 2018; Muller, M., "Playing Doctor: Medical Applications Expose Current Limits of AI," *Spiegel Online.* 2018.

45. McCallister, E., "Computing Care," *Tempus.* 2017.

46. "Tempus Launches New Mobile App to Make Clinical and Genomic Data More Accessible to Physicians at the Point of Care," Associated Press. September 19, 2018. https://www.tempus.com/tempus-launches-new-mobile-app-to-make-clinical-and--genomic-data-more-accessible-to-physicians-at-the-point-of-care/.

47. Versel, N., "Sophia Genetics Looks to Marry Imaging, Genomic Analysis for MDx," *Genome Web.* 2018.

362 Notas

48. Kolata, G., "Colonoscopies Miss Many Cancers, Study Finds," *New York Times*. 2008; Leufkens, A. M., et al., "Factors Influencing the Miss Rate of Polyps in a Back-to-Back Colonoscopy Study." *Endoscopy*, 2012. **44**(5): pp. 470–475.

49. Mori, Y., et al., "Impact of an Automated System for Endocytoscopic Diagnosis of Small Colorectal Lesions: An International Web-Based Study." *Endoscopy*, 2016. **48**(12): pp. 1110–1118; Shin, J. G., et al., "Polyp Missing Rate and Its Associated Risk Factors of Referring Hospitals for Endoscopic Resection of Advanced Colorectal Neoplasia." *Medicine* (Baltimore), 2017. **96**(19): p. e6742.

50. Mori, Y., et al., "Real-Time Use of Artificial Intelligence in Identification of Diminutive Polyps During Colonoscopy." *Annals of Internal Medicine*, 2018. **169**: pp. 357–366.; Holme, O., and L. Aabakken, "Making Colonoscopy Smarter with Standardized Computer-Aided Diagnosis." *Annals of Internal Medicine*, 2018.

51. Mori, Y., et al., "Real-Time Use of Artificial Intelligence in Identification of Diminutive Polyps During Colonoscopy." *Annals of Internal Medicine*, 2018.

52. Aggarwal, A., et al., "Effect of Patient Choice and Hospital Competition on Service Configuration and Technology Adoption Within Cancer Surgery: A National, Population-Based Study." *Lancet Oncol*, 2017. **18**(11): pp. 1445–1453; Abate, C., "Is da Vinci Robotic Surgery a Revolution or a Rip-off?," *Healthline*. 2018.

53. "New Surgical Robots Are About to Enter the Operating Theatre," *Economist*. 2017.

54. Devlin, H., "The Robots Helping NHS Surgeons Perform Better, Faster–and for Longer," *Guardian*. 2018.

55. Taylor, N. P., "After Raising $500M, Fred Moll's Auris Gets FDA Nod for Lung Cancer Robotic Platform," *FierceBiotech*. 2018.

56. Bartolozzi, C., "Neuromorphic Circuits Impart a Sense of Touch." *Science*, 2018. **360**(6392): pp. 966–967.

57. Edwards, T. L., et al., "First-in-Human Study of the Safety and Viability of Intraocular Robotic Surgery." *Nature Biomedical Engineering*, 2018. **2**: pp. 649–656.

58. Huennekens, S., "Surgery 4.0 . . . Digital Surgery 'Democratizing Surgery,'" *Verb Surgical*. 2017.

59. Grace, K., et al., *When Will AI Exceed Human Performance? Evidence from AI Experts*. arXiv, 2017; *The World in 2017, Economist*. 2017.

60. Burton, T., "New Technology Promises to Speed Critical Treatment for Strokes," *Wall Street Journal*. 2018.

61. Titano, J. J., et al., "Automated Deep-Neural-Network Surveillance of Cranial Images for Acute Neurologic Events." *Nat Med*, 2018.

62. Kermany et al., "Identifying Medical Diagnoses and Treatable Diseases by Image-Based Deep Learning."

63. Simon, M., "Tug, the Busy Little Robot Nurse, Will See You Now," *Wired*. 2017.

Capítulo 8: Saúde mental

1. "Artificial Intelligence and Psychology: The Computer Will See You Now," *Economist*. 2014.

Notas **363**

2. Lucas, G. M., et al., "It's Only a Computer: Virtual Humans Increase Willingness to Disclose." *Computers in Human Behavior,* 2014. **37**: pp. 94–100.

3. Lucas et al., "It's Only a Computer."

4. Lucas et al., "It's Only a Computer."

5. "ELIZA," *Wikipedia.* 2017.

6. Farr, C., "You have an embarrassing medical condition. Would you rather tell and get treatment from: (1) Your doctor; (2) A doctor/nurse; (3) A bot." Twitter, 2017; Knight, W., "Andrew Ng Has a Chatbot That Can Help with Depression," *Technology Review.* 2017.

7. Richardson, J. H., "AI Chatbots Try to Schedule Meetings–Without Enraging Us," *Wired.* 2018.

8. "Podcast: Uncovering the Real Value of AI in Healthcare with Andrew Ng," *Rock Health.* 2017.

9. Insel, T. R., "Digital Phenotyping: Technology for a New Science of Behavior." *JAMA,* 2017. **318**(13): pp. 1215–1216; Or, F., J. Torous, and J. P. Onnela, "High Potential but Limited Evidence: Using Voice Data from Smartphones to Monitor and Diagnose Mood Disorders." *Psychiatr Rehabil J,* 2017. **40**(3): pp. 320–324.

10. Carr, N., "How Smartphones Hijack Our Minds," *Wall Street Journal.* 2017.

11. Nasir, M., et al., "Predicting Couple Therapy Outcomes Based on Speech Acoustic Features." *PLoS One,* 2017. **12**(9): p. e0185123.

12. Bedi, G., et al., "Automated Analysis of Free Speech Predicts Psychosis Onset in High-Risk Youths." *NPJ Schizophr,* 2015. **1**: p. 15030.

13. Frankel, J., "How Artificial Intelligence Could Help Diagnose Mental Disorders," *Atlantic.* 2016.

14. Cao, B., et al., *DeepMood: Modeling Mobile Phone Typing Dynamics for Mood Detection.* arXiv, 2018.

15. Bercovici, J., "Why the Secret to Making Customer Service More Human Isn't Human at All," *Inc. Magazine.* 2017.

16. Stix, C., "3 Ways AI Could Help Our Mental Health," *World Economic Forum.* 2018.

17. Reece, A. G., and C. M. Danforth, "Instagram Photos Reveal Predictive Markers of Depression." *EPJ Data Science,* 2017. **6**.

18. Mitchell, A. J., A. Vaze, and S. Rao, "Clinical Diagnosis of Depression in Primary Care: A Meta-Analysis." *Lancet,* 2009. **374**(9690): pp. 609–619.

19. Landhuis, E., "Brain Imaging Identifies Different Types of Depression," *Scientific American.* 2017.

20. "The Burden of Depression." *Nature,* 2014. **515**(7526): p. 163.

21. Smith, K., "Mental Health: A World of Depression." *Nature,* 2014. **515**(7526): p. 181.

22. McConnon, A., "AI-Powered Systems Target Mental Health," *Wall Street Journal.* 2018.

23. Winick, E., "With Brain-Scanning Hats, China Signals It Has No Interest in Workers' Privacy," *MIT Technology Review.* 2018.

364   Notas

24. Schnyer, D. M., et al., "Evaluating the Diagnostic Utility of Applying a Machine Learning Algorithm to Diffusion Tensor MRI Measures in Individuals with Major Depressive Disorder." *Psychiatry Res,* 2017. **264**: pp. 1–9.

25. Schnyer et al., "Evaluating the Diagnostic Utility." Drysdale, A. T., et al., "Resting-State Connectivity Biomarkers Define Neurophysiological Subtypes of Depression." *Nat Med,* 2017. **23**(1): pp. 28–38.

26. Schnyer et al., "Evaluating the Diagnostic Utility."

27. Comstock, J., "Sonde Health Will Use MIT Voice Analysis Tech to Detect Mental Health Conditions," *MobiHealthNews.* 2016.

28. Vergyri, D., et al., "Speech-Based Assessment of PTSD in a Military Population Using Diverse Feature Classes." *Proc. Interspeech,* 2015: pp. 3729–3733.

29. Scherer, S., et al., "Self-Reported Symptoms of Depression and PTSD Are Associated with Reduced Vowel Space in Screening Interviews." *IEEE Transactions on Affective Computing,* 2015. **7**(1): pp. 59–73.

30. Or, Torous, and Onnela, "High Potential but Limited Evidence."

31. Chekroud, A. M., et al., "Cross-Trial Prediction of Treatment Outcome in Depression: A Machine Learning Approach." *Lancet Psychiatry,* 2016. **3**(3): pp. 243–250.

32. Hutson, M., "Machine-Learning Algorithms Can Predict Suicide Risk More Readily Than Clinicians, Study Finds," *Newsweek.* 2017.

33. "Suicide Statistics," American Foundation for Suicide Prevention, July 19, 2018. https://afsp.org/about-suicide/suicide-statistics/.

34. Denworth, L., "Could a Machine Identify Suicidal Thoughts?," *Scientific American.* 2017.

35. Franklin, J. C., et al., "Risk Factors for Suicidal Thoughts and Behaviors: A Meta-Analysis of 50 Years of Research." *Psychol Bull,* 2017. **143**(2): pp. 187–232; McConnon, A., "AI Helps Identify Those at Risk for Suicide," *Wall Street Journal.* 2018. p. R7.

36. Franklin et al., "Risk Factors for Suicidal Thoughts and Behaviors."

37. Walsh, C. G., et al., "Predicting Risk of Suicide Attempts over Time Through Machine Learning." *Clinical Psychological Science,* 2017. **5**(3): pp. 457–469.

38. Hutson, "Machine-Learning Algorithms Can Predict Suicide Risk." Walsh et al., "Predicting Risk of Suicide Attempts."

39. Hutson, "Machine-Learning Algorithms Can Predict Suicide Risk."

40. Hutson, "Machine-Learning Algorithms Can Predict Suicide Risk"; Horwitz, B., "Identifying Suicidal Young Adults." *Nature Human Behavior,* 2017. **1**: pp. 860–861.

41. Cheng, Q., et al., "Assessing Suicide Risk and Emotional Distress in Chinese Social Media: A Text Mining and Machine Learning Study." *J Med Internet Res,* 2017. **19**(7): p. e243.

42. McConnon, "AI Helps Identify Those at Risk for Suicide."

43. "Crisis Trends," July 19, 2018. https://crisistrends.org/#visualizations.

44. Resnick, B., "How Data Scientists Are Using AI for Suicide Prevention," *Vox.* 2018.

45. Anthes, E., "Depression: A Change of Mind." *Nature,* 2014. **515**(7526): pp. 185–187.

Notas **365**

46. Firth, J., et al., "The Efficacy of Smartphone-Based Mental Health Interventions for Depressive Symptoms: A Meta-Analysis of Randomized Controlled Trials." *World Psychiatry,* 2017. **16**(3): pp. 287–298.

47. Aggarwal, J., and W. Smriti Joshi, "The Future of Artificial Intelligence in Mental Health," DQINDIA online. 2017.

48. Fitzpatrick, K. K., A. Darcy, and M. Vierhile, "Delivering Cognitive Behavior Therapy to Young Adults with Symptoms of Depression and Anxiety Using a Fully Automated Conversational Agent (Woebot): A Randomized Controlled Trial." *JMIR Ment Health,* 2017. **4**(2): p. e19.

49. Knight, "Andrew Ng Has a Chatbot That Can Help with Depression."

50. Lien, T., "Depressed but Can't See a Therapist? This Chatbot Could Help," *Los Angeles Times.* 2017.

51. Lien, "Depressed but Can't See a Therapist?"

52. Ben-Zeev, D., and D. C. Atkins, "Bringing Digital Mental Health to Where It Is Needed Most." *Nature Human Behavior,* 2017. **1**: pp. 849–851; Barrett, P. M., et al., "Digitising the Mind." *Lancet,* 2017. **389**(10082): p. 1877.

53. Nutt, A. E., "'The Woebot Will See You Now'–the Rise of Chatbot Therapy," *Washington Post.* 2017.

54. Smith, "Mental Health."

55. Romeo, N., "The Chatbot Will See You Now," *New Yorker.* 2016.

56. Fitzpatrick, Darcy, and Vierhile, "Delivering Cognitive Behavior Therapy."

57. Pugh, A., "Automated Health Care Offers Freedom from Shame, but Is It What Patients Need?" *New Yorker.* 2018.

58. Harari, Y. N., *Homo Deus.* 2016. New York: HarperCollins, p. 448.

59. Budner, P., J. Eirich, and P. A. Gloor, *"Making You Happy Makes Me Happy": Measuring Individual Mood with Smartwatches.* arXiv, 2017. arXiv:1711.06134 [cs.HC]. "How a Smart Watch Can Predict Your Happiness Levels," *MIT Technology Review.* 2017.

60. Clark, A. E., et al., "The Key Determinants of Happiness and Misery," *World Happiness Report.* 2017; "Daily Chart: A New Study Tries to Unpick What Makes People Happy and Sad," *Economist.* 2017.

61. Hwang, J. J., et al., *Learning Beyond Human Expertise with Generative Models for Dental Restorations.* arXiv, 2018.

62. Peters, A., "Having a Heart Attack? This AI Helps Emergency Dispatchers Find Out," *Fast Company.* 2018.

Capítulo 9: Inteligência artificial e sistemas de saúde

1. Avati, A., et al., *Improving Palliative Care with Deep Learning.* arXiv, 2017; Mukherjee, S., "This Cat Sensed Death: What If Computers Could, Too?," *New York Times.* 2018; Bergen, M., "Google Is Training Machines to Predict When a Patient Will Die," *Bloomberg.* 2018.

366 Notas

2. Avati et al., *Improving Palliative Care with Deep Learning;* Snow, J., "A New Algorithm Identifies Candidates for Palliative Care by Predicting When Patients Will Die," *MIT Technology Review.* 2017; White, N., et al., "A Systematic Review of Predictions of Survival in Palliative Care: How Accurate Are Clinicians and Who Are the Experts?" *PLoS One,* 2016. **11**(8): p. e0161407.

3. Bennington-Castro, J., "A New Algorithm Could Ease Critically Ill Patients' Final Days," *NBC News.* 2018.

4. White, N., et al., "How Accurate Is the 'Surprise Question' at Identifying Patients at the End of Life? A Systematic Review and Meta-Analysis." *BMC Med,* 2017. **15**(1): p. 139.

5. Avati et al., *Improving Palliative Care with Deep Learning;* Mukherjee, "This Cat Sensed Death."

6. Zaidi, D., "AI Is Transforming Medical Diagnosis, Prosthetics, and Vision Aids," *Venture Beat.* 2017.

7. Rajkomar, A., et al., "Scalable and Accurate Deep Learning with Electronic Health Records." *NPJ Digital Medicine,* 2018.

8. Meyer, A., et al., "Real-Time Prediction of Death, Renal Failure and Postoperative Bleeding in Post-Cardiothoracic Critical Care Using Deep Learning on Routinely Collected Clinical Data." *Lancet,* in press.

9. Mullin, E., "DeepMind's New Project Aims to Prevent Hospital Deaths," *MIT Technology Review.* 2018.

10. Yoon, J., et al., "Personalized Survival Predictions via Trees of Predictors: An Application to Cardiac Transplantation." *PLoS One,* 2018. **13**(3): p. e0194985.

11. Son, J. H., et al., "Deep Phenotyping on Electronic Health Records Facilitates Genetic Diagnosis by Clinical Exomes." *Am J Hum Genet,* 2018. **103**(1): pp. 58–73.

12. Mukherjee, "This Cat Sensed Death."

13. O'Neil, C., "Big Data Is Coming to Take Your Health Insurance," *Bloomberg.* 2017; Gillin, P., "How Machine Learning Will Spark a Revolution in Insurance," *Silicon Angle.* 2017; Lecher, C., "What Happens When an Algorithm Cuts Your Health Care," *Verge.* 2018.

14. Ross, C., "The Data Are In, but Debate Rages: Are Hospital Readmission Penalties a Good Idea?," *Stat News.* 2017.

15. Shameer, K., et al., "Predictive Modeling of Hospital Readmission Rates Using Electronic Medical Record-Wide Machine Learning: A Case-Study Using Mount Sinai Heart Failure Cohort." *Pac Symp Biocomput,* 2017. **22**: pp. 276–287.

16. Nguyen, P., et al., "Deepr: A Convolutional Net for Medical Records." *IEEE J Biomed Health Inform,* 2017. **21**(1): pp. 22–30.

17. Choi, E., et al., "Doctor AI: Predicting Clinical Events via Recurrent Neural Networks." *JMLR Workshop Conf Proc,* 2016. **56**: pp. 301–318.

18. Yang, Z., et al., "Clinical Assistant Diagnosis for Electronic Medical Record Based on Convolutional Neural Network." *Sci Rep,* 2018. **8**(1): p. 6329.

19. Razavian, N., J. Marcus, and D. Sontag, "Multi-Task Prediction of Disease Onsets from Longitudinal Lab Tests." *PMLR,* 2016. **56**: pp. 73–100.

Notas **367**

20. Avati et al., *Improving Palliative Care with Deep Learning;* Rajkomar et al., "Scalable and Accurate Deep Learning with Electronic Health Records"; Shameer et al., "Predictive Modeling of Hospital Readmission Rates"; Yang, Z., et al., "Clinical Assistant Diagnosis for Electronic Medical Record Based on Convolutional Neural Network." *Sci Rep,* 2018. **8**(1): p. 6329; Razavian, Marcus, and Sontag, "Multi-task Prediction of Disease Onsets"; Oh, J., et al., "A Generalizable, Data-Driven Approach to Predict Daily Risk of Clostridium Difficile Infection at Two Large Academic Health Centers." *Infect Control Hosp Epidemiol,* 2018. **39**(4): pp. 425–433; Miotto, R., et al., "Deep Patient: An Unsupervised Representation to Predict the Future of Patients from the Electronic Health Records." *Sci Rep,* 2016. **6**: p. 26094; Mathotaarachchi, S., et al., "Identifying Incipient Dementia Individuals Using Machine Learning and Amyloid Imaging." *Neurobiol Aging,* 2017. **59**: pp. 80–90; Elfiky, A., et al., "Development and Application of a Machine Learning Approach to Assess Short-Term Mortality Risk Among Patients with Cancer Starting Chemotherapy." *JAMA Network Open,* 2018; Horng, S., et al., "Creating an Automated Trigger for Sepsis Clinical Decision Support at Emergency Department Triage Using Machine Learning." *PLoS One,* 2017. **12**(4): p. e0174708; Walsh, C. G., et al., "Predicting Risk of Suicide Attempts over Time Through Machine Learning." *Clinical Psychological Science,* 2017. **5**(3): pp. 457–469; Wong, A., et al., "Development and Validation of an Electronic Health Record–Based Machine Learning Model to Estimate Delirium Risk in Newly Hospitalized Patients Without Known Cognitive Impairment." *JAMA Network Open,* 2018; Henry, K. E., et al., "A Targeted Real-Time Early Warning Score (TREWScore) for Septic Shock." *Sci Transl Med,* 2015. **7**(299): p. 299ra122; Culliton, P., et al., *Predicting Severe Sepsis Using Text from the Electronic Health Record.* arXiv, 2017; Cleret de Langavant, L., E. Bayen, and K. Yaffe, "Unsupervised Machine Learning to Identify High Likelihood of Dementia in Population-Based Surveys: Development and Validation Study." *J Med Internet Res,* 2018. **20**(7): p. e10493.

21. *Current Employment Statistics Highlights,* ed. N. E. Branch. 2018, US Bureau of Labor Statistics.

22. Terhune, C., "Our Costly Addiction to Health Care Jobs," *New York Times.* 2017.

23. Terhune, "Our Costly Addiction to Health Care Jobs."

24. Lee, K. F., "Tech Companies Should Stop Pretending AI Won't Destroy Jobs," *MIT Technology Review.* 2018.

25. Tseng, P., et al., "Administrative Costs Associated with Physician Billing and Insurance-Related Activities at an Academic Health Care System." *JAMA,* 2018. **319**(7): pp. 691–697.

26. Frakt, A., "The Astonishingly High Administrative Costs of U.S. Health Care," *New York Times.* 2018.

27. InoviaGroup, *Artificial Intelligence Virtual Assist (AIVA).* August 9, 2018. http://inovia-group.se/artificial-intelligence-virtual-assist-aiva/.

28. Muoio, D., "Qventus Receives $30M Investment to Bring AI to Hospital Workflows," *MobiHealthNews.* 2018.

368 Notas

29. Zweig, M., D. Tran, and B. Evans, "Demystifying AI and Machine Learning in Healthcare," *Rock Health.* 2018; Ockerman, E., "AI Hospital Software Knows Who's Going to Fall," *Bloomberg Businessweek.* 2018.

30. Siwicki, B., "Radiology Practices Using AI and NLP to Boost MIPS Payments," *Healthcare IT News.* 2018.

31. Sohn, E., et al., "Four Lessons in the Adoption of Machine Learning in Health Care," *Health Affairs.* 2017.

32. Zhu, B., et al., "Image Reconstruction by Domain-Transform Manifold Learning." *Nature,* 2018. **555**(7697): pp. 487–492; Harvey, H., "Can AI Enable a 10 Minute MRI?," *Towards Data Science.* 2018. Ridley, E. L., "Artificial Intelligence Guides Lower PET Tracer Dose." *Aunt Minnie,* 2018.

33. Nikolov, S., S. Blackwell, R. Mendes, *Deep Learning to Achieve Clinically Applicable Segmentation of Head and Neck Anatomy for Radiotherapy.* arXiv, 2018. https://arxiv.org/abs/1809.04430.

34. Henry, K. E., "A Targeted Real-Time Early Warning Score (TREW-Score) for Septic Shock"; Liu, V. X., and A. J. Walkey, "Machine Learning and Sepsis: On the Road to Revolution." *Crit Care Med,* 2017. **45**(11): pp. 1946–1947; Horng et al., "Creating an Automated Trigger for Sepsis Clinical Decision Support"; Chan, R., "A.I. Can Predict Whether You Have Sepsis Before Doctors Even Know It," *Inverse.* 2017; Nemati, S., et al., "An Interpretable Machine Learning Model for Accurate Prediction of Sepsis in the ICU." *Crit Care Med,* 2017.

35. McQuaid, J., "To Fight Fatal Infections, Hospitals May Turn to Algorithms," *Scientific American.* 2018.

36. Oh et al., "A Generalizable, Data-Driven Approach to Predict Daily Risk of Clostridium Difficile."

37. Haque, A., et al., *Towards Vision-Based Smart Hospitals: A System for Tracking and Monitoring Hand Hygiene Compliance.* arXiv, 2017. Yeung, S., et al., "Bedside Computer Vision–Moving Artificial Intelligence from Driver Assistance to Patient Safety." *N Engl J Med,* 2018. **378**(14): pp. 1271–1273.

38. Prasad, N., L. F. Cheng, C. Chivers, M. Draugelis, and B. E. Engelhardt, *A Reinforcement Learning Approach to Weaning of Mechanical Ventilation in Intensive Care Units.* arXiv, 2017. https://arxiv.org/abs/1704.06300.

39. Suresh, H., et al., *Clinical Intervention Prediction and Understanding with Deep Neural Networks.* arXiv, 2017.

40. Gordon, R., "Using Machine Learning to Improve Patient Care," *MIT News.* 2017.

41. Maier-Hein, L., et al., "Surgical Data Science for Next-Generation Interventions." *Nature Biomedical Engineering,* 2017. **1**: pp. 691–696.

42. "Artificial Intelligence Will Improve Medical Treatments," *Economist.* 2018.

43. Burton, T., "New Stroke Technology to Identify Worst Cases Gets FDA Approval," *Wall Street Journal.* 2018.

44. Auerbach, D. I., D. O. Staiger, and P. I. Buerhaus, "Growing Ranks of Advanced Practice Clinicians–Implications for the Physician Workforce." *N Engl J Med,* 2018. **378**(25): pp. 2358–2360.

45. Libberton, B., "Career Advice and an Inside Perspective on Being a Researcher," *Karolinska Institute Career Blog.* 2017.

46. Hu, J., "A Hospital Without Patients," *Politico.* 2017.

47. Zhu et al., "Image Reconstruction by Domain-Transform Manifold Learning."

48. Kwolek, B., and M. Kepski, "Human Fall Detection on Embedded Platform Using Depth Maps and Wireless Accelerometer." *Comput Methods Programs Biomed,* 2014. **117**(3): pp. 489–501; Billis, A. S., et al., "A Decision-Support Framework for Promoting Independent Living and Ageing Well." *IEEE J Biomed Health Inform,* 2015. **19**(1): pp. 199–209; Press, G., "A New AI-Driven Companion for Older Adults, Improving Their Quality of Life," *Forbes.* 2017.

49. Kodjak, A., and S. Davis, "Trump Administration Move Imperils Pre-Existing Condition Protections," *NPR.* 2018.

50. Madison, K., "The Risks of Using Workplace Wellness Programs to Foster a Culture of Health" in *Health Affairs,* 2016. **35**(11): pp. 2068–2074.

51. Taddeo, M., and L. Floridi, "Regulate Artificial Intelligence to Avert Cyber Arms Race." *Nature,* 2018. **556**(7701): pp. 296–298.

52. Onstad, K., "The AI Superstars at Google, Facebook, Apple–They All Studied Under This Guy: Mr. Robot," *Toronto Life.* 2018.

53. Deshpande, P., "AI Could Help Solve the World's Health Care Problems at Scale," *Venture Beat.* 2017.

54. "China May Match or Beat America in AI," *Economist.* 2017; Bremmer, I., "China Embraces AI: A Close Look and A Long View," *Sinovation Ventures,* ed. E. Group. 2017; Zhang, S., "China's Artificial-Intelligence Boom," *Atlantic.* 2017; Lin, L., "Facial Recognition Wears a Smile," *Wall Street Journal.* 2017; "Who Is Winning the AI Race?," *MIT Technology Review.* 2017.

55. Wee, S. L., "China's Tech Titans, Making Gains in A.I., Improve Health Care," *New York Times.* 2018. p. B7.

56. Wee, S. L., "China's Tech Titans."

57. Metz, C., "As China Marches Forward on A.I., the White House Is Silent," *New York Times.* 2018.

58. Larson, C., "China's AI Imperative." *Science,* 2018. **359**(6376): pp. 628–630.

59. Huang, E., "A Chinese Hospital Is Betting Big on Artificial Intelligence to Treat Patients," *Quartz.* 2018.

60. Galeon, D., "For the First Time, a Robot Passed a Medical Licensing Exam," *Futurism.* 2017; Si, M., and C. Yu, "Chinese Robot Becomes World's First Machine to Pass Medical Exam," *China Daily.* 2017.

61. Sun, Y., "AI Could Alleviate China's Doctor Shortage," *MIT Technology Review.* 2018.

62. Knight, W., "Meet the Chinese Finance Giant That's Secretly an AI Company," *MIT Technology Review.* 2017.

63. Millward, J. A., "What It's Like to Live in a Surveillance State," *New York Times.* 2018.

64. Villani, C., *For a Meaningful Artificial Intelligence.* ed. AI for Humanity. 2018.

370 Notas

65. Thompson, N., "Emmanuel Macron Q&A: France's President Discusses Artificial Intelligence Strategy," *Wired.* 2018.

66. Perkins, A., "May to Pledge Millions to AI Research Assisting Early Cancer Diagnosis," *Guardian.* 2018.

67. *The Topol Review.* 2018, NHS Health Education England. www.hee.nhs.uk/our-work/topol-review.

Capítulo 10: Descoberta profunda

1. Camacho, D. M., et al., "Next-Generation Machine Learning for Biological Networks." *Cell,* 2018. **173**(7): pp. 1581–1592.

2. Appenzeller, T., "The Scientists' Apprentice." *Science Magazine,* 2017. **357**(6346): pp. 16–17.

3. Zhou, J., and O. G. Troyanskaya, "Predicting Effects of Noncoding Variants with Deep Learning–Based Sequence Model." *Nat Methods,* 2015. **12**(10): pp. 931–934; Pennisi, E., "AI in Action: Combing the Genome for the Roots of Autism." *Science,* 2017. **357**(6346): p. 25.

4. Krishnan, A., et al., "Genome-Wide Prediction and Functional Characterization of the Genetic Basis of Autism Spectrum Disorder." *Nat Neurosci,* 2016. **19**(11): pp. 1454–1462.

5. Molteni, M., "Google Is Giving Away AI That Can Build Your Genome Sequence," *Wired.* 2017; Carroll, A. and N. Thangaraj, "Evaluating DeepVariant: A New Deep Learning Variant Caller from the Google Brain Team," *DNA Nexus.* 2017; Poplin, R., et al., *Creating a Universal SNP and Small Indel Variant Caller with Deep Neural Networks.* bioRxiv, 2016; DePristo, M., and R. Poplin, "DeepVariant: Highly Accurate Genomes with Deep Neural Networks," *Google Research Blog.* 2017.

6. Zhou, J., et al., "Deep Learning Sequence–Based Ab Initio Prediction of Variant Effects on Expression and Disease Risk." *Nat Genet,* 2018. **50**(8): pp. 1171–1179.

7. Sundaram, L., et al., "Predicting the Clinical Impact of Human Mutation with Deep Neural Networks." *Nat Genet,* 2018. **50**(8): pp. 1161–1170.

8. Camacho et al., "Next-Generation Machine Learning for Biological Networks"; Ching, T., et al., *Opportunities and Obstacles for Deep Learning in Biology and Medicine.* bioRxiv, 2017; AlQuraishi, M., *End-to-End Differentiable Learning of Protein Structure.* bioRxiv, 2018; Zitnik, M., et al., *Machine Learning for Integrating Data in Biology and Medicine: Principles, Practice, and Opportunities.* arXiv, 2018.

9. Riesselman, A., J. Ingraham, and D. Marks, "Deep Generative Models of Genetic Variation Capture the Effects of Mutations." *Nature Methods,* 2018; Poplin, R., et al., "A Universal SNP and Small-Indel Variant Caller Using Deep Neural Networks." *Nat Biotechnol,* 2018.

10. Miotto, R., et al., "Deep Learning for Healthcare: Review, Opportunities and Challenges." *Brief Bioinform,* 2017. https://www.ncbi.nlm.nih.gov/pubmed/28481991.

11. Angermueller, C., et al., "DeepCpG: Accurate Prediction of Single-Cell DNA Methylation States Using Deep Learning." *Genome Biol,* 2017. **18**(1): p. 67.

12. Miotto et al., "Deep Learning for Healthcare."

Notas **371**

13. Lin, C., et al., "Using Neural Networks for Reducing the Dimensions of Single-Cell RNA-Seq Data." *Nucleic Acids Res,* 2017. **45**(17): p. e156.

14. van Dijk, D., et al., "Recovering Gene Interactions from Single-Cell Data Using Data Diffusion." *Cell,* 2018. **174**(3): pp. 716–729 e27.

15. LeFebvre, R., "Microsoft AI Is Being Used to Improve CRISPR Accuracy," *Engadget.* 2018; Listgarten, J., et al., "Prediction of Off-Target Activities for the End-to-End Design of CRISPR Guide RNAs." *Nature Biomedical Engineering,* 2018. **2**: pp. 38–47.

16. Buggenthin, F., et al., "Prospective Identification of Hematopoietic Lineage Choice by Deep Learning." *Nat Methods,* 2017. **14**(4): pp. 403–406; Webb, S., "Deep Learning for Biology." *Nature,* 2018. **554**(7693): pp. 555–557.

17. Ma, J., et al., "Using Deep Learning to Model the Hierarchical Structure and Function of a Cell." *Nat Methods,* 2018. **15**(4): pp. 290–298.

18. Wrzeszczynski, K. O., et al., "Comparing Sequencing Assays and Human-Machine Analyses in Actionable Genomics for Glioblastoma." *Neurol Genet,* 2017. **3**(4): pp. e164.

19. Wong, D., and S. Yip, "Machine Learning Classifies Cancer." *Nature,* 2018. **555**(7697): pp. 446–447; Capper, D., et al., "DNA Methylation– Based Classification of Central Nervous System Tumours." *Nature,* 2018. **555**(7697): pp. 469–474.

20. Caravagna, G., Y. Giarratano, D. Ramazzotti, I. Tomlinson, et al., "Detecting Repeated Cancer Evolution from Multi-Region Tumor Sequencing Data." *Nature Methods,* 2018. **15**: pp. 707–714.

21. Sheldrick, G., "Robot War on Cancer: Scientists Develop Breakthrough AI Tech to Predict How Tumours Grow." Express.co.uk. 2018.

22. Wood, D.E., et al., "A Machine Learning Approach for Somatic Mutation Discovery." *Sci Transl Med,* 2018. **10**(457).

23. Behravan, H., et al., "Machine Learning Identifies Interacting Genetic Variants Contributing to Breast Cancer Risk: A Case Study in Finnish Cases and Controls." *Sci Rep,* 2018. **8**(1): p. 13149.

24. Lobo, D., M. Lobikin, and M. Levin, "Discovering Novel Phenotypes with Automatically Inferred Dynamic Models: A Partial Melanocyte Conversion in Xenopus." *Sci Rep,* 2017. **7**: p. 41339.

25. Nelson, B., "Artificial Intelligence Could Drastically Reduce the Time It Takes to Develop New Life-Saving Drugs," *NBC News MACH.* 2018.

26. Zainzinger, V., "New Digital Chemical Screening Tool Could Help Eliminate Animal Testing," *Science Magazine.* 2018.

27. Mullard, A., "The Drug-Maker's Guide to the Galaxy." *Nature,* 2017. **549**(7673): pp. 445–447.

28. Mullard, "The Drug-Maker's Guide to the Galaxy."

29. Service, R. F., "AI in Action: Neural Networks Learn the Art of Chemical Synthesis." *Science,* 2017. **357**(6346): p. 27.

30. Bilsland, E., et al., "Plasmodium Dihydrofolate Reductase Is a Second Enzyme Target for the Antimalarial Action of Triclosan." *Sci Rep,* 2018. **8**(1): p. 1038.

372 Notas

31. Ahneman, D. T., et al., "Predicting Reaction Performance in C-N Cross-Coupling Using Machine Learning." *Science,* 2018. **360**(6385): pp. 186–190.

32. Dilawar, A., "The Artificial Miracle," *PressReader.* 2017.

33. Segler, M. H. S., M. Preuss, and M. P. Waller, "Planning Chemical Syntheses with Deep Neural Networks and Symbolic AI." *Nature,* 2018. **555**(7698): pp. 604–610.

34. Else, H., "Need to Make a Molecule? Ask This AI for Instructions." *Nature,* 2018.

35. Granda, J. M., et al., "Controlling an Organic Synthesis Robot with Machine Learning to Search for New Reactivity." *Nature,* 2018. **559**(7714): pp. 377–381.

36. Granda et al., "Controlling an Organic Synthesis Robot."

37. Lowe, D., "AI Designs Organic Syntheses." *Nature,* 2018. **555**(7698): pp. 592–593.

38. Simonite, T., "Machine Vision Helps Spot New Drug Treatments," *MIT Technology Review.* 2017.

39. Xiong, H.Y., et al., "The Human Splicing Code Reveals New Insights into the Genetic Determinants of Disease." *Science,* 2015. **347**(6218): p. 1254806.

40. "Atomwise Opens Applications for Historic AI Drug Discovery Awards," *Atomwise.* 2017.

41. Gershgorn, D., "Artificial Intelligence Could Build New Drugs Faster Than Any Human Team," *Quartz.* 2017.

42. Schneider, G., "Automating Drug Discovery." *Nat Rev Drug Discov,* 2018. **17**(2): pp. 97–113.

43. Kurtzman, L., "Public-Private Consortium Aims to Cut Preclinical Cancer Drug Discovery from Six Years to Just One," *UCSF News Center.* 2017.

44. Nelson, "Artificial Intelligence Could Drastically Reduce the Time."

45. Hernandez, D., "How Robots Are Making Better Drugs, Faster," *Wall Street Journal.* 2018.

46. Chakradhar, S., "Predictable Response: Finding Optimal Drugs and Doses Using Artificial Intelligence." *Nat Med,* 2017. **23**(11): pp. 1244–1247.

47. Maney, K., "AI Promises Life-Changing Alzheimer's Drug Break-through," *Newsweek.* 2018.

48. Comstock, J., "Benevolent AI Gets $115M to Harness AI for New Drug Discovery," *MobiHealthNews.* 2018.

49. Robie, A. A., et al., "Mapping the Neural Substrates of Behavior." *Cell,* 2017. **170**(2): pp. 393–406 e28.

50. Dasgupta, S., C. F. Stevens, and S. Navlakha, "A Neural Algorithm for a Fundamental Computing Problem." *Science,* 2017. **358**(6364): pp. 793–796.

51. Savelli, F., and J. J. Knierim, "AI Mimics Brain Codes for Navigation." *Nature,* 2018. **557**(7705): pp. 313–314; Abbott, A., "AI Recreates Activity Patterns That Brain Cells Use in Navigation," *Nature.* 2018; Beall, A., "Deep-Mind Has Trained an AI to Unlock the Mysteries of Your Brain," *Wired.* 2018; Banino, A., et al., "Vector-Based Navigation Using Grid-Like Representations in Artificial Agents." *Nature,* 2018. **557**(7705): pp. 429–433.

Notas **373**

52. Koch, C., "To Keep Up with AI, We'll Need High-Tech Brains," *Wall Street Journal.* 2013.

53. Hassabis, D., et al., "Neuroscience-Inspired Artificial Intelligence." *Neuron,* 2017. **95**(2): pp. 245–258.

54. Cherry, K. M., and L. Qian, "Scaling Up Molecular Pattern Recognition with DNA-Based Winner-Take-All Neural Networks." *Nature,* 2018. **559**(7714): pp. 370–376.

55. Jain, V., and M. Januszewski, "Improving Connectomics by an Order of Magnitude," *Google AI Blog.* 2018; Januszewski, M., et al., "High-Precision Automated Reconstruction of Neurons with Flood-Filling Networks." *Nat Methods,* 2018. **15**(8): pp. 605–610.

56. "Japan's K Supercomputer," *Trends in Japan.* 2012.

57. Luo, L., "Why Is the Human Brain So Efficient?," *Nautil.us.* 2018.

58. "Neural Networks Are Learning What to Remember and What to Forget," *MIT Technology Review.* 2017.

59. Aljundi, R., et al., *Memory Aware Synapses: Learning What (Not) to Forget,* bioRxiv. 2017.

60. Koch, C., "To Keep Up with AI, We'll Need High-Tech Brains," *Wall Street Journal.* 2017; "Cell Types," in *Allen Brain Atlas.* 2018. Seattle, WA: Allen Institute Publications for Brain Science.

61. Waldrop, M. M., "Neuroelectronics: Smart Connections." *Nature,* 2013. **503**(7474): pp. 22–24.

62. Condliffe, J., "AI-Controlled Brain Implants Help Improve People's Memory." *MIT Technology Review.* 2018; Carey, B., "The First Step Toward a Personal Memory Maker?," *New York Times.* 2018.

63. Broccard, F. D., et al., "Neuromorphic Neural Interfaces: From Neurophysiological Inspiration to Biohybrid Coupling with Nervous Systems." *J Neural Eng,* 2017. **14**(4): p. 041002.

64. Metz, C., "Chips Off the Old Block: Computers Are Taking Design Cues from Human Brains," *New York Times.* 2017.

65. Ambrogio, S., et al., "Equivalent-Accuracy Accelerated Neural-Network Training Using Analogue Memory." *Nature,* 2018. **558**(7708): pp. 60–67; Moon, M., "'Artificial Synapse' Points the Way Toward Portable AI Devices," *Engadget.* 2018.

66. Christiansen, E., "Seeing More with In Silico Labeling of Microscopy Images," *Google AI Blog.* 2018; Grens, K., "Deep Learning Allows for Cell Analysis Without Labeling," *Scientist.* 2018; Christiansen, E. M., et al., "In Silico Labeling: Predicting Fluorescent Labels in Unlabeled Images." *Cell,* 2018. **173**(3): pp. 792–803 e19.

67. Grens, "Deep Learning Allows for Cell Analysis Without Labeling"; Sullivan, D. P., and E. Lundberg, "Seeing More: A Future of Augmented Microscopy." *Cell,* 2018. **173**(3): pp. 546–548.

68. Ounkomol, C., et al., "Label-Free Prediction of Three-Dimensional Fluorescence Images from Transmitted-Light Microscopy." *Nat Methods,* 2018.

374 Notas

69. Sullivan, D. P., et al., "Deep Learning Is Combined with Massive-Scale Citizen Science to Improve Large-Scale Image Classification." *Nat Biotechnol,* 2018. **36**(9): pp. 820–828.

70. Ota, S., et al., "Ghost Cytometry." *Science,* 2018. **360**(6394): pp. 1246–1251.

71. Nitta, N., et al., "Intelligent Image-Activated Cell Sorting." *Cell,* 2018. **175**(1): pp. 266–276 e13.

72. Weigert, M., et al., *Content-Aware Image Restoration: Pushing the Limits of Fluorescence Microscopy,* bioRxiv. 2017; Yang, S. J., et al., "Assessing Microscope Image Focus Quality with Deep Learning." *BMC Bioinformatics,* 2018. **19**(1): p. 77.

73. Ouyang, W., et al., "Deep Learning Massively Accelerates Super-Resolution Localization Microscopy." *Nat Biotechnol,* 2018. **36**(5): pp. 460–468.

74. Stumpe, M., "An Augmented Reality Microscope for Realtime Automated Detection of Cancer," *Google AI Blog.* 2018.

75. Wise, J., "These Robots Are Learning to Conduct Their Own Science Experiments," *Bloomberg.* 2018.

76. Bohannon, J., "A New Breed of Scientist, with Brains of Silicon," *Science Magazine.* 2017.

77. Appenzeller, "The Scientists' Apprentice."

78. Butler, K. T., et al., "Machine Learning for Molecular and Materials Science." *Nature,* 2018. **559**(7715): pp. 547–555.

Capítulo 11: Dieta profunda

1. Estruch, R., et al., "Primary Prevention of Cardiovascular Disease with a Mediterranean Diet Supplemented with Extra-Virgin Olive Oil or Nuts." *N Engl J Med,* 2018. **378**(25): pp. e34; "Ioannidis: Most Research Is Flawed; Let's Fix It." *Medscape One-on-One,* 2018. https://www.medscape.com/viewarticle/898405.

2. Estruch et al., "Primary Prevention of Cardiovascular Disease."

3. Ioannidis, J. P. A., and J. F. Trepanowski, "Disclosures in Nutrition Research: Why It Is Different." *JAMA,* 2018. **319**(6): pp. 547–548.

4. Penders, B., "Why Public Dismissal of Nutrition Science Makes Sense: Post-Truth, Public Accountability and Dietary Credibility." *British Food Journal,* 2018. https://doi.org/10.1108/BFJ-10-2017-0558.

5. Dehghan, M., et al., "Associations of Fats and Carbohydrate Intake with Cardiovascular Disease and Mortality in 18 Countries from Five Continents (PURE): A Prospective Cohort Study." *Lancet,* 2017. **390**(10107): pp. 2050–2062.

6. Micha, R., et al., "Association Between Dietary Factors and Mortality from Heart Disease, Stroke, and Type 2 Diabetes in the United States." *JAMA,* 2017. **317**(9): pp. 912–924.

7. Bertoia, M. L., et al., "Changes in Intake of Fruits and Vegetables and Weight Change in United States Men and Women Followed for Up to 24 Years: Analysis from Three Prospective Cohort Studies." *PLoS Med,* 2015. **12**(9): p. e1001878.

Notas **375**

8. Aune, D., et al., "Whole Grain Consumption and Risk of Cardiovascular Disease, Cancer, and All Cause and Cause Specific Mortality: Systematic Review and Dose-Response Meta-Analysis of Prospective Studies." *BMJ*, 2016. **353**: p. i2716.

9. Gunter, M. J., et al., "Coffee Drinking and Mortality in 10 European Countries: A Multinational Cohort Study." *Ann Intern Med*, 2017. **167**(4): pp. 236–247; Poole, R., et al., "Coffee Consumption and Health: Umbrella Review of Meta-Analyses of Multiple Health Outcomes." *BMJ*, 2017. **359**: p. j5024; Loftfield, E., et al., "Association of Coffee Drinking with Mortality by Genetic Variation in Caffeine Metabolism: Findings from the UK Biobank." *JAMA Intern Med*, 2018. **178**(8): pp. 1086–1097; Park, S. Y., et al., "Is Coffee Consumption Associated with Lower Risk for Death?" *Ann Intern Med*, 2017. **167**(4). http://annals.org/aim/fullarticle/2643437/coffee-consumption-associated--lower-risk-death; Park, S. Y., et al., "Association of Coffee Consumption with Total and Cause-Specific Mortality Among Non-white Populations." *Ann Intern Med*, 2017. **167**(4): pp. 228–235.

10. Schoenfeld, J. D., and J. P. Ioannidis, "Is Everything We Eat Associated with Cancer? A Systematic Cookbook Review." *Am J Clin Nutr*, 2013. **97**(1): pp. 127–134.

11. Dehghan, M., et al., "Association of Dairy Intake with Cardiovascular Disease and Mortality in 21 Countries from Five Continents (PURE): A Prospective Cohort Study." *Lancet*, 2018. **392**(10161): pp. 2288–2297; Mente, A., et al., "Urinary Sodium Excretion, Blood Pressure, Cardiovascular Disease, and Mortality: A Community-Level Prospective Epidemiological Cohort Study." *Lancet*, 2018. **392**(10146).

12. Belluz, J., and J. Zarracina, "Sugar, Explained," *Vox*. 2017.

13. Taubes, G., "Big Sugar's Secret Ally? Nutritionists," *New York Times*. 2017.

14. McGandy, R. B., D. M. Hegsted, and F. J. Stare, "Dietary Fats, Carbohydrates and Atherosclerotic Vascular Disease." *N Engl J Med*, 1967. **277**(4): pp. 186–192.

15. Nestle, M., "Food Politics," *Food Politics*. 2017.

16. Messerli, F., "Salt and Heart Disease: A Second Round of 'Bad Science'?" *Lancet*, 2018. **392**(10146): pp. 456–458.

17. Messerli, "Salt and Heart Disease." Mente, A., et al., "Urinary Sodium Excretion, Blood Pressure, Cardiovascular Disease, and Mortality: A Community-Level Prospective Epidemiological Cohort Study." *Lancet*, 2018. **392**(10146): pp. 496–506.

18. Messerli, "Salt and Heart Disease."

19. Jones, B., "Sorry, DNA-Based Diets Don't Work," *Futurism*. 2018.

20. Gardner, C. D., et al., "Effect of Low-Fat vs Low-Carbohydrate Diet on 12-Month Weight Loss in Overweight Adults and the Association with Genotype Pattern or Insulin Secretion: The DIETFITS Randomized Clinical Trial." *JAMA*, 2018. **319**(7): pp. 667–679.

21. Chambers, C., "Mindless Eating: Is There Something Rotten Behind the Research?," *Guardian*. 2018.

22. Zeevi, D., et al., "Personalized Nutrition by Prediction of Glycemic Responses." *Cell*, 2015. **163**(5): pp. 1079–1094.

23. Segal, E., and E. Elinav, *The Personalized Diet: The Pioneering Program to Lose Weight and Prevent Disease*. 2017. New York: Grand Central Life & Style.

376 Notas

24. Jumpertz von Schwartzenberg, R., and P. J. Turnbaugh, "Siri, What Should I Eat?" *Cell,* 2015. **163**(5): pp. 1051–1052.

25. Korem, T., et al., "Bread Affects Clinical Parameters and Induces Gut Microbiome–Associated Personal Glycemic Responses." *Cell Metab,* 2017. **25**(6): pp. 1243–1253 e5.

26. Korem et al., "Bread Affects Clinical Parameters."

27. Segal and Elinav, *The Personalized Diet.*

28. Azad, M. B., et al., "Nonnutritive Sweeteners and Cardiometabolic Health: A Systematic Review and Meta-Analysis of Randomized Controlled Trials and Prospective Cohort Studies." *CMAJ,* 2017. **189**(28): pp. E929–E939.

29. Segal and Elinav, *The Personalized Diet.*

30. Segal and Elinav, *The Personalized Diet.*

31. Hulman, A., et al., "Glucose Patterns During an Oral Glucose Tolerance Test and Associations with Future Diabetes, Cardiovascular Disease and All-Cause Mortality Rate." *Diabetologia,* 2018. **61**(1): pp. 101–107.

32. Martin, A., and S. Devkota, "Hold the Door: Role of the Gut Barrier in Diabetes." *Cell Metab,* 2018. **27**(5): pp. 949–951; Thaiss, C. A., et al., "Hyperglycemia Drives Intestinal Barrier Dysfunction and Risk for Enteric Infection." *Science,* 2018. **359**(6382): pp. 1376–1383.

33. Wu, D., et al., "Glucose-Regulated Phosphorylation of TET2 by AMPK Reveals a Pathway Linking Diabetes to Cancer." *Nature,* 2018. **559**(7715): pp. 637–641.

34. Hall, H., et al., "Glucotypes Reveal New Patterns of Glucose Dysregulation." *PLoS Biol,* 2018. **16**(7): p. e2005143.

35. Albers, D. J., et al., "Personalized Glucose Forecasting for Type 2 Diabetes Using Data Assimilation." *PLoS Comput Biol,* 2017. **13**(4): p. e1005232; Liu, F., et al., "Fructooligosaccharide (FOS) and Galactooligosaccharide (GOS) Increase Bifidobacterium but Reduce Butyrate Producing Bacteria with Adverse Glycemic Metabolism in Healthy Young Population." *Sci Rep,* 2017. **7**(1): p. 11789.

36. Gill, S., and S. Panda, "A Smartphone App Reveals Erratic Diurnal Eating Patterns in Humans That Can Be Modulated for Health Benefits." *Cell Metab,* 2015. **22**(5): pp. 789–798.

37. Wallace, C., "Dietary Advice from the Gut," *Wall Street Journal.* 2018. p. R6.

38. Reynolds, G., "Big Data Comes to Dieting," *New York Times.* 2018; Piening, B. D., et al., "Integrative Personal Omics Profiles During Periods of Weight Gain and Loss," *Cell Syst.* 2018.

39. Wallace, "Dietary Advice from the Gut."

40. Kalantar-Zadeh, K., "A Human Pilot Trial of Ingestible Electronic Capsules Capable of Sensing Different Gases in the Gut." *Nature Electronics,* 2018. **1**: pp. 79–87.

41. Isabella, V. M., et al., "Development of a Synthetic Live Bacterial Therapeutic for the Human Metabolic Disease Phenylketonuria," *Nat Biotechnol.* 2018.

Capítulo 12: O assistente médico virtual

1. "Finding a Voice," *Economist*. 2017.
2. Darrow, B., "Why Smartphone Virtual Assistants Will Be Taking Over for Your Apps Soon," *Fortune*. 2016.
3. Levy, S., "Inside Amazon's Artificial Intelligence Flywheel," *Wired*. 2018.
4. Condliffe, J., "In 2016, AI Home Assistants Won Our Hearts," *MIT Technology Review*. 2016.
5. Eadicicco, L., "Google Wants to Give Your Computer a Personality," *Time*. 2017.
6. Hempel, J., "Voice Is the Next Big Platform, and Alexa Will Own It," *Wired*. 2016.
7. Terado, T., "Why Chatbots Aren't Just a Fad," *Machine Learnings*. 2017.
8. Arndt, R. Z., "The New Voice of Patient Engagement Is a Computer," *Modern Healthcare*. 2017. pp. 20–22.
9. Carr, N., "These Are Not the Robots We Were Promised," *New York Times*. 2017.
10. Anders, G., "Alexa, Understand Me," *MIT Technology Review*. 2017.
11. Domingos, P., *Pedro Domingos Interviews with Eric Topol*. September 2017.
12. Goode, L., "How Google's Eerie Robot Phone Calls Hint at AI's Future," *Wired*. 2018.
13. Foote, A., "Inside Amazon's Painstaking Pursuit to Teach Alexa French," *Wired*. 2018.
14. Kornelis, C., "AI Tools Help the Blind Tackle Everyday Tasks," *Wall Street Journal*. 2018; Bogost, I., "Alexa Is a Revelation for the Blind." *Atlantic*. 2018; Kalish, J., "Amazon's Alexa Is Life-Changing for the Blind," *Medium*. 2018.
15. Sun, Y., "Why 500 Million People in China Are Talking to This AI," *MIT Technology Review*. 2017.
16. Hutson, M., "Lip-Reading Artificial Intelligence Could Help the Deaf–or Spies," *Science Magazine*. 2018; Shillingford, B., et al., *Large-Scale Visual Speech Recognition*. arXiv, 2018.
17. Abel, A., "Orwell's 'Big Brother' Is Already in Millions of Homes: Her Name Is Alexa," *Macleans*. 2018.
18. Applin, S. A., "Amazon's Echo Look: We're Going a Long Way Back, Baby," *Medium*. 2017.
19. Vincent, J., "Fashion Startup Stops Using AI Tailor After It Fails to Size Up Customers Correctly," *Verve*. 2018.
20. Wilson, M., "A Simple Design Flaw Makes It Astoundingly Easy to Hack Siri and Alexa," *Fast Co Design*. 2017.
21. Smith, I., "Amazon Releases Echo Data in Murder Case, Dropping First Amendment Argument," *PBS NewsHour*. 2017.
22. Shaban, H., "Amazon Echo Recorded a Couple's Conversation, Then Sent Audio to Someone They Know," *LA Times*. 2018.
23. Carr, "These Are Not the Robots We Were Promised."
24. Turkle, S., "The Attack of the Friendly Robots," *Washington Post*. 2017.

378 Notas

25. Tsukayama, H., "When Your Kid Tries to Say 'Alexa' Before 'Mama,'" *Washington Post.* 2017; Aubrey, A., "Alexa, Are You Safe for My Kids?," *Health Shots NPR.* 2017.

26. Kastrenakes, J., "Alexa Will Come to Headphones and Smartwatches This Year," *Verge.* 2018.

27. Muoio, D., "Voice-Powered, In-Home Care Platform Wins Amazon Alexa Diabetes Competition," *MobiHealthNews.* 2017.

28. Kiistala, M., "One Man's Quest to Cure Diabetes 2," *Forbes.* 2017.

29. Stockton, N., "Veritas Genetics Scoops Up an AI Company to Sort Out Its DNA," *Wired.* 2017.

30. Stein, N., and K. Brooks, "A Fully Automated Conversational Artificial Intelligence for Weight Loss: Longitudinal Observational Study Among Overweight and Obese Adults." *JMIR,* 2017. **2**(2): e(28).

31. Ross, C., "Deal Struck to Mine Cancer Patient Database for New Treatment Insights," *Stat News.* 2017.

32. Muoio, D., "Machine Learning App Migraine Alert Warns Patients of Oncoming Episodes," *MobiHealthNews.* 2017.

33. Comstock, J., "New ResApp Data Shows ~90 Percent Accuracy When Diagnosing Range of Respiratory Conditions," *MobiHealthNews.* 2017.

34. Han, Q., et al., *A Hybrid Recommender System for Patient-Doctor Matchmaking in Primary Care.* arXiv, 2018.

35. Razzaki, S., et al., *A Comparative Study of Artificial Intelligence and Human Doctors for the Purpose of Triage and Diagnosis.* arXiv, 2018; Olson, P., "This AI Just Beat Human Doctors on a Clinical Exam," *Forbes.* 2018.

36. Foley, K. E., and Y. Zhou, "Alexa Is a Terrible Doctor," *Quartz.* 2018.

37. "The Digital Puppy That Keeps Seniors Out of Nursing Homes (Wired)," Pace University. 2017. https://www.pace.edu/news-release/wired-digital-puppy-keeps-seniors-out-nursing-homes.

38. Lagasse, J., "Aifloo Raises $6 Million for Elder-Focused Smart Wristband," *MobiHealthNews.* 2017.

39. Chen, J. H., and S. M. Asch, "Machine Learning and Prediction in Medicine–Beyond the Peak of Inflated Expectations." *N Engl J Med,* 2017. **376**(26): pp. 2507–2509.

40. Greene, J. A., and J. Loscalzo, "Putting the Patient Back Together– Social Medicine, Network Medicine, and the Limits of Reductionism." *N Engl J Med,* 2017. **377**(25): pp. 2493–2499.

41. Duncan, D. E., "Can AI Keep You Healthy?," *MIT Technology Review.* 2017; Cyranoski, D., "Jun Wang's iCarbonX Heads Consortium Using AI in Health and Wellness." *Nat Biotechnol,* 2017. **35**(2): pp. 103–105; Cyranoski, D., "Chinese Health App Arrives." *Nature,* 2017. **541**: pp. 141–142.

42. Knight, W., "An Algorithm Summarizes Lengthy Text Surprisingly Well," *MIT Technology Review.* 2017.

Notas **379**

43. Haun, K., and E. Topol, "The Health Data Conundrum," *New York Times.* 2017; Kish, L. J., and E. J. Topol, "Unpatients–Why Patients Should Own Their Medical Data." *Nat Biotechnol,* 2015. **33**(9): pp. 921–924.

44. Heller, N., "Estonia, the Digital Republic," *New Yorker.* 2017.

45. Goldman, B., *The Power of Kindness: Why Empathy Is Essential in Everyday Life.* 2018. New York: HarperCollins, pp. 202–203.

46. Mar, A., "Modern Love. Are We Ready for Intimacy with Androids?," *Wired.* 2017.

47. Di Sturco, G., "Meet Sophia, the Robot That Looks Almost Human," *National Geographic.* 2018.

48. Sagar, M., and E. Broadbent, "Participatory Medicine: Model Based Tools for Engaging and Empowering the Individual." *Interface Focus,* 2016. **6**(2): p. 20150092.

49. Patel, M. S., K. G. Volpp, and D. A. Asch, "Nudge Units to Improve the Delivery of Health Care." *N Engl J Med,* 2018. **378**(3): pp. 214–216.

50. Emanuel, E. J., "The Hype of Virtual Medicine," *Wall Street Journal.* 2017; Lopatto, E., "End of Watch: What Happens When You Try to Change Behavior Without Behavioral Science?," *Verge.* 2018.

51. Marteau, T. M., "Changing Minds About Changing Behaviour." *Lancet,* 2018. **391**(10116): pp. 116–117.

52. Subrahmanian, V. S., and S. Kumar, "Predicting Human Behavior: The Next Frontiers." *Science,* 2017. **355**(6324): p. 489.

53. "Individual Access to Genomic Disease Risk Factors Has a Beneficial Impact on Lifestyles," *EurekAlert!.* 2018.

54. Marteau, T. M., "Changing Minds About Changing Behaviour." *Lancet,* 2018. **391**(10116): pp. 116–117.

Capítulo 13: Empatia profunda

1. Mueller, M. S., and R. M. Gibson, *National Health Expenditures, Fiscal Year 1975.* Bulletin 1976. https://www.ssa.gov/policy/docs/ssb/v39n2/v39n2p3.pdf.

2. "Largest Private Equity and Venture Capital Health System Investors," *Modern Healthcare.* 2018.

3. Peabody, F. W., "The Care of the Patient." *MSJAMA,* 1927. **88**: pp. 877–882.

4. Belluz, J., "Doctors Have Alarmingly High Rates of Depression. One Reason: Medical School," *Vox.* 2016; Oaklander, M., "Doctors on Life Support," *Time.* 2015; Wright, A. A., and I. T. Katz, "Beyond Burnout– Redesigning Care to Restore Meaning and Sanity for Physicians." *N Engl J Med,* 2018. **378**(4): pp. 309–311.

5. Farmer, B., "Doctors Reckon with High Rate of Suicide in Their Ranks," *Kaiser Health News.* 2018.

6. Andreyeva, E., G. David, and H. Song, *The Effects of Home Health Visit Length on Hospital Readmission.* 2018, National Bureau of Economic Research.

7. Maldonado, M., "Is This How It's Supposed to Be?" *Ann Intern Med,* 2018. **169**(5): pp. 347–348.

380 Notas

8. Tingley, K., "Trying to Put a Value on the Doctor-Patient Relationship," *New York Times*. 2018.

9. Linzer, M., et al., "Joy in Medical Practice: Clinician Satisfaction in the Healthy Work Place Trial." *Health Aff* (Millwood), 2017. **36**(10): pp. 1808–1814.

10. Whillans, A. V., et al., "Buying Time Promotes Happiness." *Proc Natl Acad Sci U S A*, 2017. **114**(32): pp. 8523–8527.

11. Schulte, B., "Time in the Bank: A Stanford Plan to Save Doctors from Burnout," *Washington Post*. 2015.

12. Rosenthal, D. I., and A. Verghese, "Meaning and the Nature of Physicians' Work." *N Engl J Med*, 2016. **375**(19): pp. 1813–1815.

13. Darzi, A., H. Quilter-Pinner, and T. Kibasi, "Better Health and Care for All: A 10-Point Plan for the 2020s. The Final Report of the Lord Darzi Review of Health and Care," *IPPR*. 2018.

14. Wright and Katz, "Beyond Burnout."

15. Epstein, R. M., and M. R. Privitera, "Doing Something About Physician Burnout." *Lancet*, 2016. **388**(10057): pp. 2216–2217.

16. Tahir, D., "Doctors Barred from Discussing Safety Glitches in U.S. Funded Software," *Politico*. 2015.

17. Madara, J. L., and D. M. Hagerty, *AMA 2017 Annual Report. Collaboration. Innovation. Results*. 2018, American Medical Association.

18. Ballhaus, R., "Michael Cohen's D.C. Consulting Career: Scattershot, with Mixed Success," *Wall Street Journal*. 2018.

19. Castle, M., "Matthew Castle: Burnout," *BMJ Opinion*. 2017.

20. el Kaliouby, R., "We Need Computers with Empathy," *MIT Technology Review*. 2017.

21. Mar, A., "Modern Love: Are We Ready for Intimacy with Androids?," *Wired*. 2017.

22. Derksen, F., J. Bensing, and A. Lagro-Janssen, "Effectiveness of Empathy in General Practice: A Systematic Review." *Br J Gen Pract*, 2013. **63**(606): pp. e76–e84.

23. Rosenthal and Verghese, "Meaning and the Nature of Physicians' Work."

24. Kelm, Z., et al., "Interventions to Cultivate Physician Empathy: A Systematic Review." *BMC Med Educ*, 2014. **14**: p. 219.

25. Scales, D., "Doctors Have Become Less Empathetic, but Is It Their Fault?," *Aeon Ideas*. 2016.

26. Denworth, L., "I Feel Your Pain," *Scientific American*. 2017.

27. Valk, S. L., et al., "Structural Plasticity of the Social Brain: Differential Change After Socio-Affective and Cognitive Mental Training." *Sci Adv*, 2017. **3**(10): p. e1700489.

28. "Presence: The Art & Science of Human Connection." Stanford Medicine. August 14, 2018. http://med.stanford.edu/presence.html.

29. Verghese, A., "The Importance of Being." *Health Aff* (Millwood), 2016. **35**(10): pp. 1924–1927.

30. Roman, S., "Sharon Roman: In Good Hands," *BMJ Opinion*. 2017.

31. Mauksch, L. B., "Questioning a Taboo: Physicians' Interruptions During Interactions with Patients." *JAMA,* 2017. **317**(10): pp. 1021–1022.

32. Manteuffel, R., "Andrea Mitchell Remembers What It Was Like Being Carried Out of a News Conference," *Washington Post.* 2018.

33. Kneebone, R., "In Practice: The Art of Conversation." *Lancet,* 2018.

34. Corcoran, K., "The Art of Medicine: Not Much to Say Really." *Lancet,* 2018. **391**(10133).

35. Schoen, J., "The Incredible Heart of Mr. B." *Ann Intern Med,* 2017. **166**(6): pp. 447–448.

36. McCarron, T. L., M. S. Sheikh, and F. Clement, "The Unrecognized Challenges of the Patient-Physician Relationship." *JAMA Intern Med,* 2017. **177**(11): pp. 1566–1567.

37. Iglehart, J. K., "'Narrative Matters': Binding Health Policy and Personal Experience." *Health Affairs,* 1999. **18**(4). https://www.healthaffairs.org/doi/10.1377/hlthaff.18.4.6.

38. Schoen, "The Incredible Heart of Mr. B"; Molitor, J. A., "A Great Gift." *Ann Intern Med,* 2017. **167**(6): p. 444; Al-Shamsi, M., "Moral Dilemma in the ER." *Ann Intern Med,* 2017. **166**(12): pp. 909–910; Goshua, G., "Shared Humanity." *Ann Intern Med,* 2017. **167**(5): p. 359.

39. Rowland, K., "You Don't Know Me." *Lancet,* 2017. **390**: pp. 2869–2870.

40. Awdish, R. L. A., and L. L. Berry, "Making Time to Really Listen to Your Patients," *Harvard Business Review.* 2017.

41. Wheeling, K., "How Looking at Paintings Became a Required Course in Medical School," *Yale Medicine.* 2014.

42. Verghese, "The Importance of Being."

43. Gurwin, J., et al., "A Randomized Controlled Study of Art Observation Training to Improve Medical Student Ophthalmology Skills." *Ophthalmology,* 2018. **125**(1): pp. 8–14.

44. Epstein, D., and M. Gladwell, "The Temin Effect." *Ophthalmology,* 2018. **125**(1): pp. 2–3.

45. Parker, S., "Two Doctors Meet." *Ann Intern Med,* 2018. **168**(2): p. 160.

46. Jurgensen, J., "A Show Redefines the TV Hero," *Wall Street Journal.* 2017.

47. Verghese, A., "Treat the Patient, Not the CT Scan," *New York Times.* 2011.

48. Wiebe, C., "Abraham Verghese: 'Revolution' Starts at Bedside," *Medscape.* 2017.

49. Verghese, A., "A Touch of Sense," *Health Affairs.* 2009.

50. Aminoff, M. J., "The Future of the Neurologic Examination." *JAMA Neurol,* 2017. **74**(11): pp. 1291–1292.

51. Hall, M. A., et al., "Trust in Physicians and Medical Institutions: What Is It, Can It Be Measured, and Does It Matter?" *Milbank Q,* 2001. **79**(4): pp. 613–639. https://www.ncbi.nlm.nih.gov/pubmed/11789119.

52. Reddy, S., "How Doctors Deliver Bad News," *Wall Street Journal.* 2015.

53. Ofri, D., "The Art of Medicine: Losing a Patient." *Lancet,* 2017. **389**: pp. 1390–1391.

54. "The Pharos of Alpha Omega Alpha Honor Medical Society." *Pharos,* 2016. **79**(1): pp. 1–64.

382 Notas

55. Kaplan, L. I., "The Greatest Gift: How a Patient's Death Taught Me to Be a Physician." *JAMA,* 2017. **318**(18): pp. 1761–1762.

56. Verghese, A., "The Way We Live Now: 12-8-02; The Healing Paradox," *New York Times Magazine.* 2002.

57. Tingley, "Trying to Put a Value on the Doctor-Patient Relationship."

58. "2017 Applicant and Matriculant Data Tables," *Association of American Medical Colleges.* 2017.

59. Freeman, S., et al., "Active Learning Increases Student Performance in Science, Engineering, and Mathematics." *Proc Natl Acad Sci USA,* 2014. **111**(23): pp. 8410–8415.

60. Awdish, R. L. A., "The Critical Window of Medical School: Learning to See People Before the Disease," *NEJM Catalyst.* 2017.

61. Stock, J., "Does More Achievement Make Us Better Physicians? The Academic Arms Race." *JAMA Intern Med,* 2018. **178**(5): pp. 597–598.

62. Topol, E., *The Patient Will See You Now.* 2015. New York: Basic Books.

63. Warraich, H. J., "For Doctors, Age May Be More Than a Number," *New York Times.* 2018.